Meditations from the Tantras

딴뜨라 명상

Meditations from the Tantras
딴뜨라 명상

Swami Satyananda Saraswati
스와미 싸띠아난다 사라스와띠

Yoga Publications Trust, Munger, Bihar, India

Meditations from the Tantras

비하르 요가학교 출판
1974년 초판 발행
1975년, 1977년, 1981년 재판 발행
1983년 2판 발행
1992년, 2000년 재판 발행

요가 출판위원회 출판
2001년, 2004년, 2005년, 2007년 재판

한국 ISBN 978-89-960355-6-5

출판자 및 배급자 요가 출판위원회(인도, 비하르, 뭉게르, 강가 다르샨)
홈페이지 www.biharyoga.net
www.rikhiapeeth.net

한국어 번역 및 출판 싸띠아난다 요가 아쉬람(한국요가출판사 출판위원회)
(싸띠아난다 요가 한국지부로서 싸띠아난다 요가에 관한 아쉬람라이프 체험 및 교육, 연수, 홍보, 출판을 주관합니다.)
초판 2012

주소 (529-842) 전남 장흥군 장평면 우산리 709 | **전화** 061-862-4563
홈페이지 www.satyananda.co.kr

인쇄 (주)양문

헌 정

딴뜨라 요가 과학을 창조 · 발전 · 완성하여 인류의 발전에 빛과 같은 도움을 주신 모든 앞서 간 이들에게 바칩니다.

그 가르침이 오늘날 우리 모두에게 닿을 수 있게 해주신 모든 분들께 깊고 겸허한 감사의 마음을 바칩니다.

주 브라흐마, 비슈누, 그리고 쉬바의 다양한 형태들, 바쉬쉬타, 비야사, 그리고 샹까라차리야 같은 시대의 구루들, 아홉 나타들, 84 싯다들, 64 요기니들, 아브라함, 모세, 그리고 카발라의 편찬자, 예수, 에세네파와 기독교 성자들, 모하메드와 수피들, 신비적인 마야인들, 조로아스터, 마하비라, 주 붓다, 빠드마삼바바, 구루 나나끄, 바바지, 까비르, 뚤시다스, 차이딴야 마하쁘라부, 빠딴잘리, 브하이라바들과 브하이라비들, 까울라들, 아고리들, 그리고 아바두들, 위대한 백색 형제단, 람쁘라사드 같은 딴뜨라적인 싯다, 사르바난다, 바마끄쉐빠, 빠라마함사 라마끄리슈나, 따일랑 스와미, 사이 바바(쉬르디), 라히리 마하사야, 스리 유끄떼스와르, 스와미 요가난다, 존 우드로프, 스와미 비베까난다, 스리 오로빈도, 스와미 니띠야난다, 메헤르 바바, 라마나 마하리쉬, 그리고 리쉬께쉬의 빠람구루 스와미 시바난다.

개 요

딴뜨라는 인간 진화의 속도를 증가시키는 많은 다양한 체계들을 다루는 고대 과학이다. 그것은 현재 세계에 존재하는 모든 종교들보다 먼저 있었으며 훗날 많은 종교들이 근간으로 했던 신비적인 기반을 제공한다. 딴뜨라는 모든 기질의, 모든 수준의 영적인 남녀에게 적용될 수 있는 실수행적인 방법들을 제공해주며, 삶 속에서의 일체의 행동들을 수행자의 행동, 영적인 수행으로 바꿀 수 있게 하는 것을 목적으로 한다. 오늘날 정말로 대중적이 된 요가 철학을 확립한 아리안 족은 창조된 뒤 수천 년 동안 딴뜨라와 베단따 철학을 결합하게 되었다. 딴뜨라에 본래의 기반을 두고 있는 가장 중요한 명상 방법들을 아주 잠시라도 실제로 느껴보고 원래의 바른 방법대로 수행할 수 있도록 하는 것이 이 책의 목적이다.

이 책에 포함된 수련들은 비록 수천 년 동안 잊혀져 있었지만 딴뜨라에 기반을 두고 있다. 그것들을 재발견해서 이 세기 사람들이 이해하고 수련할 수 있는 형태로 구성하는 작업은 오직 스와미 싸띠아난다 사라스와띠에 의해서 이루어졌다. 이는 삶의 기반들에 대해 더욱 심오한 이해를 탐구하는 문명에 개인적으로 공헌한 것이라 할 수 있다. 이제까지는 수련할 수 있는 형태로 기록되거나, 출간되지 않았던 이 방법들이 대중화됨으로써 세계가 조금이라도 얻는 것이 있어서 비록 작은 한 발자국일지언정 그 인간성이 진보하기를 바란다.

차 례

개요 ········ 6
서문 ········ 9
소개 ········ 11

명상 이론

1. 명상이란 무엇인가? ········ 19
2. 과학, 영혼, 그리고 명상 ········ 26
3. 명상과 건강 ········ 41
4. 요가의 심령 생리학 ········ 48
5. 마음을 다시 프로그래밍하라 ········ 57
6. 요가 철학 ········ 72
7. 라자 요가의 체계 ········ 78
8. 다른 형태의 요가 ········ 95

명상 준비

9. 일반적인 지침과 제안 ········ 113
10. 명상 자세 ········ 120
11. 무드라와 반다 ········ 132
12. 쁘라나야마 ········ 150

명상 수련

13. 자빠 요가 165
14. 만뜨라 싯디 요가 172
15. 아자빠 자빠 178
16. 요가 니드라 195
17. 안따르 모우나 225
18. 내면 시각화 240
19. 치다까샤 다라나 257
20. 뜨라따까와 안따르 뜨라따까 270
21. 나다 요가 287
22. 추상 명상 295
23. 다양한 명상 302
24. 쁘라나 비드야 317
25. 꾼달리니 끄리야 328

부록

A. 발음 안내 351
B. 다양한 종교의 만뜨라 352

용어해설 388
참고도서 396
수련법 색인 398
전체 색인 403

서문

이 글은 필자가 대부분의 사람들이 행복을 추구하고 있으나 극소수만이 삶에서 만족을 느낄 수 있는 무엇인가를 발견한다는 사실을 느끼고 쓰게 되었다. 사람들은 행복하기 위해서 텔레비전, 영화, 스포츠 등을 본다. 그러나 그런 것들을 통해서 잠시 동안은 행복할지 모르나 어떤 지속적인 행복은 찾아보기 어려운 듯하다. 사람들은 권력, 지위, 물질적인 소유 등을 추구하는데 그 대가로 대부분의 사람들이 두려움, 증오, 불안, 암, 심장마비, 정신적인 혼란 등을 앓고 있다.

하지만 도(道), 삶의 충만을 위한 방법, 삶을 바라보는 긍정적이고 활기 넘치는 태도는 단순하다. 실제로 극히 단순해서 사람들은 그것을 시도하지 않으며 시도하려는 생각조차도 하지 않는다. 답은 알아차림을 향상시키는 것, 무한한 깊이의 마음속으로 잠수해 들어가는 것이다. 그동안 경험해왔던 모든 종류의 평화를 뛰어 넘는 평화를 발견할 수 있는 곳이 바로 이 마음인 것이다. 더 깊은 마음을 알게 될 때 모든 사소함과 갈등이 더 이상 중요하지 않게 될 것이다. 이 세계에 더욱 생생히 살아 있게 될 것이며 자신의 일을 하게 될 것이다. 또한 다른 사람들과 더욱 상호작용을 잘 하게 되고, 지속적인 만족 상태를 느끼게 될 것이다. 많은 사람들이 자신을 스스로 얽어매고 있는 피상적인 것들과는 상관이 없는, 의미 있는 것들과 접촉하게 될 것이다.

중요한 것은 자신의 마음이 일을 해나가는 방식이며, 자신의 마음이 이미 마음에 저장되어 있는 정보뿐만 아니라 외부에서 오는 현상을 해석하는 방식이다. 항상 그런 것은 아니지만 사람들이 불결한 조건에서 살고 있음에도, 매우 행복해 보이는 경우를 보게 된다. 답은 그들의 마음이 자기 자신과 외부 환경에 대응하는 방법에 있다. 그래서 이렇게 말할 수 있다, 마음을 바꾸라고. 마음의 더 깊은 작용에 대한 알아차림을 늘려가라고. 그러면 행복이 스스로 오게 될 것이라고. 이 행복을 얻는 방법, 만족하는 방법이 바로 명상하는 것이다.

소 개

인간은 지난 수천 년 동안 상당히 진화해왔다. 생존에 필요한 기본적인 것들을 얻는 데 관심을 갖고 자연의 우여곡절에 완전히 순응해야 했던 유목민에서, 자연을 인간의 종으로 만들기 시작해 현재에 이르도록 진화해온 것이다. 이제 인간은 생계를 꾸리는 외부의 것들에 삶의 많은 부분을 바칠 수 있게 되었다. 진화의 과정은 무질서한 것들이 질서를 갖게 되고, 한정되지 않은 것들이 한정되고, 거친 것들이 섬세해지는 지속적인 움직임이다. 대부분의 인류에게 육체적이고 정신적인 지평에서 이런 일이 일어났으며, 빠르게 변화하는 과학과 기술 문명의 세련됨을 통해서 앞으로도 현재와 같은 진화가 계속될 수 있다. 그러나 이것이 유일한 대안은 아니며 인간이 밟을 수 있는 유일한 길도 아니다. 오늘날 사람들은 그것들의 가치가 한 쪽으로 치우쳐 있으며 삶에서 귀중한 무엇을 잃어가고 있음을 느끼고 있다.

우리는 모두 비록 잠재의식 속에서나마, 영적인 길이 존재하며 그 길이 좀 더 괜찮은 곳으로 우리를 데려갈 것이라는 사실을 알고 있다. 그것은 과대망상에 빠진 몇몇 사람들의 희망 사항이 아니었다. 여러 세기를 통해 위대한 성자들이 영적인 길이 안내하는 삶을 본보기로 살아왔다. 고의로 혹은 실수로 가르침들을 잘못 해석하기는 했어도 그들은 수단과 방법까지 설명해주었다. 매우 높이 진화된 이 영혼들은 다른 언어로 같은 것을 말했다. 그들은 한결같이 '안을 보라. 너 자신을 알라.' 고 말했다.

예를 들어 예수는 "신의 왕국은 그대 안에 있다."고 했다. 그리스 철학자들은 "인간이여! 그대 자신을 알라. 그리고 우주를 알아야 한다."고 말했다. 동양의 모든 종교인들도 같은 말을 했다. 빠라마함사 라마 끄리슈나는 "전설의 사향노루는 자신 안에서 나는 향의 근원을 찾아 전 세계를 돌아다녔다."고 하였고, 《바가바드 기따》에서 신 끄리슈나는 "명상이 지적인 앎보다 더 좋다."고 했다.

그러므로 다른 사람들의 경험을 통해서 배우라. 진화의 길, 자아실현으로 가는 영적 진화의 길, 진리를 향하여 나가는 길은 외부 세계에 있지 않다. 그것은 그대 자신의 존재 안에서 발견되기를 기다리고 있을 뿐이다. 이미 거기에 있었으며 태어나기 이전부터도 있었던 그것을 발견하기 위해 그대 자신 안으로 깊이 잠수해 들어가야만 한다. 선택은 그대 자신의 것이다. 대부분의 사람들이 그렇듯이 삶을 불행으로 이끌어 가고 있는 외부 세계를 더듬으며 어설프게 돌아다니느라 온 주의를 기울일 것인가. 아니면 새로운 방향을, 즉 내면을 계발해서 인간 역사를 통틀어 같은 여정을 걸어온 현인들의 충고를 따를 것인가. 자신의 삶의 방식을 포기할 필요는 없다. 해야 할 것이 있다면 영적인 열망으로 충전하는 것이며 명상으로 서서히 안내할 요가 수련을 하는 것이다.

"영적인 길을 가고 싶기는 한데 어떻게 시작하지요?" 하고 물을지도 모른다. 그 방법 중의 하나가 바로 요가다. 아사나와 같은 단순한 초급 단계에서 시작해 집중이나 명상 같은 숙련된 단계까지 진행해 나아가면 된다. 결국 존재의 더 높은 영역으로 가는 문을 마지막으로 열 수 있는 열쇠는 명상 수련에 있다. 안에 있든 밖에 있든 자기 자신을 무한한 경험의 영역이라고 말할 수 있는 것이라면 무엇이든 괜찮다.

내면의 자아, 내면의 존재를 보는 법을 바꾸자. 훌륭한 과학자들이 우리 안에 사용되지 않고 있는 정신적 능력과 잠재능력이 많이 있다고 강조해 왔다. 누구는 이렇게 잠자는 능력이 95퍼센트라고 하고 누구는 99퍼센트라고도 한다. 사실 주어진 숫자는 보여주기 위한 것이다. 그것이 의미하는 것은 우리 대부분의 내면의 잠재능력이 그대로 잠자고 있다는 것이다. 사용되길 그저 기다리고 있는 것이다. 미래의 가장 위대한 모험은 많은 부분이 아직 알려지지 않은 마음의 탐험이 될 것이라고 예견되고 있다. 외부 세계에 대한 여행에서 그치지 않고 내면의 공간, 더 깊고 깊은 속으로도 여행을 시작해야 할 것이다. 미래에 대한 우리의 슬로건은 '마음깨우기' 이다.

요가나 심리학이 그렇지 않다고 말함에도 불구하고, 많은 사람들은 여전히 마음은 정해진 시간에 그들이 의식하는 것만을 생각한다고 믿는다. 이것은 물론 진실과는 거리가 멀다. 과학자들은 마음이 수많은 시각, 청각, 육체적 감각들을 정리하고, 받아들이고 거절하고 분석하고 있다는 것을 추정해왔다. 우리는 의식으로부터 나오는 것만을 알아차릴 수 있는 것이다. 나머지는 우리의 의식 아래에 남아 있다.

서구 심리학에서는 알려지지 않은 마음의 영역을 잠재의식, 혹은 무의식으로, 알려진 영역은 의식적인 영역으로 부르는데, 이는 흔히 물 위로 떠오른 빙산의 윗부분에 비유된다. 더 큰 부분을 차지하는 빙산의 잠긴 부분은 무의식에 비유된다. 요가에서 마음은 점점 더 섬세해지는 층을 가진 하나의 독립체로 간주한다. 덜 미세하고 거친 마음 층은 우리의 기본적인 욕구 본능과 이성적인 부분을 함께 담고 있는 마음의 부분이다. 대부분의 사람들의 알아차림은 직관, 영감, 존재의 창조성, 영적인 면을 완전히 무시하는 이 마음 층에 머무른다. 영적인 길을 가다보면 잘 알려지지 않았던 이들 영역에 대해서 의식할 수 있게 된다. 현대 심리학과 요가는 마음에 대해서 대부분 같은 말을 하고 있다.

점진적으로 더욱 섬세해지는 이들 마음의 층을 열거나 탐험하는 것은 흔히 말하는 의식의 확장으로 이어지게 된다. 그대의 존재 전체를 비추는 존재, 자아의 중심에 대해서와 마찬가지로 마음의 모든 영역들에 대한 지식은 자아실현, 니르바나(nirvana), 사토리(satori), 통합적인 삶, 신과 합일이라는 말로 알려져 있다.

외부 세계는 무한한 원으로 비유될 수 있다. 우리가 마음을 계발하는 것이나 혹은 마음을 깨운다고 하는 것은 알맞은 각도에서 모두가 중심을 향하고 있는 수평 분도원으로 이어진 다양한 선들로 비유될 수 있다. 원은 시공의 영역을 나타내며, 중심은 시간이 없는 영원의 영역을 나타낸다. 중심은 바로 우리 내면의 존재이다. 그러나 외부 세계에만 주의를 보내기 때문에 원주에 머물러 있을 뿐 완전하게 중심에 닿을 수 없다. 마음을 깨움으로써 동시에 외부세계에 살고 있으면서도 중심을 향하는 수직선의 하나를 따라가기 시작한다. 마음을 깨우면 깨울수록 우리는 존재 중심 핵, 잠재하고 있는 존재와의 합일에 더 가까이 다가가는 것이다. 그러니 지금 그 중심으로 가는 여행을 시작하라. 미루지 마라.

좋다, 그러나 어떻게 한단 말인가? 외부 세계를 탐험하고자 한다면 방법은 알려져 있다. 단지 물리적인 탈것들을 사용하기만 해도 된다. 몸으로 직접 걸어서 공원이나 시골길을 걷거나 기차나 버스를 타고 가까운 도시로 가거나 배나 비행기로 여행을 하거나 다른 행성에 가고 싶으면 우주선을 타면 된다. 그러나 내면으로 여행을 할 때는 어떻게 한단 말인가? 이미 말했듯이 답은 명상을 통해서다. 명상은 내면을 여행할 때 우리가 타는 탈것이다. 표를 살 필요는 없다. 티켓은 자신의 마음이다. 지금 명상을 시작하라.

이 책에서는 이론적이고 수련적이지 못한 것들에 대해서는 많이 다루지 않으려고 했다. 전반적인 목표는 명상 수련자에게 가능성을 열어 보여주고, 필요한 것을 준비할 수 있게 하고, 명상이 다른 타입의 요가와 어떻게 연관이 되는지를 보여주는 것이다. 또한 실제적인 방법을 소개해서 독자가 혼자서도 명상 경험을 할 수 있도록 하는 것이었다(결국 이것은 명상에 관한 모든 것이다). 아주 작더라도 개인적 경험이 다른 많은 말보다 더 가치 있다는 것을 느낀다. 말은 본질적으로 명상하면서 느끼는 것을 적절하게 묘사할 수 없다. 명상의 온전한 핵심은 말과 이성적인 마음을 초월하는 것이지, 공허하고 진부한 흐름 속에 얽어 넣으려는 것이 아니다. 명상에서 하게 되는 초월적인 경험을 표현하려는 말이나 어떤 시도는 깊은 인상도 남기지 못할 것이다. 반면에 낮은 수준일지라도 실제 경험은 누군가의 삶 전체를 바꾸어 놓을 수 있다. 그런 이유로 다양한 수련 방법을 소개하고, 전부를 다 할 필요는 없지만 그중 몇 개를 해보고 자신에게 알맞은 명상이 어떤 것인지를 알아내라고 부탁하는 것이다. 다른 사람의 경험을 갖고 간접적으로 살지 마라. 다른 사람의 긴 경험담을 알고 싶다면, 자신의 경험담보다 그것들이 좋다면, 다른 책을 읽으라고 진심으로 제안한다.

지금까지 마음을 바꾸려는 개인적인 노력이 중요함을 얘기해 왔다. 삶에서 하게 되는 생각과 반응의 대부분은 본능적인 수준에서 작용한다. 자신이 좋아하거나 싫어하는 것, 에고에 의해 동기부여된 욕구 등에 따라서 삶의 여러 상황들에 대해 고정된 방식으로 반응하도록 프로그래밍되어 있다. 외부 세계와 다른 사람들이 우리의 생각 패턴과 맞지 않으면 불행해지고 우울해지는 등의 일이 일어난다. 이것들은 명상에 치명적인 장애가 된다. 그러므로 명상을 성공적으로 하려면 마음을 바꾸는 것이 필수다.

명상 수련은 콤플렉스나 공포, 그리고 보통은 접근하기 어려운 무의식적인 마음의 영역에 숨어있는 갈등을 직면하는 탁월한 방법이다. 누구나 자신의 심리치유사가 될 수 있다. 일단 문제가 인식되면 자기암시(4장에서 말하는)나 심리적인 탈감각의 체계로 제거할 수 있다. 이런 것들이 점차 제거됨과 동시에 삶은 통합과 행복을 향해서 변화하며 나가게 될 것이다.

요가와 명상에서 어떤 종교적 · 철학적 신념의 여부는 전혀 문제가 되지 않는다. 반대로 요가와 명상을 수련하면 더욱 활동적으로 변하여 자기 자신의 삶을 더 잘 살아가게 된다. 틀림없이 일어나게 될 변화는, 다른 사람들의 믿음에 대해 더 많이 이해하게 될 것이며 따라서 일상생활에서 다른 사람들과 더 조화롭게 상호작용을 하게 될 것이라는 점이다.

다만 한 가지 경고한다. 처음 명상을 하면서 높은 상태를 얻을 수 있을 것이라고 기대하지 마라. 명상은, 진정한 명상은 영적인 삶에서 높은 단계에 해당한다. 그러므로 수련이 필요하다. 하지만 노력한 만큼 반드시 얻는 것이 있다. 개인적으로 말한다면 내가 처음 명상에 입문했을 때, 나는 명상에 대해서 매우 회의적이었다. 어떻게 단지 눈을 감는 것만으로 내게 영향을 줄 수 있는지 도무지 이해할 수가 없었다. 이전에 잠자지 않고서 여러 번 눈을 감아 본 적이 있었지만 어떤 일도 일어나지 않았다. 그러다 몇 가지 수련을 하면서 의심과 순진함이 서서히 그리고 확실하게 없어졌다. 또 말해야만 할 것이 있는데 그 주제에 대한 책을 한 권도 읽지 않았음에도 의심을 없앨 수 있었으며, 명상이 진실로 삶에서 필수불가결한 것임을 깨달았다는 것이다. 규칙적인 명상 수련에 점점 더 전향하게 된 것은 개인적인 수련과 경험을 통해서였지 다른 어떤 것에 의해서가 아니었다.

기억하라. 매일 짧은 시간만이라도 명상을 한다면(거의 지속적으로 명상 상태에 있었거나 그런 상태에 있는 성자들은 잊고) 일상의 삶에서 매우 커다란 반향을 불러일으킬 것이다. 명상하는 동안에 경험하게 될 통찰과 은총이 하루 종일 육체적 · 정신적 상태에 영향을 주게 될 것이고, 명상을 꾸준히 수행함으로써 자신의 인성 전체와 행동이 긍정적인 방향으로 마치 기적같이 변화될 것이다. 자신의 존재 전체가 새로 돋아나는 잎새로 다시 돌아가게 될 것이다.

편집자 | 스와미 니스찰라난다 사라스와띠

명상 이론

1
명상이란 무엇인가?

흔히 명상이라는 말을 많이 듣지만, 명상의 올바른 개념을 아는 사람은 소수이고, 명상을 경험한 사람은 더더욱 소수이다. 사실 다른 모든 주관적 경험에서처럼 명상도 말로 표현할 수 없다. 우리는 명상의 개념을 스스로 찾아야 한다. 명상에 있어서 묘사가 실제로는 아무 경험도 아닌 것에 비해 경험은 실재이다. 특히 명상의 경우에는 더욱 그렇다. 그럼에도 불구하고 우리는 그 주제를 조명하기 위해 최선을 다할 것이다.

먼저 현대 심리학이 마음의 다양한 요소들을 분류한 방식을 정의해보자. 잠재의식 또는 무의식적인 마음은 크게 다음과 같이 세 개로 분류된다. 낮은 차원의 마음, 중간 차원의 마음, 고차원의 마음. 낮은 차원의 마음은 호흡, 순환, 내장 기관 등과 같은 다양한 신체활동을 활성화시키고 조화롭게 해준다. 본능적인 충동을 이끌어내는 것도 이 영역이며, 콤플렉스, 공포증, 두려움과 집착이 현시되는 것도 이 부분이다.

중간 마음은 깨어 있을 때 사용하는 데이터들을 다루는 마음의 부분으로, 들어오는 자료와의 관계 속에서 분석하고 비교하고 결론을 도출하는 역할을 한다. 이런 작업의 결과는 의식적인 주의가 요구하는 대로 현시가 된다. 우리에게 답을 주는 것은 바로 이 영역이다. 예를 들어, 그 순간엔 해결하지 못했다가 나중에서야 답이 의식의 표면으로 떠오르는 것을 알게 되는 문제와 마주한 적이 있을 것이다. 모르는 사이에 문제를 해결해내는 것은 바로 중간 잠재의식이다. 이는 이성적 또는 지적인 사고의 영역이다.

높은 차원의 마음은 소위 초의식 활동의 영역이다. 직감, 영감, 환희, 초월적인 경험, 천재들의 번뜩이는 창의성 역시 이곳에서 나온다. 높은 차원의 마음은 보다 더 깊은 지식의 원천이다.

깨어 있는 내내 우리는 현상을 의식한다. 그러나 마음의 활동 중에서 아주 작은 부분만을 의식할 뿐이며, 대개는 중간 마음의 영역에서 그렇게 한다. 이 글을 읽고 의미를 알아채게 하는 것도 이 의식이다. 마음의 또 다른 부분은 칼 융이 과학적으로 받아들이기 위해서 많은 노력을 기울였던 집단무의식 영역이다. 여기는 진화해온 과거를 기록해두는 영역이며, 선조들의 활동과 그 원형의 기록들도 여기에 담겨 있다. 우리를 다른 모든 인류와 연결해주는 것도 이 영역인데 우리의 공통 과거의 청사진이기 때문이다.

이러한 마음의 다양한 영역 뒤에는 자아(the self), 또는 존재의 핵심이 있다. 비록 그것을 알아차리지는 못할지라도 우리가 행하는 모든 것을 비추어 주는 것은 바로 자아이다. 대부분의 사람들은 존재의 중심이 에고라고 가정한다. 그러나 에고란 실제로는 마음의 또 다른 부분일 뿐이다. 에고조차도 비추어주는 것이 자아다.

그렇다면 명상을 할 때 어떤 일이 일어나는 것일까? 명상을 하면서 의식을 마음의 다른 영역들로 가져갈 수 있다. 앞에서 설명한 것처럼, 대개 의식은 무의식의 중간, 즉 이성적인 영역 안의 아주 작은 부분에서 표면적으로 일어나는 활동에 국한되어 있다. 명상을 하는 동안 이러한 지적화(intellectualization)의 경향에서 벗어날 수 있다.

명상을 시작한 사람들은 대개 이상한 허깨비를 보거나, 갖고 있었는지조차 몰랐던 마음 깊은 곳에 뿌리박힌 콤플렉스들을 알아차리게 되는 경험을 한다. 전에 느끼지 못했던 두려움이 자신에게도 있다는 것을 깨닫는다. 이렇게 되는 이유는 의식이 낮은 차원의 마음 영역에서 기능하고 있기 때문이다. 이전에는 미처 알아차리지 못했던 콤플렉스, 두려움 등등을 이제는 환히 비추고 있는 것이다. 전에는 이런 두려움들이 화, 증오, 우울 같은 형태로 드러난 것만을 알아차렸을 뿐이다. 일단 이렇게 깊이 뿌리박힌 콤플렉스들을 직면하게 되면 이것들을 없앨 수 있으며(5장 참조), 삶에서 보다 더 큰 행복을 누릴 수 있다. 또 명상 중에 몸 안에서 일어나는 변화를 잘 알아차릴 수 있게 되는데, 이것은 의식이 육체의 기능을 조절하는 활동들을 알아차릴 수 있게 되기 때문이다.

명상 수련의 더 높은 단계는 낮은 차원의 마음에 있는 충동적인 두려움을 제거하지 않고는 성취하기 힘들다. 이 콤플렉스들은 매우 충동적이어서 의식을 거의 자동으로 그들의 주의로 끌고 간다. 때문에 이들이 작용하고 있는 상태에서는 더 깊은 명상의 단계로 들어가는 것이 불가능하다. 의식이 흘러갈 수 있는 많은 영역이 있지만, 마치 철이 자석에 달라붙듯이 콤플렉스는 낮은 마음의 활동으로 끌려가기 쉽다. 그것은 우리의 두려움과 공포, 근심에 존재하는 그릇된 기쁨을 취하는 것 같다.

높은 단계의 명상에서 의식은 더 높은 마음 영역, 즉 초의식 영역으로 이동해 간다. 의식은 이성적인 생각 위로 떠오르고 우리는 실재에 보다 더 가까운 듯이 보이는 활동들을 본다. 명상 수련자는 영감과 내면의 빛의 차원으로 들어가서 존재의 더 깊은 진실과 양상들을 탐구하기 시작한다. 또 지금까지는 불가능한 것으로 보이고 상상으로 꾸며낸 이야기인 것만 같았던 새로운 존재의 영역, 새로운 존재의 지평으로 들어서게 된다.

명상의 목적은 자아실현이다. 이것은 더 높은 마음의 영역마저 초월할 때 비로소 일어난다. 의식은 마음을 탐험하는 것을 떠나 존재의 중앙 핵심, 자아가 된다. 이 시점에서 그것은 순수 의식이 된다. 누군가가 자아실현을 성취했을 때는, 그가 에고의 입장에서가 아니라 자아의 관점으로 자신의 중심적 존재와 접촉했다는 것을 의미하며, 비로소 자신의 현존, 자신의 삶과 하나로 어우러졌다는 것을 의미한다. 그가 자신의 존재 중심에서 행동할 때 몸과 마음은 거의 분리된 개체로서 작용한다. 몸과 마음이 진정한 그 자신이 되는 것을 멈추게 된다. 그것들은 단지 그의 진정한 모습인 자아가 현시된 것일 뿐이다. 명상의 목적은 마음의 다양한 영역을 탐험하고 마침내는 마음을 완전히 초월하는 것이다.

정적인 명상과 활동적인 명상

명상에는 정적인 것과 활동적인 것, 두 가지 종류가 있다. 활동적인 명상은 걷고, 말하고, 먹는 등 수련자가 매일 자신의 할 일들을 행하면서 하는 명상이다. 사실 이처럼 세상의 활동에 관여하는 동안에도 명상할 수 있게 하는 것이 요가의 궁극적인 목표이다. 그러나 이는 활동이 마무리 되지 않거나 열정 없이 이루어지는 것을 의미하지 않는다. 오히려 외부적인 일이나 활동은 더 효율적이고 힘차게 이루어질 것이다. 활동적인 명상은 까르마와 박띠 요가의 행법(8장 참조)들을 수련하면서 할 수 있으며, 동시에 이 책에 있는 정적인 명상 수련을 해가면서 또 자기 자신의 정체성을 계발하면서도 발전시킬 수 있다.

정적인 명상은 한 자세로 앉아서 이 책에서 소개된 것과 같은 명상을 수련하는 것이다. 이는 안절부절 못하고 떠도는 마음을 고요하게 해서 하나로 모아 명상의 경험이 자동으로 일어나게 하는 것을 목표로 한다. 이 명상은 크게 네 가지 숙련 단계로 나뉜다.

1. 명상 수련, 물건, 소리, 호흡, 그림 등에 마음을 고정시키는 것. 이는 마음을 고요하게 하며 내면으로 향하게 한다.
2. 1단계에 성공하면 마음의 무의식적 영역에서 자연스럽게 생각과 콤플렉스, 인상들, 기억들이 흘러나오게 된다. 이 단계에서는 개인과 낮은 차원의 마음을 탐색하고 바람직하지 않은 내용을 지우는 것이 가능하다.
3. 낮은 차원의 마음을 충분히 탐색하고 나면 초의식 영역을 탐구하게 된다. 진짜 명상이 시작되는 것이다. 우리에게 있는 무한한 지식과 에너지의 저장소가 자발적으로 나타나며, 마침내 자신의 존재가 우

리 곁의 모든 것, 즉 우주와 채널을 맞추기 시작한다.
4. 마지막으로 마음마저 초월하면서 수행자는 최상의 의식과 합일한다. 자아실현이라는 목표에 도달한 것이다.

성공적으로 정적인 명상을 하게 되면 저절로 활동적인 명상으로 이어지게 된다. 정적 명상에 더 깊이 빠져들수록, 세상의 의무를 행하면서 더 완벽한 명상적 삶의 자세를 유지할 수 있다. 다시 말해, 정적 명상에서 더 깊게 마음을 탐험했다면 그 결과가 삶, 일, 놀이 등 외부적인 활동의 형태로서 더 강력하게 발현되며, 과거에 불가능했던 일마저 가능해질 수 있다.

궁극적으로는 자아실현을 한 후에는 정적 명상이 필요 없게 된다. 이 단계에서 개인은 완전히 가장 깊은 내면적 · 영적인 가치에 따라 살게 되는데, 그러나 때로는 바깥 세상에 자신을 드러낼 수도 있다. 자아실현을 한 사람은 대립이나 충돌 없이 물질적인 삶과 영적인 삶을 동시에 살 수 있다. 이 상태에서는 활동적인 명상이 계속적이고 자발적으로 일어나게 된다.

사람들은 지각하는 대상과 자신을 완전히 동일시하는 경향이 있다. 예를 들어, 아름다운 노을을 보고 있을 때 모든 의식이 노을에 집중되어 완전히 자기 자신에 대한 정체성을 잊어버리며 그 광경을 경험하고 있다는 사실조차도 잊어버린다. 그렇다면 어떻게 우리가 노을로부터 오는 즐거움을 진실하게 경험할 수 있겠는가? 주체이자 경험자인 개인은 지각하고 있는 대상에 의해 가려져 자신의 본성을 잊는다. 독자 역시 이 글을 읽고 있는 지금 이에 대해 잘 생각해봐야만 한다. 당신은 이 글을 읽고 있다는 사실을 자각하는가, 아니면 이 글에 완전히 동일시되어 있는가?

노을이나 어떠한 상황을 경험할 때, 이상적이라면 자신에 대한 알아차림을 잃지 않는 것이다. 이때 지각하는 자라는 객관적인 경험을 느껴야만 한다. 경험하고 있다는 영적인 느낌이 이런 식으로 고양될 때, 자아 혹은 영(soul)은 대상을 경험하고 있다는 것을 의식적으로 안다. 자아의 빛이 외부의 객관적인 경험에 응답하여 이제 그 스스로를 드러낸다. 전에는 자아의 본성이 대상을 경험하는 것으로 인해 가려져 있었지만 이제 자아는 자기 본래의 순수한 빛을 눈부시게 발할 수 있게 된 것이다.

이는 우리의 모든 물질적 존재에 적용되어야 한다. 우리는 외적인 현상을 삶의 일부로서 경험해야 하며 내면적인 삶으로 보완해야 한다. 이런 방식으로 물질적인 삶을 더 충분히 즐길 수 있다. 우리는 무지로 인해 완전히 외향적인 삶을 살아왔으며, 존재의 더 깊은 내면에 있는 기쁨의 바다를 자각하지 못한다. 명상을 하는 목표 중 하나가 바로 의식을 잠깐이나마 외부로 엉켜있는 것에서 벗어나 내부로 향하게 하는 것이다. 내면의 삶을 잠시라도 볼 수 있도록 해서 궁극적으로는 외부의 삶이 내면의 삶과 연결되도록 하는 것이다. 이 연결은 언제나 존재하지만, 우리는 이 사실을 결코 의식하지 못한다. 명상을 통해 이 연결을 의식하게 되면 영적인 행복과 평화에 이르게 되며, 주체적인 경험, 우리가 물려받은 내면의 본성의 활력적인 중요성을 알아차리게 된다.

명상은 모든 것에 대한 유산이다. 명상은 우리가 경험해야 하며, 또 자발적으로 경험할 수 있는 것이지만 우리의 삶의 방식 때문에 경험하지 못하고 있다. 자기 자신을 모르기 때문에, 본성을 모르기 때문에 우리는 늘 긴장되어 있다. 지속적으로 뭔가를 해야 한다는 느낌 때문에 본성과 어긋날지라도 무엇인가를 끊임없이 시도한다. 그로 인해 진실로 원하는 것과 존재하는 것 사이에 끊임없는 대립이 생기게 되고, 있는 그대로의 자기 자신이 아닌 무엇인가가 되도록 끊임없이 자극받는다. 만약 자신과 자신이 원하는 것을 일치시킬 수만 있다면, 명상은 자연스럽게 일어날 것이다.

우리가 경험하는 지식은 지적인 형태의 지식이다. 이것은 이성적인 마음의 영역에서 나온다. 이는 상대적인 지식에 속할 뿐 진정한 지식은 아니다. 이것은 사실과 진상에 대한 한정된 영역이며, 이로부터 이론과 개념, 그리고 환경과의 관계를 이끌어낸다. 이것은 이성적인 마음에서 나온 과학적, 기술적, 철학적, 그리고 여러 이성적인 방법의 형태이다. 그러나 이렇게 형성된 원래의 가정들이 본질적으로 적절하다는 생각 자체가 잘못이다. 그 주제에 대해 새로운 빛을 비추어보게 되면서 이런 타입의 지식이 잘못되었다는 것이 계속해서 증명되고 있다. 과학에서 예를 들어보자. 뉴턴은 완전히 사실로 받아들여진 중력의 법칙을 발견했다. 그러나 몇 세기가 지나 아인슈타인은 중력이 그처럼 존재하지 않는다고 밝혔다. 물론 이 오류는 과학뿐만 아니라 우리가 하는 모든 지적 활동에서도 나타난다. 이성적인 마음을 통해 내리는 모든 결론은 새로운 정보의 빛 속에서 대체될 수 있다.

우리는 지식을 느낌, 즉 감정의 형태로도 경험할 수 있고, 어떤 개념에 대한 진실을 정신적으로 느낄 수 있다. 그러면서 동시에 감정적으로도 어떤 것이 옳다는 것을 감지할 수 있는데, 많은 사람들이 이런 형태의 지식을 직관적인 지식으로 착각한다.

감정적 · 지적 지식을 넘어서 또 다른 지식의 형태가 있다. 이런 지식은 명상의 단계에서 성취되며, 더 실제적인 지식이다. 상황의 총체성을 이해하는 것은 직관적인 지식이다. 부분에서 전체를 파악하는 이성적인 지식과는 달리, 직관은 곧바로 전체를, 총체성을 인지한다. 이는 마음의 초월적 영역에서 오지만 대부분 우리들은 알아차리지 못한다. 이 형태의 지식은 지식의 실제 형태를 왜곡하고 포장하는 이성이나 감정에 의존하지 않는다. 명상은 개인적 투사에 의존하지 않는다. 만약 그렇다면 그것은 명상이 아니다.

명상을 하는 동안, 소위 의식의 확장, 마음의 초의식 부분과 연관성이 있는 더 높은 마음의 영역과, 깨어 있는 의식이라 부르는 알아차리는 의식 영역 사이에 하나의 연결이 이루어진다. 이 연결로 명상을 하는 사람은 더 높은 정신적 진동을 느끼게 된다. 이 더 높고 섬세한 진동은 늘 존재하지만 대개는 감지하기가 어렵다. 드물게 섬광 같은 직관이나 영감, 창의적인 계시의 형태로 보여질 뿐이다. 우리들 대부분은 마음이 불순하고 복잡하기 때문에, 이러한 진동과 진실, 더 높은 지식을 알아차리지 못한다. 이 더 높은 차원의 지식과 보다 높은 진동은 나날의 일상에서 마주하는 다양한 현상 배후에 깔려 있는 원인과 진실에 대해 더 많은 것을 보여준다. 즉 명상을 통해 삶의 더 깊은 측면들이 스스로 모습을 드러낸다.

2

과학, 영혼, 그리고 명상

최근까지도 서로가 전혀 다른 반대편에 있는 것처럼 여겨졌던 과학과 요가가 서로를 더 가까이 끌어당기고 있어서 기쁘다. 과학은 요가의 테크닉들을 연구하고 활용하며, 요가는 점점 더 과학적 용어로 말하고 과학적 지식을 사용하기 시작했다. 과학은 이제 더 이상 존재의 물질적 측면만을 고집하지 않게 되었고, 점점 더 많이 존재의 영적 측면, 즉 비물질적 측면에서 그 자체를 고민하고 탐사하기 시작했다. 현대의 지적인 사람들에게 영적 현상과 연관을 지어 물질적 산물들을 보여줌으로써 그들이 종교와 요가와 다른 영적인 수행의 길이 나타내 줄 수 있는 가능성과 진실에 보다 더 마음을 열도록 할 것이다.

지난 세기가 끝나갈 무렵, 많은 저명한 과학자들은 자신들이 충분히 알고 있기 때문에 발견하고 조사할 만큼 중요한 것은 더 이상 아무것도 없다는 결론에 이르렀었다. 그러나 아인슈타인과 프로이트처럼 열린 마음을 가진 과학자들은 자신들의 연구를 통해 이 세상에는 여전히 알아야 하고 발견해야 할 것들이 너무나 많다는 것을 보여주었다. 이 때문에 현대과학자들은 자신들에게 열려 있는 가능성을 알아차리고 현실에 안주하지 않기 위해 매우 주의 깊게 연구를 진행하고 처신한다. 영적인 경험 현상을 탐사하는 다양한 연구 기획들이 현재 행해지고 있는 것은 이런 이유 때문이다. 실제로 과학이 이전에는 이 분야를 탐사하지 않았다는 것이 이상하다. 생각해보면, 50년도 더 전에 프로이트는 낮은 무의식의 단계에 대한 발견을 발표했으며, 천재들과 성인들은 지나온 세기 내내 마음의 알아차림에 대한 더 높은 단계의 가능성들을 시사해왔다.

현대과학의 탐사 영역 중에서 가장 흥미로운 한 가지는 명상의 육체적 징후에 대한 조사다. 아직은 초기단계이지만 이미 명상을 통해 얻을 수 있는 생리학적 · 정신적 · 영적인 이익들이 매우 유용하게 많은 부분에 적용되고 있다. 결국에는 과학이 영적인 길을 열망하는 사람들을 효과적으로 돕게 될 것이며, 이것은 가능성 그 이상인 것으로 보인다. 생체 자기제어 장치 같은 고안물(이 장 뒤에 이야기됨)은 이미 더 높은 명상 상태를 얻기 위해 활용되고 있다. 특히 현대심리학은 개인적인 영적 성장뿐만 아니라 생물학적 건강에도 관심이 매우 많다. 주목할 만한 예는 실제로 요가와 똑같은 목적을 갖고 있는 정신통합요법이다. 이것은 존재 전체의 통합, 한 개인의 완전한 통합, 결과적으로 자아실현을 이루고자 한다.

과학과 요가가 접근하고 있거나, 일반적인 분야에서 성과를 얻어내고 있는 다양한 영역들에 대해 이야기해보자. 심리학의 영역에서 현대적 개념들은 눈에 띌 만큼 상키야 철학에서 수천 년 전에 제기되었던 요가적 개념과 같다. 요가에서는 한 사람의 온전한 본성을 중요하게 생각하는데, 이것은 인간의 육체적 · 정신적 · 감정적 · 심령적 · 영적 측면을 의미한다. 이 모든 측면들은 개인 안에 잠자고 있다가 요가 수련을 통해 계발되는데, 사실 활동하고 있지 않은 것들이 드러난다는 표현이 더 적합할 것이다. 이것이 진정한 영적 행로이며, 이로써 모든 측면들이 통합되어 인간을 하나의 온전한 존재가 되게 한다.

일반적인 심리학에서는(1910년에 로베르토 아사지올리에 의해 만들어진 정신통합요법 같은 경우는 예외다) 비교적 최근까지지도 개인의 삶에 영향을 주는 다른 많은 요소들을 거의 무시하고, 단지 어떤 제한된 인간의 존재 측면에 대해서만 관심을 기울여왔다. 예를 들면 서양 정신분석학의 아버지라고 불리는 프로이트는 인간의 기본적인 동기를 성적 만족감과 자기보존으로 상정했다. 인간을 정신적인 존재, 욕망하는 존재로만 한정시킨 것이라고 해도 과언이 아닌데, 오늘날까지도 이러한 주장에 동의하는 많은 심리학자들이 있다. 물론 융은 매우 진보적이어서 인간에게는 대부분의 사람들이 알지 못하는 측면들과 더 깊은 영향들이 있다는 점을 받아들였다.

인간에 대한 모든 심리학적 고려들은 환경이나 존재의 영적 측면들처럼 인간에게 영향을 끼치는 다른 많은 것들로부터 인간을 떼어놓는 경향이 있다. 그러다보니 심리학은 어떤 것도 진정으로 줄 수 없다. 인간에 대한 납득할 만한 설명에 아주 조금 다가가는 것조차도 말이다. 결과적으로 심리학에 따른 모든 심리학적 요법은 결코 성공하지 못했다. 어떤 방법에서는 인간에게 도움이 되기도 했겠지만 존재의 행복과 진화 중 그 어떤 것도 이끌어내지 못한 것이다.

융은 심리학이 인간 존재에 대한 전체론적 혹은 완전한 태도를 채택할 수 있도록 가장 많이 애를 쓴 심리학자였다. 하지만 그의 생각들은 최근에 와서야 다른 심리학자들에 의해 비로소 대규모로 진지하게 고려되고 있다. 그의 가르침은 직접적이든 간접적이든 다양한 현대 사상 학파에 영향을 주며 발전해왔는데, 예를 들면 발달심리학, 게슈탈트 심리학, 유기체적 심리학, 고(高)심리학 등의 다양한 분야가 있다. 그 학문들은 인간을 다차원적 존재로 보는데, 이는 요가적 생각과 상당히 일치하는 것이다. 그것들 모두는 인간을 이해하려면 객관적이든 주관적이든 존재의 모든 측면을 고려해야만 한다는 것을 깨닫고 있다. 만약 영적 측면 같은 존재의 어느 한 부분이라도 빠지게 되면 단지 인간의 부분적인 그림만 만들 수 있을 뿐이다.

현대의 모든 심리학은 각자 개인이 갖고 있는 가능성의 개화에 매우 관심이 많다. 자아실현으로 표현되는 이것은 각 개인의 선천적 능력들이 점진적으로 펼쳐지는 것이다. 이것이야말로 정확하게 요가에 대한 모든 것이다. 그러나 요가는 그냥 자아실현이 아니라 존재의 모든 영역에서의 자아실현, 즉 내면의 본성에 대한 알아차림과 함께 그것의 표현까지도 포함하는 자아실현에 대해 말한다. 궁극적으로 각자의 모든 가능성의 절정을 현시해내고, 자신을 잘 조율하여 내면의 존재와 외적인 환경의 완벽한 조화를 이루는 것이야말로 요가의 마지막 목적인 자아실현이다.

현대심리학에서 자아실현을 이룬 사람은 정확히 잠재되어 있는 가능성과 타고난 능력 모두를 표현하며, 더 이상 개성과 환경에 부정적인 반응을 하지 않고 외적인 것과 내적인 것 모두와 조화를 이룬 사람이다. 현대심리학과 요가는 모두 '적은 온전함'에서부터 '더 많은 온전함'으로 각 개인의 진화와 계속적인 성장에 대한 중요성을 강조해왔다. 요가의 마지막 목표는 존재, 신, 최고 의식과의 합일이다. 사실 아직은 심리학자들이 이것을 최종 목표라고 말하고 있지 않지만, 언젠가 가까운 미래에 그들이 말하게 될지 누가 알겠는가? 하지만 정신통합요법과 같은 학파는 자아실현이 인생의 궁극적인 목표라고 말한다.

과거에 심리학은 인간을 고정된 충동과 동기에 의해 한정된 존재로 여기는 경향이 다분했다. 그러므로 인간은 끊임없이 반복되는 욕구들을 충족해야만 한다고 여겼다. 하지만 기본적인 욕구 충족은 단지 짧은 시간 동안 긴장과 좌절을 제거할 뿐 삶 속에서 기본적인 긴장들이 완전히 제거되는 것은 결코 아니다. 현대심리학과 요가는 우리가 판에 박은 인생의 틀 속에 갇히지 않도록 초월과 개인 전반에 걸친 성장의 중요성을 강조한다. 인간은 더 높은 욕망 충족의 형태들을 계속적으로 추구해야 한다. 새로운 욕망은 이전보다 더 즐겁고 더 축복받은 더 높은 차원의 욕망이기 때문이다. 이런 방식으로 진화하는 개인은 덜 만족스러운 더 낮은 형태의 욕구들을 배후에 내버려둔 채 진화한다. 요가는 항상 이것을 주장해왔는데 현대심리학은 이런 맥락에서 점점 더 요가와 일치하고 있다.

현대심리학자들이 명상에 굉장한 흥미를 가지고 이 방향으로의 연구를 시작했다. 그들은 과학적인 실험을 하는 것 외에도, 명상이 함축하고 있는 것과 그 유용성에 대한 통찰을 얻기 위해 고대 문서들을 참고하고 있다. 심지어 스스로 명상을 수련하며 자신들의 평범한 지식화를 넘어서는 방식들을 경험하고 있다. 이미 말했듯이 그들은 명상을 통해서 얻은 통찰로 정상적인 인간에 대한 정의를 다시 정돈하기 시작했다. 그들은 대부분 사람들이 태어나는 그날로부터 끊임없는 분류에 예속되어 있다고 생각했다. 다시 말해 좋은 것/나쁜 것, 흑인/백인, 기독교/이슬람/힌두교, 영리한 사람/아둔한 사람 등으로 주입된다. 우리는 사랑하거나 아니면 증오한다. 우리는 단어의 분류 속에 완전히 갇혀 세상을 있는 그대로의 모습으로 보지 못한다. 사람들은 자동화된다. 이런 이유에서 많은 심리학자들이 심리학의 주요한 목표 중 하나가 사람들을 탈자동화시키는 것이라고 선언해 왔다.

현대 사상가들, 특히 심리학자들은 빠르고 경쟁적인 삶이 마음에 해로운 결과를 가져올 것이라는 점을 매우 걱정한다. 실제로 정신적 문제나 질병들이 급속히 확산(유행병)되고 있다. 심리학자들은 인간이 격렬한 외부활동의 홍수에 직면할 수 있어야 하며, 각자가 스스로 자신의 심리학적 조언자가 되어야 한다는 것을 깨달았다. 그들은 폭넓게 명상을 추천하고 명상을 채택하고 있다. 명상은 지나친 걱정과 갈등 그리고 스트레스를 예방하고 제거하는 보편적인 방법이다. 또한 긍정적이고 만족스러운 삶을 위한 확실한 길이다.

이제 적어도, 명상이 자거나 최면에 빠진 상태를 가리키지 않는다는 것이 폭넓게 수용되고 있다. 이런 맥락에서 심리학자들은 짧은 시간 동안 명상하기 위해서 규칙적으로 시간을 정해놓고 앉아 있는 사람만을 고려하고 있다. 확실히 높은 차원으로 진화된 사람들이 잠잘 때나 깨어 있을 때나 계속해서 명상 상태에 있다는 사실은 명상이 잠도 아니며 최면상태도 아닌 그 이상임을 나타내준다. 점점 더 많은 심리학자들은 자신의 내면의 작용을 지켜볼 수 있도록 명상을 수련할 것을 사람들에게 조언한다. 명상으로 여러 내장 기관과 두뇌가 지나친 활동을 하고 있음을 알아차릴 수 있게 되고 지나친 활성화나 오용을 바로잡을 수 있게 된다. 이것은 발생하기 전에 질병을 멈추게 하고 치료하는 최고의 방법이다. 매일 아침 30분 명상은 고요함을 이끌어내어 외부 활동을 향상시켜준다. 매일 일과 놀이를 이행하는 능력은 내면의 존재에 전적으로 의존한다. 내면의 존재가 조화롭지 않으면 외부환경과 상호작용할 때 조화를 이룰 수 없다.

명상은 대부분의 사람들이 삶의 평범한 부분으로 받아들여온 비관적인 생각, 우울함, 긴장 같은 것들에 대응할 수 있는 확실한 방법이다. 현대 심리학자들은 이러한 방법을 신뢰하고 있으며, 심리학 분야에서 진보적인 사상가들조차 이런 생각을 발표하고 있다. 그들은 정상적인 인간이라면 계속해서 즐거움을 표현할 수 있어야 한다는 것을 믿으며 요가를 좋아한다. 명상은 누구나 부정적 상태를 바꿔 웰빙의 상태로 대체시킬 수 있도록 분위기를 조절하는 데 사용할 수 있다.

인간의 큰 문제 중 하나는 변화에 적응하지 못하는 무능이다. 100년 전이나 그 이전, 그리고 심지어 지금도 기술적 사회로 발전하지 않은 나라들은 하루하루의 변화는커녕 해마다의 변화도 없기 때문에 문제가 없다. 하지만 기술문명이 발달한 사회는 계속해서 변화하는 상태에 있다. 변화는 마음이 적응할 수 있는 것보다 더 빠르게 일어난다. 그 결과 개인에 따라 저마다 크고 작은 방식으로 정신적 무질서가 발생한다. 심리학은 이 문제를 인식하고, 직면하고 있는 변화를 수용할 수 있는 힘을 기르는 확실한 방법으로 명상을 추천했다.

심리학은 무의식적인 마음의 광범위한 내적 작용에 대해 알아야 할 필요성을 항상 인식해왔다. 무의식이 깊은 콤플렉스와 공포심을 담고 있기에 더욱 그런 경향이 있어왔다. 물론 이것은 깊게 뿌리박혀 삶을 지배하는 갈등을 제거하기 위해 필요하다. 요가와 현대심리학이 점차로 더 사용하는 방법은 명상이다. 또한 동시에 심리학적 용어를 사용하여 우리의 감춰진 수용력, 능력, 그리고 내면의 가능성을 담고 있는 거대한 마음의 영역, 더 높은 무의식의 영역을 탐험하는 것도 중요하다. 많은 이들이 삶의 진정한 소명의식(천직), 어떤 것들을 할 수 있는 타고난 재능을 가지고 있지만 결코 그것들을 하지 않는다. 왜냐하면 그것을 알지 못하기 때문이다. 어떤 의미에서 우리는 계속적인 좌절의 상태에 있다. 만약 우리가 이런 잠재능력을 표현하게 된다면 자기실현과 더불어 창의적이고 행복한 삶을 살 수 있을 것이다. 이것은 바로 명상을 통해서 가능하다. 이런 식으로 내면의 존재를 찾을 수 있을 때 그것의 타고난 본질을 이해하기 시작할 것이다. 비로소 자신이 잘할 수 있는 일을 시작할 수 있는 것이다.

생체 자기제어: 현대의 요가 경향

생체 자기제어(biofeedback) 기술은 명상과 관련해서 사용되어 왔는데, 두뇌에서 뿜어져 나오는 전자파를 측정하고 관찰하는 것에 관여하고 있다. 우선 이런 뇌파들의 원인과 본질에 대해 이야기 해보자. 어쩌면 뇌의 리듬이라는 말이 더 나은 묘사일지도 모르지만, 뇌파의 존재는 19세기 말에 원숭이들의 뇌를 조사하면서 주목을 받기 시작했다. 20세기 초반에 이 영역에 대한 연구가 사람에게도 널리 행해지면서 주파수, 전압, 진폭의 파동들이 매우 다양하다는 꽤 주목할 만한 사실이 발견되었다. 그 후 이런 현상에 대한 연구가 지속적으로 계속되고 있는데, 뇌파의 패턴은 종양과 일반적인 정신장애같이 뇌가 잘못 기능하는 경우를 보여주기 위해 병리학에서도 사용하고 있다.

뇌파는 무엇인가? 의학 연구자들도 절대적인 확신은 못하지만 그 원인과 본질에 대한 다음과 같은 간략한 설명은 가능하다. 뇌는 뉴런이라고 불리는 수백만 개의 세포로 구성되어 있으며, 세포와 다른 많은 세포들 사이에는 셀 수 없는 연결이 있다. 사실 뇌 안의 모든 세포들이 직접적이든 아니든 모든 다른 세포와 연결되어 있다는 것에 대해서는 자신이 없다. 신경맥박들은 이 복잡한 뉴런의 회로들을 따라 계속적으로 움직인다. 각각의 뉴런은 중심체, 하나의 축색돌기, 다양한 수상돌기로 이루어져 있는데, 이것은 한 개의 긴 줄 같은 섬유인 축색돌기를 거쳐 다른 뉴런들이 전달하는 신경자극을 수신한다. 하나하나의 뉴런은 축색돌기와 연결되어 있는 수상돌기라 불리는 나뭇가지 같은 섬유를 통과해서 다른 뉴런에게 신경자극을 차례차례 전송한다. 신경자극은 전하가 뉴런 안에서 일정 수준까지 증가했을 때에만 전송된다. 이 일정 수준에서 갑작스러운 폭발이나 자극이 일어나는 데 이들이 뇌파를 만든다.

연구자들은 뇌파의 전압, 진폭, 주파수 사이에 분명한 관계가 있음을 발견했다. 편의상 주파수를 베타(beta), 알파(alpha), 세타(theta), 델타(delta) 등 네 가지 형태로 나눈다. 독자들은 이 뇌파가 마음의 어떤 상태를 얘기해주는 것이 아니라는 점을 기억해야만 한다. 이들은 단지 마음의 상태를 알 수 있게 하는 하나의 징후이다. 마음의 상태와 이 파장들 사이의 관계와 관련해서 여전히 많은 것들이 발견되고 있는데, 다음의 요약은 파장에 관한 현재까지의 지식이다.

베타파는 잠들지 않은 일상 상태에서 대부분 방출되며, 외부 활동과 관련이 있다. 이성적 생각을 위해 뇌를 사용할 때, 감각들을 사용할 때, 걱정할 때, 긴장할 때, 즉 '평범한' 마음의 틀 안에서 베타파가 방출된다. 그것들은 1초마다 13사이클이 넘는 높은 주파수와 낮은 진폭이다.

알파파는 온화한 명상 상태 동안 가장 눈에 띄게 방출되는데, 수동적이고 걱정이 없는 그리고 긴장이 없는 상태와 같은 편안한 마음 상태와 관련이 있다. 알파파는 창의성과 관련이 매우 많아서 창의적인 활동을 하는 동안 풍부하게 방출되는 반면 이성적 마음과 감각들이 활동하지 않을 때 나타난다. 명상 상태에 있는 요기나 선불교 수행자에 대한 연구를 통해서 알파파에 관한 일반화가 확인되었다. 그것들은 수동적 알아차림과 같은 명상에서 두드러지게 나타나는 특성과 연관이 있다. 알파파는 1초에 8~13사이클까지의 진동 주파수이다.

세타파는 수면 중에 많이 방출된다. 세타파는 무의식 마음과 연관이 있으며, 깊은 무의식의 데이터나 인상들이 표면으로, 의식의 영역으로 떠오를 때 일어난다. 즉 세타파는 깊은 명상 상태나 강렬한 창의적 활동을 할 때 황홀감 그리고 초감각적 지각능력의 수용성 안에 있을 때에 나타난다. 어른들에게는 거의 나타나지 않지만, 많은 아이들은 깨어 있는 상태 동안 이 형태의 파동을 방출한다. 세타파는 1초에 4~7사이클까지 주파수 범위를 가지고 있다.

델타파는 초당 4사이클 아래의 주파수를 가진 높은 진폭의 파동이다. 꿈꾸지 않고 자는 깊은 잠과 가까운 이 파동의 방출에 대해서는 알려진 바가 많지 않지만 이 상태에서는 배움에 대한 수용이 아주 큰 것으로 알려져 있다. 다시 말해 이 종류의 상태에 있는 사람들은 잠든 시간 동안에도 테이프 레코더로부터 배움을 흡수할 수 있다. 지식이 감각기관들을 우회해서 무의식의 마음속으로 바로 흡수되는 것처럼 보인다.

독자는 이런 분류가 임의적이라는 것을 인식해야 한다. 이 분류를 본래 그런 것처럼 엄격하게 받아들여서는 안 된다. 고급의 요가수행자와 같이 충분한 정신적 통제를 가진 사람은 계속해서 한 상태에서 다음 상태로 마음대로 옮길 수 있다. 그는 잠들지 않은 보통의 베타 범위에서 의지력으로 알파파의 특성을 가진 마음 상태로 진행할 수 있다. 처음에 베타파로 있다가 점차 모든 베타파가 사라지고 얼마 후에 세타파가 나타난다. 만약 잠이 없다면 깊은 명상의 상태가 달성될 것이며, 이는 세타파가 우세하게 될수록 점점 더 깊어질 것이다. 결국 그는 보통 깊은 수면과 관련 있는 델타파를 분명히 드러낼 수 있다. 추측이기는 해도 명상하는 동안 델타파가 우세하면 매우 높은 명상 상태, 아마 사마디와 일치하는 경험까지 가능할 수도 있을 것이다.

이런 파장들의 형태는 뇌전도(EEG)라고 알려진 전기적 시스템으로 측정할 수 있다. 이것은 두뇌 안에서 발생하는 전기적 활동들을 감지하는 하나의 증폭기로서 머리 한 쪽에 고정되어 있는 전극에 의해 일어나는 전기적 활동들을 측정하는 시스템이다. 이 전기적 패턴들은 펜 레코더로 도표 위에 기록되어 즉시 파동의 형태로 읽을 수 있게 된다. 이렇듯 사람의 마음 상태는 파동의 형태로 읽힐 수 있다. 현재 이런 형태의 장치가 연구나 병리학에서 사용되고 있는데 걸어가는 사람을 대상으로 할 때는 소용이 없다. 많은 회사들이 적당한 가격으로 필요에 맞게 사용할 수 있도록 다양하고 간편한 장치들을 제조하고 있으므로 누구를 막론하고 뇌파를 알아낼 수 있게 될 것이다. 가장 보편적이고 가장 간편한 것은 헤드폰과 뇌파활동의 변동에 상응하여 다양한 소리를 잘 들리게 하는 장치이다. 또 다른 형태로 단지 특정한 형태의 뇌파가 나올 때만 소리를 내는 것도 있다. 이 밖에 다양한 다른 형태들이 가능하며 계속해서 더 많은 장치가 개발될 것이다.

그런데 생체 자기제어가 어떻게 명상하는 사람을 돕는 것일까? 그것은 주어진 시간에 누군가의 특정한 뇌파 활동을 알아서 의식을 원하는 파동 상태로 바꿀 수 있다. 이런 방식으로 명상하는 사람이 자신의 마음 상태를 바꿀 수 있지만 이를 위해서는 엄청난 연습이 요구된다. 또한 생체 자기제어 장치가 사람의 마음 상태를 즉시 바꾸거나 강해지게 할 수 있는 것도 아니다. 그러나 수련을 함께한다면 명상의 상태를 얻을 수 있게 될 것이다.

어떻게 의식적으로 뇌파의 방출을 바꿀 수 있을까? 처음에는 파동의 형태가 마음 그 자체로의 기능이기 때문에 불가능한 것처럼 보였다. 필요한 것은 오직 수련과 인내심이라는 데에 놀랄지 모르지만 사실 우리가 하는 모든 것들이 다 그것을 필요로 한다. 우리는 걷고, 말하고, 읽는 것을 배운다. 이 모든 것은 지속적인 노력에 의한 것이다. 우리 몸의 모든 과정이 통제될 수 있다는 사실은 연구를 통해 증명되고 있다. 심지어 심장 박동이나 호흡처럼 자동으로 이루어지는 것이거나 식물의 생장과 관련된 기능들도 조절할 수 있다. 요기들이 수천 년 동안 해온 것들을 현대과학은 최근에 와서야 중요하게 다루고 있다.

특정한 장기로부터 방출량을 측정하는 것 외에 생체 자기제어의 사용과 같은 과학적 실험은 의지력만으로도 심장이나 다른 장기들이 느려지거나 빨라지는 것을 보여줬다. 그것은 오직 수련의 문제인 것이다. 뇌파를 조절하는 것도 마찬가지다. 각각의 사람은 자신의 방법대로 해나가야 한다. 예를 들면 어떤 사람이 베타파에서 더 편안한 알파파로 변화를 시도하는 것은 너무 힘들지도 모른다. 더 긴장하기 때문에 매우 강하고 더 확연히 눈에 띄는 베타파가 생길 수도 있다. 변화에 대한 생각만으로도 변화가 이루어진다고 믿는 것이 변화를 위한 최상의 방법이라고 믿는 사람들도 있다.

그러므로 각자가 자기 자신에게 맞는 테크닉을 찾아야만 한다.

역사를 통하여 많은 사람들이 그러했던 것처럼, 생체 자기제어 장치가 없이도 높은 명상 상태를 얻을 수 있다. 선불교 수행자들과 위대한 요가수행자들은 거의 의지와 민감성만으로도 마음의 상태를 바꿀 수 있기 때문에 생체 자기제어 장치의 도움이 거의 필요하지 않다. 다만 이 장치는 초급자들과 끊임없이 수련했음에도 불구하고 명상에서 눈에 띌만한 진전을 보지 못한 사람들을 위해 많은 가능성을 갖고 있다. 우리들 대부분은 너무 무감각해서 더 이완되었는지, 더 긴장하고 있는지, 똑같은 마음의 틀 안에 남아 있는지, 아닌지를 느끼는 능력이 결핍되어 있다. 생체 자기제어 장치는 명상을 하는 사람이 진척을 이루고 있는지 아닌지를 알게 해줄 것이다. 이렇게 유용한 시스템을 일부 요가 선생님들은 이미 학생들과 자신을 위해 활용하고 있다.

요약하면, 생체 자기제어 장치는 초기 단계라고 말할 수 있지만 미래의 엄청난 가능성을 약속하는 것처럼 보인다. 또 하나의 사실은 초월 경험을 위해 많은 양의 약물을 복용했던 젊은 사람들이 점점 더 많이 이 장치를 사용하고 있다는 것이다. 이것은 약물 복용의 부작용 없이 수련했을 때와 같은 결과를 가져다줄 것이다. 이것은 명상을 보완할 것이고, 모든 사람들을 의미 있는 명상적 경험의 범위 안으로 데려올 것이다. 명상과 생체 자기제어 장치의 결합은 마음의 단계나 세상에서의 의식의 단계를 많이 상승시킬 수 있다.

독자들은 아마도 초월경험이나 최면술처럼 명상과 비슷하게 생각되는 상태들과 명상을 하는 동안 방출되는 뇌파들 사이에 어떤 차이점이 있는지 매우 궁금할 것이다. 대답을 하자면 상관관계가 전혀 없거나 아주 조금 있을 뿐이다. 초월경험과 최면상태 동안의 뇌파는 사실 최면술사에 의해 한정된 형태를 갖는다. 이런 상태들은 일상의 외향적 마음 상태에서 나오는 전형적인 베타파의 방출로, 이것은 명상과는 하등의 관계가 없다.

하나하나의 세포는 무한한 지식을 함유한다

과학자들은 몸에 있는 세포 하나하나의 복잡계에 대한 경이로움을 발견해왔으며, DNA 분자 모델, 생명의 분자 모델을 만들 수 있게 되었다. 부모의 모든 특징이 아들과 딸에게 전해지는 이 분자는 정자와 난자뿐만 아니라 몸의 모든 세포 안에도 있다.

과학자들은 이것의 신체적 모형까지도 만들었으며, 이 분자가 머리카락 색깔, 키, 발 치수, 아이에서 어른으로 성장하는 패턴 같은 개인적 특징들을 만들어낸다는 것을 알아냈다. 이것은 생명의 기저에 깔린 청사진으로서 삶의 기본 유형을 고정하며, 살아가는 동안 우리는 이 명령에 순응해야만 한다. 물론 환경, 상황, 다른 사람들과의 상호작용 같은 많은 것들이 우리의 삶에 영향을 주고 있지만 DNA 분자는 그 무엇보다 삶의 유형을 더 많이 고정시킨다.

이제 이 과학적 관점이 요가적 관점으로 매우 가깝게 옮겨지고 있다. 요가는 몸 안의 모든 세포들이 저마다 의식을 갖고 있다고 늘 생각해왔다. 다시 말해 각각의 세포 기저에 깔려 있는 존재가 바로 의식이라는 것이다. 이 의식이 현시되어 인간 삶의 청사진이 되어주는 DNA 분자, 다시 말해 세포의 물리적 성질이 된 것이다. 태고의 인간 존재 형태는 세포의 의식에 고정되어 그것의 지시를 받았다. 과학자들에 의해 발견된 분자 구조는 단지 세포 의식의 의지를 시행하는 시행자일 뿐이다. 과학자들은 DNA 분자의 구조를 어떤 특정한 방향을 따라 인생을 안내하는 기구라고 생각하면서도 DNA 분자 구조 그 자체의 배후에 있는 근원적인 원리를 놓쳐왔는데, 그것이 바로 의식이다.

위대한 사상가들은 각각의 세포들이 그 자체로 이미 과거 진화에 대한 모든 지식을 내재하고 있다는 것을 경이롭게 주장하기 시작했다. 다시 말해 각각의 세포는 각자의 과거에 발생했던 모든 기억을 담고 있다. 배아 플라스마였을 때, 탄생하면서 태고의 진흙으로부터 나오기 위해 몸부림쳤을 때, 땅으로 올라오기 위해 발버둥치던 물고기였을 때, 육지동물의 줄을 서기 시작할 때, 원숭이였을 때, 네안데르탈인이었을 때, 현존하는 인류의 조상이 되기 시작했을 때, 몇천 년 전, 엄마의 자궁에 있었을 때 이 모든 정보가 몸 안에 있는 모든 세포 안에 저장되어 있다. 이러한 주장에 대한 즉각적인 반응은 그것이 불가능하다는 것이다. 우리의 길들여진 마음은 이것을 수용하거나 이해할 수 없다. 그러나 많은 위대한 과학자들과 진보적인 사상가들은 빈번히 이렇게 설명해왔다.

이것은 역사를 통하여 위대한 영적 거인들(성인들)이 늘 말해왔던 것이기도 하다. 그들은 존재의 내면에 무한한 지식이 있다고 말해왔다. 외부가 또한 내부인 것이다. 그들은 인간이 소우주이며, 존재의 깊은 곳으로 뛰어듦으로써 자신의 과거 삶에 대한 지식을 얻을 수 있다고 말해왔다. 그리고 이제 과학이 이러한 말들이 진실임을 증명하기 시작했다. 불과 몇 년 전만 해도 너무나 멀리 떨어져 있는 것처럼 보이던 종교와 과학이 지식의 더 높은 틀 속에서 합쳐지기 시작한 것이다.

과학자들은 DNA 분자의 물리적 형태를 그려냈다. 그들은 전자현미경으로 그것을 탐구해왔다. 다음 단계는 DNA 분자의 내재된 본질, 자산을 조사하는 것이지만 그것의 본질이 과학의 영역을 넘어서는 주관적인 경험이기 때문에 현재로서는 연구를 진행할 수 없다. 명상이 DNA 분자들을 탐험하는 방법이 될 수 있다고 제안하는 것은 너무 심한 비약일까? 그러나 명상은 내면의 본질을 탐험하는 모든 것이기 때문에 가능하다. 명상은 DNA 분자의 본질을 과학적으로 연구하거나 혹은 내면을 연구할 필요를 느끼는 분야에서 도구가 되어야 한다.

백질 에고

망상 활성화 시스템은 척수 꼭대기에 위치하고 있는데, 정보가 의식적인 지각에 닿았을 때 그 정보를 조절하는 밸브다. 예를 들면 잠, 의식, 초의식 상태와 같은 인간의식의 깊이를 조절하는 두뇌의 부분이다. 이것은 의식을 통하여 스며든 정보들 중에서 한정된 것만을 받아들이고 부적당하다고 생각되는 다른 데이터들은 의식이 지각할 수 없도록 막는다. 이것은 인간 마음의 센서이다.

어떤 사람들은 이 시스템을 심리학에서 중심적 주제로 삼고 있는 에고라고 불러왔다. 이들의 활동을 통해 우리는 지각의 특정한 측면만을 알아차린다. 두뇌에 도착되는 정보의 대부분은 전혀 알아차리지 못하는 것이다. 이것이 없다면 우리는 감각데이터의 홍수 속에 빠질 것이기 때문에 사실 이것은 두뇌의 필수적인 부분이다. 예를 들면 편지를 쓰는 동안 의식은 무엇을 쓸 것인지를 생각하는 것과 쓰는 과정 자체와 연관되어 있다. 만약 우리가 소리, 냄새, 촉감, 그리고 오장육부의 활동에 대해 홍수처럼 쏟아지는 정보를 동시에 받는다면 편지쓰기는 불가능할 것이다. 망상 활성화 시스템은 감각으로부터 오는 모든 쓸모없는 정보를 차단하고 의식에 도달해서 쓸 수 있는 것과 관련 있는 정보만을 허용한다. 그리하여 자신의 일에 집중할 수 있게 해준다.

어떻게 그 시스템이 에고로 활동하는가? 망상 활성화 시스템은 의식에 도달할 만큼 강렬한 정보는 받아들인다. 다시 말해, 어디까지나 가정이지만, 만약 우리의 정신적 경향과 꼭 맞는다면, 외부세계의 정보는 우리의 인식에 도달하게 된다. 이것이 에고로서 그것이 활동하는 방식이다. 이것은 콤플렉스, 억제, 좋아하는 것과 싫어하는 것 등 같은 것을 동일시하여 그것과 어우러져서 각각의 자기중심적 본질을 구성하며, 개인의 의식에 총합된 정보를 공급하거나 개인의 기호와 욕구의 이런 측면들을 만족시킬 것이다. 그러므로 만약 우리가 어떤 것을 두려워한다면 아마도 이 두려움을 강화시키는 정보가 의식적 지각으로 떠오를 가능성이 크다. 이것은 다른 감정적이고 이성적인 프로그래밍과도 같다. 이런 이유로 우리는 세상을 결코 있는 그대로 볼 수 없는 것이다. 결국 우리는 세상과 주변 사람들에 대해 모호한 그림만을 보게 된다.

만약 이러한 두려움, 공포, 콤플렉스, 좋아함, 싫어함 같은 많은 편견들을 제거할 수 있다면 세상의 그림을 더 분명하게 보게 될 것이다. 망상 활성화 시스템은 콤플렉스 등을 강화시키는 것을 덜 인식하게 해주고 편견을 줄여줄 수 있다. 이것은 부정적인 정신적 프로그래밍에 영향을 덜 받는 의식으로 정보가 흐를 수 있도록 해줄 것이다. 마음이 이성적으로 불안해하지 않고 사랑을 하고 있다면 우리는 한결같은 빛 속에서 주변을 볼 것이다. 마음이 늘 편안하다면 그때 우리는 한결같은 방식으로 세상을 볼 것이며 세상은 모든 것이 조화로울 것이다.

결국 영적인 여정의 가장 높은 단계에서는 감정적 감각으로 하던 사랑조차도 사라진다. 이런 경우에 사랑의 느낌은 초월된다. 이제 사랑조차도 우리의 마음을 물들이지 않는다. 의식은 모든 것과 하나로 어우러진다. 합일이 경험된다. 의식과 환경 사이에 중간 센서는 없다. 이 상태에서 에고는 불필요한 것이 되어 사라진다. 충족된 마음에 선호도(preferences)란 없기 때문이다. 이제 의식의 중심은 에고가 아니라 자아가 된다.

마음의 정화는 일반적으로 요가의 목표, 특히 명상의 목표이다. 이 책에서 주어지는 행법들도 마찬가지다. 그래서 목표는 마음의 프로그램에 존재하는 콤플렉스, 공포, 혼미한 편견을 부수고 정화된 마음의 프로그램으로 대체하는 것이다. 명상, 최고의 명상은 그때 자발적인 과정이 된다. 그래서 과학과 영적 영역으로 오랫동안 분리시켰던 장벽은 빠르게 무너져 내리고 있다. 둘 사이의 양분법이 줄어들고 있다. 심지어 이제는 과학이 영적인 길을 가고자 하는 사람들을 도울 수 있는 가능성들을 제시한다. 그리고 명상은 과학이 마음을 체계적으로 이해하고 존재 속에서 더 깊은 통찰을 얻어내는 것에 엄청난 가능성을 제공해준다.

3
명상과 건강

명상은 우리들 중 극히 일부가 잠든 동안 경험하는 것과 같은 수준으로 육체와 정신이 모두 이완되는 것을 포함한다. 이런 이유로 명상은 많은 병을 완화시켜주고 치료할 수 있어서 건강에 큰 도움이 된다.

논의를 전개하기 전에 먼저 몸과 마음 사이에 존재하는 비이원성을 강조하고 싶다. 아주 오랫동안 육체적 질병은 정신적 만족을 없애고, 정신적 질병은 어떤 육체적 만족을 빼앗는다는 가정이 설득력을 얻어 왔다. 비교적 최근에 와서야 육체적 영역과 정신적 영역 사이의 긴밀한 관계가 인식되고 있는데, 사실 그들은 하나다. 예를 들어 육체적 이완은 정신적 이완을 가져오고 반대로 정신적 이완은 또한 육체적 이완을 가져올 것이다. 독자는 스스로 이것을 깨달아야만 한다. 그래서 어떤 질병에 관해 이야기할 때는 마음과 몸 양쪽을 포함해서 봐야만 한다.

명상은 질병에 대해 전체론적인 치료법으로 접근한다. 이것은 약물치료보다 훨씬 더 넓은 영역을 포함하는 치료법이다. 약물 치료는 오장육부의 병을 치료하지만 몸의 다른 부분에 어떤 부정적인 영향을 줄지 알 수 없다. 실제로 그런 예는 매우 많다. 이에 반해 명상은 치료를 환자에게 되돌려준다. 환자는 질병을 제거하고 건강을 증진시키기 위해 더 강력하게 체력을 기를 수 있을 것이다. 그 치료는 몸-마음 복합체 전체를 고려하게 될 것이다. 명상을 통하여 마음은 질병을 치료하기 위해 훈련될 수 있다. 그러나 먼저 명상하는 방법과 몸과 마음을 조화롭게 단련하는 방법을 알아야만 한다. 몸과 마음의 내면의 과정을 인식하게 될 때 비로소 가장 필요한 곳에 에너지를 바로 보낼 수 있기 때문이다. 이 과정을 통해 앓고 있는 사람들은 자신의 내면 에너지를 병이 있는 장기에 바로 보낼 수 있는 방법을 알게 될 것이다.

명상의 생리학적 효과

명상은 생리적 과정을 통제하거나 심리적 사건에 대해 생리적으로 반응하는 것을 가장 강력하게 통제할 수 있는 방식이다. 명상 중에 몸에 일어나는 변화 가운데 가장 중요한 하나는 산소 소비와 이산화탄소의 배출이 급격히 감소함에 따라 신진대사가 느려지고 몸에 탈이 나는 비율이 줄어들며 몸이 강해진다는 것이다. 실험자들은 산소의 소비가 20퍼센트까지 줄어드는 것을 측정하였다. 이런 현상은 호흡 속도가 더 느려지기 때문에 일어난다. 신진대사 속도가 느려지는 것은 명상을 통해서 불수의 신경체계를 단련하고 통제하기 때문이다.

명상은 혈압에 주목할 만한 영향을 주는데, 명상을 하는 동안과 명상 이후 모두에서 보통 때보다 더 낮게 혈압이 떨어졌다. 이런 이유로 명상은 특히 고혈압으로 고통을 겪는 사람들에게 추천할 수 있다. 심장박동수 또한 매분 약간씩 줄어든다. 혈액체계와 관련해서 또 다른 흥미 있는 발견은 명상 중에 혈액의 흐름이 증가한다는 것이다. 이해를 돕기 위해 자율신경계 특히 교감신경계에 대해 설명하고자 한다. 교감신경계는 많은 기능 중 하나로서 혈관을 수축시키고 이어 혈액이 흐르게 한다. 강하게 수축할수록 혈액은 적게 흐른다. 명상 중에는 교감신경계의 활동이 줄기 때문에 혈관의 수축이 자동으로 줄어들고 결과적으로 혈액의 흐름은 더 많아진다.

혈액의 흐름이 증가하면 명상가에게는 엄청난 이익이 된다. 젖산을 예로 들어보자. 젖산은 쓸 수 있는 산소가 없을 때 주로 근육에서 만들어지는 물질로, 근육이 강도 높은 일을 하고 있을 때, 즉 격렬한 활동을 하는 동안에 많이 만들어진다. 근육이 공급되는 산소의 양보다 더 많은 에너지를 쓰는, 소위 에너지 부채 현상이 일어나는 것이다. 이럴 때 더 많은 에너지를 추가로 공급하기 위해 젖산이 생산된다.

휴식 기간 동안 젖산은 다른 물질들로 천천히 분해된다. 명상 중에 혈액이 증가함에 따라 근육에 산소가 충분하게 공급되기 때문이다. 명상 중에는 혈액의 흐름이 증가하게 되면서 산소가 더 효과적으로 근육에 전달되고, 젖산은 더 빠르고 효과적으로 제거되는 것이다. 여기서 주목해야 할 점은 명상 중에는 산소의 총섭취량이 줄어든다는 사실이다. 증가하는 것은 젖산을 분해하는 곳인 근육에 더 유용하게 산소를 분배한 것이다. 동시에 세포에 공급되는 산소의 분배도 신진대사 과정 동안에 줄어든다. 젖산은 교감신경 체계에 의해 활성화되고 생산이 되는데, 명상 중에는 교감신경 체계가 억제되기 때문에 젖산의 생산도 자동적으로 줄어들게 된다.

젖산 생산에 대한 문제가 이토록 중요한 이유는 무엇인가? 의학적 실험들에 의하면 걱정, 노이로제, 긴장으로 고통을 받는 사람들은 고요하고 평온할 때에 비해 더 높은 수준의 젖산을 생산한다. 과학적 실험들에서도 몸으로 젖산이 주입될 때 걱정의 수준이 갑자기 눈에 띄게 증가하는 것을 볼 수 있다. 또 고혈압으로 고통을 겪는 사람들의 경우도 보통의 혈압을 갖고 있는 사람들이나 규칙적으로 명상을 하는 사람들보다 몸 안의 젖산이 유난히 많다.

명상은 젖산의 수준을 낮추고, 결과적으로 혈압과 모든 형태의 걱정 증상을 줄여주는 완벽한 방법이다. 또한 기억하라. 걱정은 셀 수 없는 정신적 질병의 원인일 뿐만 아니라 흔히 말하는 많은 육체적 질병의 원인이기도 하다. 명상은 그들의 뿌리 깊은 원인을 제거해서 치료하는 방법이다. 이것은 근본적인 원인을 다루지 않고 그 증상만을 다루는 현행 치료법에 폭넓게 적용하기에도 매우 좋다.

수면이나 최면술 같은 다른 이완 방법들과 비교해볼 때 이런 심리학적 변화들은 어떻게 다른가? 유사성이 전혀 없거나 거의 없다. 최면 동안에는 신진대사의 변화가 거의 없거나 아예 없다. 그리고 일반적으로 수면에서의 심리학적 변화들은 몇 시간 후에 발생한다. 명상 중에는 혈액 안의 이산화탄소에 대한 산소의 비율(양이 아니라)이 적정한 수준으로 계속 남아 있다. 반면에 수면을 취하는 동안 혈액 안의 이산화탄소 증가는 눈에 띌 정도다.

싸우거나 도망가는 방어기제

싸우거나 도망가는 방어기제는 교감신경 체계와 부신의 활동으로 아주 짧은 시간 동안에 일어나는데, 이 두 체계는 서로 보완적이다. 스트레스에 시달리거나, 위험에 닥치거나, 아니면 두려움이 일어날 때 부신은 아드레날린이라고 불리는 호르몬을 분비한다. 이는 싸우거나 도망가기 위해 몸을 더 효과적으로 준비시켜 심박수가 증가하고 호흡이 증가하며, 시력과 청력이 향상될 뿐만 아니라 소화 기능도 억제하여 위협적 상황에 직면했을 때 에너지를 더 효율적으로 쓸 수 있게 한다. 이 체계는 짧은 기간의 위험들을 위한 것이다. 보다 오랜 시간 동안 지속되는 위협에 대해서는 교감신경계가 나서서 몸이 계속 더 높은 수준의 강력함을 유지할 수 있도록 한다. 그러다 마침내 위협이 사라지면 몸의 기능들은 일상적인 활동 수준으로 되돌아온다.

스트레스가 많고 경쟁적인 현대의 생활방식에서는 많은 사람들이 거의 계속적으로 싸우거나 도망가는 방어기제를 높은 수준으로 대기시켜놓고 있다. 상사에 대한 두려움, 친구나 이웃에게 존경심을 잃을지 모른다는 두려움, 고가의 물품 비용을 지불하지 못할 수도 있다는 불안 등의 형태에 대응하는 것이다. 이런 상황에서 개인은 항상 긴장 속에 있으며, 분위기 변화에 지나치게 영향을 받아 거의 불만족한 상태에 머물기 때문에 대개가 불행하다고 느낀다. 이런 상황에서 몸이 병에 저항할 수 있는 면역능력을 잃는 것은 당연한 일이다.

많은 사람들이 살아오는 동안 자신들이 편안했다고 말하거나 생각할 것이다. 그것이 사실인 경우도 있겠지만 대부분은 그들이 알아차리지 못하고 있을 뿐 거의 계속적으로 긴장하고 있었다는 것이 과학적 실험에 의해 드러나고 있다. 다양한 상황에 대한 반응에서, 심지어 중요하지 않은 것들에 대해서까지도 근육은 긴장하고, 눈을 찡그리며, 손톱이든 무엇이든 물어뜯는다. 이런 타입은 너무 습관적으로 행동을 하기 때문에 자신이 이런 보상 행동을 하고 있다는 것조차 알아차리지 못할 정도이다.

이런 습관적인 행동들은 심인성 질병의 선두 주자이다. 알든 모르든 이런 긴장 상태에서는 싸우거나 도망가는 기제가 작동하여 자신을 준비시킨다. 교감신경계와 부신은 반응을 하도록 만들어졌다. 이런 행동들은 겉으로 보기에는 작고 사소할 수 있지만 내부적으로 심박수와 혈압 등의 변화를 일으킨다. 부신과 교감신경계가 계속적으로 자극을 받으면 고혈압, 당뇨, 관상동맥혈전증, 위궤양, 그리고 십이지장궤양 같은 문명병뿐만 아니라 많은 정신적 질병들, 허리통증, 피부 트러블, 근육의 꼬임 등 많은 질병들이 발생하게 된다.

이 질병들을 예방하고 치료하는 확실한 방법은 매일 몸과 마음 전체를 완전히 이완하는 것이다. 물론 수면은 가장 일반적인 방법이긴 하다. 그러나 대부분의 사람들은 너무 긴장되어 있기 때문에 잠자는 동안에도 거의 이완하지 못한다. 그들은 잠을 자면서도 여전히 일상의 문제들을 풀기 위해 노력한다. 따라서 수면만으로는 부신과 교감신경계의 남용으로 손상 받은 영향을 뿌리 뽑고 균형을 유지해서 이완하기에는 충분하지 못하다. 몸의 과정들이 스스로 회복해서 보통의 활동수준으로 돌아올 수 있게 하는 것은 오직 깊은 이완뿐이다. 그리고 명상은 이것을 할 수 있게 하는 도구이다. 어느 정도 명상은 교감신경계와 부신의 균형을 잡아주고 대응하여 작용한다고 할 수 있다. 실제로 명상은 현대 생활의 만병통치약이다. 몸-마음 복합체 전체의 긍정적인 건강을 유지할 수 있는 확실한 방법인 것이다.

우리는 이완하는 법도 배워야 하지만 주변에 대한 자신의 반응을 먼저 바꿔야만 한다. 행복은 주변 환경과 조화롭게 어울리는 일, 즉 주변과의 통합에 달려 있다. 주변에 대한 끊임없는 두려움을 가진 채로는 행복할 수 없다. 몸-마음 체계는 다시 구축되어 가능한 모든 상황에서 혈액으로 아드레날린이 분비되지 않도록 해야 한다. 몸과 마음을 다시 만들어야 하며 이전과는 다르게 반응해야 한다. 그리하여 이완되고 행복하며 알아차림의 수준을 향상시켜야 한다.

독자들은 마음을 변화시키는 것이 얼마나 중요한지 이해할 수 있게 되었다. 이제 우리를 긴장시키거나 이완하게 해주는 두뇌의 구조에 대해 간략하게 설명하겠다. 뇌의 중요한 부분 중 하나로 변연계가 있다. 이 조직은 뇌의 줄기 중 꼭대기에 위치해 있으며, 감각기관으로 감각자료가 들어오면 삶의 경험에 의해 이미 뇌에 저장되어 있는 정보와 비교하는 기능을 한다. 다시 말해 변연계는 뇌에 저장된 자료(우리의 기억)와 들어오는 감각자료를 비교한 후 이전의 경험에서 그들을 분석한다.

변연계는 이전의 상태나 기억에 부합하지 않거나 조화롭지 않은 자료에 대해서는 감정적 반응을 강화한다. 만약 이전의 경험과 다르거나 기대하지 않던 일이 일어나면 변연계는 즉시 화나 스트레스 같은 감정적 반응을 만들어낸다. 이것은 결국 부신을 촉발시켜 혈액에 아드레날린 호르몬을 방출하게 함으로써 심박수가 빨라지고 호흡이 증가하는 등 몸 전체가 긴장하게 된다. 실제로 많은 현대인들이 이런 상태에서 삶의 많은 시간을 보내는데, 이런 지속적인 긴장은 모든 형태의 질병을 유발한다.

그런데 동시에 격막부위라고 불리는 변연계의 한 부분은 반대방향으로 활동한다. 즉 감정적 반응을 줄이고 긴장을 풀어놓게 하여 몸과 마음 전체를 이완시킨다. 명상을 통해서 우리는 인생의 모든 것을 위해 변연계의 격막 부분을 작동하게 만들 수 있다. 이런 이완의 상태는 게으름이 아니라 인생을 더 즐기고, 일을 더 효율적으로 하며 질병에 대해 자유롭다.

만약 이완과 행복한 인생을 원한다면 외부 세상이나 다른 사람들이 아닌 자신의 마음을 바꿔야만 한다. 행복하고 건강한 삶은 마음을 바꾸고 외부 세상에 대한 반응을 바꿀 수 있을 때 실현된다. 어떤 이는 인생의 나머지를 외부 세상에서 행복을 구하는 데 소비할지도 모른다. 그러나 마음이 현재의 프로그램을 유지한다면 결코 행복을 찾을 수 없을 것이다. 그것은 무지개 끝에 있는 금 항아리를 따라가는 꼴이 될 것이다. 만약 건강한 삶, 질병에서 자유로운 인생을 살고 싶다면 명상하라. 마음을 다시 구성하라. 주입된 교육으로 뇌에 덧씌워져 모든 불행을 야기해온 당신의 정신적 프로그램을 수정하라.

4

요가의 심령 생리학

존재의 심령적인 영역은 대부분의 사람이 볼 수 없고 현재의 언어로는 정확하게 기술할 수 없기 때문에 보통사람들에게 혼란을 안겨주는 주제다. 그러나 다행히도 수많은 나라의 일류 과학자들이 이 미묘한 분야에 대한 지속적인 연구를 통해 꾸준히 돌파구를 마련하고 있으며, 발견한 현상을 표현할 수 있는 영어 단어들을 필요한 만큼은 만들어내고 있다. 우리는 머지않아 영적인 일들이 보통사람의 일상에서도 중요한 부분이 될 것이며, 이미 선구적인 연구기관들에 의해 만들어진 원형 단계의 장치들을 통해 모든 사람이 심령적인 세계를 볼 수 있는 날 또한 올 것이라고 확신한다.

요가 시스템에서 가장 기본적인 전제는 우주가 여러 개의 미묘한 차원들을 기반으로 해서 존재한다는 것이다. 물질적 차원에 있는 어떤 물체나 존재라도 보다 더 미묘한 차원에 그에 상응하는 모습이 있으며, 그곳에서 이루어지는 삶과 활동은 '단단한' 물리적 세계와 매우 흡사한 방식으로 진행된다.

흔히 양성자, 전자, 중성자보다 작은 입자로 이루어져 있고 그 기본 진동률이 빛의 속도보다 빠른 것을 심령적이라고 말한다. 덧붙여 심령적인 세계보다 더 미묘하지만 물리학의 용어로는 설명할 수 없는 차원이 있다고 한다. 이 중 가장 많이 알려진 보다 높은 두 차원이 정신적 차원과 원인적 차원인데, 이들은 어떤 식으로든 모든 존재를 넘어서서 삼매의 경지에 오르기 바로 전의 명상 상태에 들어 있는 사람만이 경험할 수 있다.

물질적 차원의 바로 위에 있는 곳이 존재의 심령적인 세계이다. 우리가 알고 있는 세계와 많은 면에서 닮아 있으며, 대다수 사람들이 때때로 심령적 차원에서 일어나는 일을 자연스럽게 경험하기도 한다. 이런 일은 보통 수면 중에 일어나거나 기절했을 경우, 또는 육체적으로나 정신적으로 강한 충격을 경험했을 때 일어난다. 위험한 약물을 복용할 경우에도 심령적 사건을 목격할 수 있는데, 이러한 자발적인 심령적 각성은 직관, 소위 '영적 경험' 이나 비전의 토대가 된다.

고대 딴뜨라 경전의 가르침에 기반을 둔 꾼달리니 요가 시스템은 수련자가 심령적 경험을 조절하여 각성시킬 수 있도록 도와주는 여러 테크닉을 망라하고 있다. 해탈에 더 관심이 있는 진정한 요가인에게는 심령적인 각성 자체가 수련의 목적이 아닐 수 있지만 영적인 개화에 더 흥미를 갖고 있는 수련자라면 이런 심령적인 각성은 꼭 거쳐야 하는 중요한 관문이다.

많은 꾼달리니 요가 수련들은 수련자가 심령적 차원에서 일어나는 많은 일들을 보도록 요구한다. 대부분의 경우, 이 끄리야들을 통해 차끄라라고 하는 심령적 몸에 있는 센터를 보는 것과 동시에 이 센터들을 연결하는 나디라는 통로를 따라 흐르는 미묘한 에너지의 흐름을 보게 된다. 물론 모든 이들이 이 심령적 차원에서 일어나는 것들을 의지대로 볼 수는 없다. 꾼달리니 요가 수련자는 육체에서 일련의 특정한 센터들과 상호 연결된 통로들을 알아차림(혹은 상상함)으로써 실제의 심령적 센터들을 활성화시킬 수 있다.

다음은 사람의 심령적 몸 안에 있는 여러 심령 센터들과 그들을 각성시킬 목적으로 이 책의 수련 행법들에서 활용되곤 하는 육체 안의 에너지 통로들에 대한 설명이다.

심령 센터들

우리 몸에는 수많은 심령 센터들, 즉 차끄라가 있지만 그중에서 요가 수련자들에게 가장 중요한 차끄라는 열한 곳이다. 앞으로 알아볼 열한 곳 중 처음 여덟 곳은 수슘나 나디에 위치한 중요 차끄라이며, 나머지 세 곳은 차끄라를 자극할 수 있는 보조적인 자극점들이다. 아래에 심령적인 몸에서 나타나는 순서대로 나열하여 그에 따른 만뜨라, 동물, 그와 연관된 감각들을 설명해놓았다. 또한 요가 수련 중에 알아차려야만 하는 차끄라 자극점 역할을 하는 육체 영역도 나열해놓았다.

물라다라(Mooladhara): 물라다라 차끄라는 차끄라 중 가장 아래쪽에 위치해 있으며 뿌리 센터로 알려져 있다. 본질적으로는 땅[地] 요소와 관련이 있으며, 꾼달리니 샥띠로 알려진 원초적인 에너지의 자리다. 물라다라는 네 개의 꽃잎이 달린 붉은 연꽃으로 시각화된다. 꽃잎에는 산스끄리뜨어로 검게 **밤**(vam), **샴**(sham), **샴**, 그리고 **삼**(sam)이라고 적혀 있다. 연꽃의 한가운데에는 정삼각형이 아래를 보고 있으며, 그 안에는 금색 뱀이 어두운 색의 쉬바링감 주위를 세 바퀴 반 감고 있다.

물라다라 차끄라는 우주를 창조한 신 브라흐마와 인체에서 피부를 맡고 있는 여신 다끼니가 관장하고 있다. 이 차끄라의 비자(씨앗) 만뜨라는 **람**(Lam)이며 연관된 동물은 땅의 견고함을 상징하는 코끼리이다. 물라다라 차끄라에서 중요한 면은 이곳이 원초적 에너지의 자리로, 영적 각성이 일어날 때에 수슘나 나디를 통해 모든 차끄라를 지나 올라가기 위해 똬리를 틀고 있는 뱀의 모습으로 상징된다는 점이다.

육체적 자극점은 남녀가 다른데, 남자의 경우 성기와 항문의 중간인 회음부에 위치하는 반면 여자의 경우 자궁과 질이 만나는 자궁 경부이다.

스와디스타나(Swadhisthana): **스와디스타나**라는 말을 직역하면 '자기 자신의 거주처'란 뜻이다. 두번째 차끄라이며 무의식과 연관되어 있고, 삼스까라, 즉 아득한 전생 기억들의 집단의식이 모이는 곳이다. 가장 원초적이고 뿌리 깊은 본능의 센터로서, 이러한 동물적 욕구는 현대인들을 혼란스럽게 하고 괴롭힌다. 스와디스타나 차끄라는 여섯 개의 꽃잎이 달린 주홍색 연꽃으로 묘사되며, 꽃잎에 산스끄리뜨 만뜨라로 **밤**(Bam), **브함**(Bham), **맘**(Mam), **얌**(Yam), **람**(Ram), **람**(Lam)이라고 적혀 있다. 연꽃의 중앙에는 하얀 초승달이 있으며, 이 차끄라의 비자 만뜨라는 검은색으로 써진 **밤**(Vam)이다.

스와디스타나는 우주를 보존하는 신 비슈누와 인체에서 혈액을 맡고 있는 여신 라끼니(Rakini)가 관장한다. 이 차끄라와 관련된 감각은 졸림이며, 재생, 배설을 담당하는 육체 기관들과 연관되어 있다.

이곳의 자극점은 치골이나 꼬리뼈 수준에 위치하고 있다. 대개 기둥으로 시각화되지만 어떤 수련에서는 치골이 있는 몸의 앞쪽에서 느끼기도 한다.

마니뿌라(Manipura): **마니뿌라**는 글자 그대로 '보석의 도시'란 뜻이며, 이 차끄라는 열과 불구덩이의 센터이다. 생기 활발함과 에너지와 연관되어 있으며 다혈질적이고 공격적인 동물인 숫양의 모습으로 상징된다. 마니뿌라의 신은 우주의 파괴자 루드라와 인체의 살을 맡고 있는 여신 라끼니(Lakini)이다. 마니뿌라 차끄라는 산스끄리뜨어로 만뜨라 **담**(Dam), **드함**(Dham), **남**(Nam), **땀**(Tam), **탐**(Tham), **담**, **드함**, **남**, **빰**(Pam), **팜**(Pham)이라고 써져 있는 노란 연꽃으로 시각화된다. 그 가운데에는 비자 만뜨라 **람**(Ram)과 함께 붉은 역삼각형이 있다. 마니뿌라를 명상할 때 사용되는 육체적 자극점은 배꼽 근처이다. 주로 척추 한가운데 있는 듯 느껴지지만 드물게 몸의 앞쪽 배꼽 근처에서 느껴지는 경우도 있다.

아나하따(Anahata): **아나하따**라는 말은 '두드려지지 않은'이란 뜻이다. 이 차끄라는 명상하는 동안 들을 수 있는, 물질적 마찰에 의하지 않고 만들어지는 심령적 소리의 자리다. 아나하따는 모든 감정의 뿌리인 심장 센터로 여기서 신과 인간에 대한 사랑이 신성해진다. 이 차끄라는 열두 산스끄리뜨 만뜨라 **깜**(Kam), **캄**(Kham), **감**(Gam), **그함**(Gham), **남**, **참**(Cham), **츠함**(Chham), **잠**(Jam), **즈함**(Jham), **남**, **땀**, **탐**이 새겨져 있는 푸른 연꽃의 형태로 시각화된다. 이 연꽃의 중심에는 두 삼각형이 위아래로 맞물려 흡사 다윗의 별처럼 되어 있으며 비자 만뜨라 **얌**(Yam)이 가운데에 쓰여 있다. 아나하따의 상징은 검고 날쌘 영양이며, 충만함의 신 이샤와 인체에서 지방 요소를 다스리는 까끼니(Kakini)가 관장한다.

육체적으로 아나하따 차끄라는 가슴뼈 뒤 심장 부근에 있다. 척추 안이나 가슴 앞쪽에 있는 것처럼 보이기도 한다.

비슛디(Vishuddhi): 비슛디 차끄라는 정화의 센터이며 넥타(nectar)와 독의 센터로 제일 많이 알려져 있다. 열여섯 개의 꽃잎마다 만뜨라가 하나씩 **암**(Am), **암**, **임**(Im), **임**, **움**(Um), **움**, **림**(Rim), **림**, **르림**(Lrim), **르림**, **엠**(Em), **아임**(Aim), **옴**(Om), **아움**(Aum), **암**, **아흐**(Ah)라 적혀 있는 보라색 연꽃으로 시각화되며 연꽃 중앙에는 비자 만뜨라 **함**(Ham)이 적힌 원이 있다. 이 차끄라의 동물은 에테르를 상징하는 코끼리이며, 쉬바 신과 빠르바띠 신이 한 몸이 되어 나타난 모습인 아르다나리슈와라(Ardhanarishwara)와 인체 중 뼈를 맡고 있는 사끼니(Sakini)가 관장한다.

비슛디는 척추를 중심으로 목젖 근처에 있는 것으로 시각화되며, 관련된 감정은 차고 달콤한 꿀방울이 위에서 떨어졌을 때 생길 것 같은 행복한 도취감이다.

아갸(Ajna): 이 차끄라는 제3의 눈 또는 명령 센터로 알려져 있다. 외부의 정보를 받아들이는 심령의 몸에 있는 지점으로서 더 높은 수행을 하는 동안 스승이 제자에게 가르침을 내려주는 점이기도 하다. 이곳이 그 유명한 직관의 눈이며, 육체적으로 각성이 된 사람은 이곳을 통하여 육체적·심령적 영역을 통틀어 모든 일들을 볼 수 있게 된다. 아갸 차끄라는 **함**, **끄샴**(Ksham)이라는 만뜨라가 적힌 두 개의 꽃잎이 달린 은색에 푸른빛이 감도는 연꽃으로 묘사되고 있다. 중앙에는 밝은 황색으로 적힌 비자 만뜨라 **옴**이 적혀 있고 붉은 선이 위에서 아래로 그려져 있으며 흰 초승달이 위에 자리하고 있다. 아갸의 신들은 형체가 없는 의식인 빠람쉬바와 미묘한 마음을 담당하는 여신 하끼니(Hakini)가 관장한다. 육체에서 아갸는 척추를 따라 올라가 미간 부근에 있는 것으로 알려져 있다. 동반되는 감각은 시간과 공간에 대한 모든 알아차림을 넘어선 형체 없는 표류의 느낌이다.

빈두(Bindu): 이곳은 달의 차끄라, 들을 준비가 된 이에게 영적인 소리가 나타나는 곳이다. 달빛이 비치는 작은 초승달의 형태로 시각화된다. 꾼달리니 요가 중 아마도 가장 중요한 곳으로 생각되는 곳이다. 빈두 차끄라와 연관된 육체의 자극점은 머리의 가장 위쪽, 전통적으로 브라흐민들이 머리가 길게 자라도록 놔둔 곳이다.

사하스라라(Sahasrara): 이것은 가장 높은 심령 센터이며 영적 세계와 심령 세계 사이의 관문을 상징한다. 사하스라라는 무한한 차원으로 그 안에 다른 모든 차끄라들을 포함하는 것으로 알려져 있다. 이것은 흡사 거대한 빛나는 반구 안에서 모든 영적인 것들이 존재하는 것과 같다. 이 차끄라는 산스끄리뜨어의 모든 글자들이 스무 번도 넘게 적혀 있는 천 개의(무한의) 꽃잎들을 가진 붉은 연꽃으로, 한가운데에 빛나는 쉬바링감이 있는 것으로 시각화된다. 육체에서 자극할 수 있는 지점은 정수리이며, 그곳에서 시작해 내면의 눈이 볼 수 있는 최대한 여러 방향으로 퍼져나가는 모습을 하고 있다.

랄라나(Lalana): 랄라나 차끄라는 주요 차끄라는 아니지만 꾼달리니 요가 수행자에게 있어서 암릿(amrit) 혹은 넥타가 흘러나와 비슛디 차끄라로 떨어지는 역할을 하는 중요한 곳이다. 육체의 자극점은 위 입천장 안에 있으며, 편도선의 끝부분이다.

브루마디야(Bhrumadhya): 이곳은 본질적으로 차끄라는 아니고, 아갸 차끄라를 발동시키는 곳일 뿐이다. **브루마디야**라는 단어는 눈썹의 중앙이라는 뜻이며 그곳에 이 점이 위치해 있다.

미지의 점(Unknown point): 이곳 또한 차끄라가 아니고 차끄라의 자극점일 뿐이다. 두 귓구멍 사이로 머리의 정중앙에 위치해 있다.

치다까샤(Chidakasha): 직역하자면 '지식의 공간' 이란 뜻이다. 모든 심령적인 일들이 나타나는 심령적인 공간이다. 치다까샤는 이마 바로 뒤에 위치한 검은 방으로 묘사된다. 이 방 뒤쪽의 한가운데에 작은 구멍이 있어서 수슘나 나디가 아래로 향한다고 한다.

흐리다야까샤(Hridayakasha): **흐리드**는 '심장'을 뜻한다. 흐리다야까샤는 마음의 공간이며, 가슴의 중앙 부근에서 시각화되고 경험된다.

심령적인 통로와 나디

나디(nadi)라는 단어는 흐름이나 기류를 의미한다. 고문서에는 인간의 심령적인 몸에는 약 7만2000개의 나디가 있으며, 심령적으로 발달한 이의 눈에는 이것들이 빛의 흐름으로 보인다고 기록되어 있다. 이 나디들이 몸 안의 여러 차끄라와 다른 심령센터들을 연결해준다. 그중에서 몇 가지는 요가 수행자에게 매우 중요한데, 어떤 꾼달리니 요가 수련에서는 알아차림이 뱀, 넥타, 화살, 삼지창, 돋아나는 연꽃 봉오리 같은 형태를 띠고 통로들을 통하여 움직이는 것으로 시각화된다. 아래에 설명한 것들은 이 책에 주어진 수련들에서 활용되는 나디와 심령 통로들이다.

수슘나(Sushumna): 이것은 심령적인 몸에서 가장 중요한 나디이며, 한정된 수명을 가진 인간의 구조에서 가장 주요한 심령 통로이다. 물라다라 차끄라(남자는 회음부, 여자는 자궁 경부)에 뿌리를 두고 있으며, 그곳에서 출발한 수슘나는 척추 쪽에 가깝게 위로 향하여 꼬리뼈 앞에 있는 스와디스타나 차끄라를 지나 척추를 따라 올라간다. 그곳에서 척추로 들어간 수슘나는 마니뿌라, 아나하따, 비슛디 차끄라를 지나 계속 위로 올라간다. 뇌의 아랫부분, 척추가 끝나는 부분에 와서 수슘나는 계속 위로 올라가 아갸와 빈두를 거쳐 사하스라라에 이르러 사라진다.

삥갈라(Pingala)**와 이다 나디**(Ida Nadis): 비록 삥갈라 통로만이 심령적으로 사용되지만 이 둘은 가장 중요한 두 개의 심령 통로이다. 만약 삥갈라와 같은 방법으로 이다가 사용된다면 그 사람의 정신적인 힘이 우위를 차지하고 쁘라나를 정복해 버려 정신적 · 육체적 안정감을 무너뜨릴 수 있다.

삥갈라의 통로는 물라다라에서 시작해 반원을 그리며 신체의 오른쪽으로 나아간다. 스와디스타나 차끄라에서 수숨나와 교차하고 나서 비슷한 패턴으로 왼쪽으로 올라가 마니뿌라에서 다시 수슘나와 만나게 된다. 이와 같은 방식으로 계속 위로 올라가며 오른쪽을 지나 아나하따에서 교차한 후 왼쪽으로 방향을 틀어 비슛디에서 다시 교차, 그리고는 오른쪽 아갸로 올라가 그곳에서 사라진다.

전면 통로(Frontal Passage): 배꼽에서 시작해 상체의 앞부분을 따라 올라가 목의 중앙에서 끝나는 것으로 묘사된다. 초기 꾼달리니 요가 수행에서 자주 사용되는데, 비슛디 슛디나 아자빠 자빠 등이 좋은 예이다.

기도 통로(Windpipe Passage): 전면 통로의 연장으로 볼 수 있다. 목의 중앙, 목젖 부근에서 시작하여 머리 중앙 관자놀이 근처-아갸 차끄라보다 약간 위에 위치한 미지의 점까지 이어진다.

아로한(Arohan)**과 아와로한**(Awarohan) **통로:** 이 둘은 몸 안에서 마치 측면에서 누른 계란 같은 불규칙적인 모양의 원을 그린다. **아와로한**, 즉 하강 통로는 빈두 차끄라에서 시작하여 수슘나 나디를 통해 종착점인 물라다라까지 뻗어간다. 그와 다르게 **아로한**, 즉 상승 통로는 물라다라에서 시작하여 앞으로 향하여 치골을 지나 목의 중앙까지 이어진다. 그 후에는 곧바로 두개골을 통과해 빈두 차끄라로 나아간다.

꾼달리니 요가 수행을 기록한 딴뜨라 경전에서는 또 다른 아로한 통로에 대해 언급하고 있다. 그에 따르면 비슛디까지는 앞에서 언급한 바와 똑같은 경로로 나아가지만, 거기서 입천장 뿌리 편도선 끝에 있는 랄라나 차끄라를 향한다고 한다. 그곳에서 앞으로 그리고 위로 향하여 브루마디야, 즉 눈썹 중앙으로 간 후, 두개골의 곡선을 따라 사하스라라를 거쳐 수슘나를 따라 빈두로 간다.

아갸 관(Ajna's Tube): 눈썹 중앙에서 시작하여 아갸 차끄라를 관통하고 머리 뒤쪽까지 직통으로 뚫린 심령 통로를 말한다.

원뿔 통로들(Conical Passages): 유일하게 육체의 바깥쪽을 흐르는 통로

들이다. 둘 다 눈썹 중앙의 바로 뒤에서 시작하여 아래쪽으로 밖을 향해 각을 이루며 퍼져나간다. 둘 다 각각 콧구멍을 지나고 몸 밖으로 나와 멀리 나가지 못하고 사라진다. 두 콧구멍이 확장하는 콧등 위의 높이는 호흡의 세기나 거칠고 섬세함에 따라서 달라진다.

넥타 통로(Nectar Passage): 이 통로는 비슛디 차끄라에서 시작하여 편도선 근처 위 입천장 뿌리에 있는 랄라나 차끄라까지 이어지며 그곳에서 끝난다.

5
마음을 다시 프로그래밍하라

당신의 머릿속에는 이제까지 고안된 것 중 가장 훌륭한 컴퓨터가 있다. 그것은 너무 복잡해서 그 복잡성을 감히 상상조차 할 수 없는 생체 컴퓨터(biocomputer)이다. 과학자들에 따르면, 그것은 자신의 몸을 포함하여 외부 세계에서 오는 정보를 분석 · 해석 · 비교 · 저장 · 전달하는 100~130억에 달하는 신경세포들이 분포하는 영역 안에 있는 것들로 구성되어 있다. 그것은 매 순간 몸의 모든 부분에서 나오는 감각 데이터와 들을 수 있거나 볼 수 있는 감각의 형태를 띤 수백 만 가지의 정보를 다룰 수 있다. 기억해 보라. 모든 체모는 뇌와 연결되어 있다. 신체의 약 2.5제곱센티미터마다 뇌와 방대한 연결을 하고 있는 것이다.

그러나 당신은 이 능력의 대부분을 결코 알아차리지 못한다. 그것이 마음의 잠재의식 영역에서 일어나기 때문이다. 그런데 이 알아차리지 못함은 절대적으로 필요하다. 그렇지 않으면 너무나 많은 것을 알아차리게 되어 연속적인 정보의 흐름에 완전히 압도당하게 될 것이다. 이런 맥락에서 대부분의 뇌 활동을 알아차리지 못하는 것은 절대적으로 필요하다. 그래야 의식이 자유로운 상태에서 신체 감각 데이터 이외의 것들을 따라갈 수 있게 된다. 인간의 마음은 어떤 면에서는 현대의 컴퓨터와 유사하다. 컴퓨터 프로그래머가 문제에 대한 해답을 얻고자 한다면, 그는 중간 계산 과정들이 아닌 답에 관심이 있을 것이다. 결과가 수용할 수 없는 것이거나 그 프로그램이 컴퓨터에서 작동하지 않을 때처럼 무엇인가 잘못된 경우에만 프로그래머는 중간 과정들에 관심을 갖는다. 이럴 경우는 프로그램이나 컴퓨터 둘 중 하나가 잘못된 것이다. 이것이 이 장(章)의 주제다.

대부분의 우리는 잘못된 컴퓨터의 잘못된 결과와 같은 삶을 살고 있다. 몇 가지 경우를 제외하고는 잘못된 것은 뇌 자체가 아니라 마음속에 있는 프로그램이다. 그러므로 의미 있는 삶을 살고자 한다면 우리의 의식을 다시 프로그래밍해야만 한다. 삶에서 불행과 분노를 유발하는 것은 출생 이후 서서히 발전해온 부정확한 정신적 프로그램이다. 마음을 다시 프로그래밍하라. 그러면 의미 있고 행복한 삶을 살게 될 것이다. 잘 프로그래밍된 의식은 이 세상을 진정한 천국으로 만들 수 있다. 마찬가지로 잘못 프로그래밍된 마음은 이 세상을 지옥으로 만들 수도 있다.

불행의 원인은 정신 프로그램이다. 이것이 돈을 벌고 다른 이보다 더 크고 나은 새 차를 사고, 지위를 얻고, 음주를 하는 등 일시적인 즐거움을 좇으며 행복을 추구하게 만든다. 요컨대 우리는 에고를 부추기고 만족시켜서 행복을 얻으려 한다. 이런 행복 추구의 방식을 선택한 결과는 무엇인가? 그것은 자신의 이기적인 목적을 위해 타인을 이용하도록 만든다. 만약 그들이 우리를 방해한다면 우리는 그들을 가로질러 가거나 밀어내는 모든 종류의 역겹거나 교활한 방법을 사용한다. 그 결과는 미움, 공포, 질투, 불안, 긴장 등이다. 이런 방식을 계속 유지하며 행복을 뒤쫓는 것은 오히려 반대의 결과를 가져온다. 우리는 정신적으로 긴장하게 되며 불행해진다. 만약 위에 있는 목적들을 이루지 못하고, 욕망하는 대상들을 얻지 못한다면 정신적 긴장과 지루함, 그리고 불행으로 고통 받게 된다.

이러한 것들이 행복을 주지 않음에도 불구하고 우리는 계속해서 그것들을 뒤쫓는다. 왜 그런가? 그것은 우리가 스스로 만든 프로그램을 쫓아가고 있기 때문이다. 그들이 어떤 종류이든 영원한 행복을 가져다주지 못함에도 불구하고 그것들을 뒤쫓도록 프로그래밍해 놨기 때문이다. 컴퓨터 프로그램은 바꿀 수 있다. 마찬가지로 마음의 프로그램도 필요한 노력을 기울이기만 한다면 바꿀 수 있다. 다른 방식으로 환경에 반응할 수 있도록 우리 자신을 다시 프로그래밍할 수 있다. 그 결과 우리는 더 이상 '에고의 덫'과 행복을 위한 욕망들에 의존하지 않게 된다.

우리가 삶, 그리고 주변사람들과 계속해서 싸우고 있는 한 명상은 거의 불가능하다. 싸우는 대신 삶과 함께 흘러간다면 명상은 거의 자발적으로 일어나게 될 것이다. 만약 마음을 다시 프로그래밍한다면 우리는 주변 환경과 조율하게 될 것이며, 애쓰지 않고도 명상이 자동으로 일어날 것이다. 우리의 의식은 확장하기 시작할 것이며, 마음이 주변의 패턴과 조화를 이루게 되면 우리는 자동으로 행복해질 것이다. 행복은 우리 마음 안에 있는 것이지 욕망들을 채우기 위해 세상을 조작하는 것에 있지 않다. 마음의 프로그램을 다시 만듦으로써 자신의 존재 안에서 영원한 행복을 찾을 수 있을 것이다.

자신과 외부 세상에 대해 왜곡된 해석을 하는 것은 바로 현재 자신의 좋고 싫음, 미움, 질투 등이다. 마음은 현재 자신의 프로그램과 맞는 정보만을 받아들이고 그것에 기반을 두고 행동한다. 다시 말해 정신 프로그램이 외부의 모든 사람이 우리를 미워한다고 지시하면, 즉 우리가 그렇게 느낀다면, 마음은 이런 태도를 강화하는 정보만을 받아들이고 그러한 정보에만 접근할 것이다. 다른 정보는 억압될 것이다. 만약 정신 프로그램이 모든 사람이 우리를 사랑한다는 것을 지시한다고 느낀다면 우리 의식은 다시 이러한 믿음을 강화하도록 정보를 해석할 것이다. 지나치게 단순화한 것이기는 하지만, 그것은 마음이 우리의 프로그래밍된 마음을 만족시키기 위해 어떻게 외부세계를 편향적으로 보는지 설명해준다. 우리는 길들여진 사고방식, 욕망, 애착 등으로 외부 세상과 다른 사람들의 본모습을 결코 그대로 보지 못한다.

욕망이 나쁘다고 말하는 것이 아니다. 우리가 말하려는 것은 욕망들이 영적인 진화와 명상적 경험을 향한 통로를 막고 있다는 점이다. 말로 표현할 수 없는 행복감과 더 높은 차원의 알아차림이 우리를 기다리고 있다. 우리가 해야 할 것은 오직 마음을 다시 프로그래밍하는 것이다. 그리고 명상을 하는 것이다.

주목해야 할 점들

기억해야 할 첫째는 어떤 식으로든 당신의 삶의 방식을 바꾸려는 것이 아니라는 점이다. 마음을 다시 프로그래밍해서 바꾸었으면 하고 우리가 바라는 것은 외부 세계에 대한 당신의 관계이다.

둘째, 당신이 깨달아야 할 것은 외부의 행복을 뒤쫓는 일이 무익하다는 점이다. 심지어 외부 세상에서 행복을 찾기 위해 수년간 노력한 후에도 이런 결론에 도달하지 못했다면, 마음을 변화시킬 만한 어떠한 동기도 갖지 못하게 될 것이다. 외부 세상으로부터 행복과 평화를 얻는 것이 불가능하다는 사실을 깨달을 때 당신은 비로소 마음을 변화시키려고 노력하게 될 것이다. 단지 외부 관심사를 통해 행복을 추구하는 극단에 가 있는 사람들은 결코 원하는 것을 찾지 못한다는 사실을 눈여겨볼 필요가 있다. 사실상 그들은 의기소침하고 냉소적인 경향이 있다. 그들은 영원한 행복과 평화는 근거 없는 것이라고 믿기 시작한다.

셋째, 주목할 점은 마음을 다시 프로그래밍할 수 있다는 것이다. '생각대로 된다' 라는 속담이 있다. 현재 프로그래밍된 마음은 이전 생각의 결과일 뿐이다. 마음은 왁스 조각과 같아서 마음에 새겨진 인상에 맞게 스스로 자신을 주조한다. 만약 새로운 방식으로 생각하기를 시도한다면 마음은 점진적이지만 확실하게 스스로를 다시 프로그래밍할 것이다. 어떻게 마음이 프로그래밍되어 지금의 우리가 그것의 명령을 따르도록 강요받는지에 대해 한 예를 들어보자. 폭군과 다름없이 모든 일을 자기 식으로 처리하는 아버지가 있는 가정에 한 아이가 살고 있다. 그 아이는 자신이 항상 다른 사람의 일시적 기분에 휘둘리는 희생자라고 생각하고 있을지도 모른다. 예를 들어 아이가 친구와 나가 놀기를 원하더라도 아버지는 허락하지 않는다.

그러면 아이의 마음은 그것을 프로그래밍하기 시작한다. 그는 권력이야말로 삶 속에서 자신이 원하는 것을 이루어줄 수 있는 유일한 방법이라고 생각한다. 따라서 어른이 된 그는 행복을 얻기 위한 수단으로 권력을 추구하게 된다.

삶의 모든 외적 동기의 경우도 마찬가지다. 그 동기들은 본질적으로 같은 방식으로 시작된다. 동시에 우리는 더 이상 마음이 지시하는 대로 따르지 않고 현존하는 프로그램을 제거할 수 있는 능력이 있으며, 조화로운 삶의 방법을 제시하고 의식을 확장시켜줄 수 있는 프로그램으로 대체할 수 있는 능력이 있다. 단지 지금 있는 마음을 바꿈으로써 의식으로 창조되는 긍정적이며 깨어 있는 미래를 만들 수 있는 것이다. 마침내 우리 안에 존재하는 숨겨진 진리와 아름다움을 경험하는 목표를 이룰 수 있다.

자기암시

사람들은 의식적이든 무의식적이든 계속해서 마음을 긴장하게 만드는 혐오증, 콤플렉스, 감정적 스트레스 등을 가지고 산다. 이러한 것들은 마음이 차분하고 평온해지는 것을 막으며 당연히 명상에 장애가 된다. '생각대로 된다' 는 상투적인 어구를 기억해야 한다. 이 말이 이러한 정신적 증상들을 제거하는 방법을 말해주기 때문이다. 암시의 위력은 엄청나다. 삶에 대해 부정적으로 생각한다면 우리 삶은 부정적으로 될 것이다. 만약 긍정적으로 생각한다면 분명히 우리는 긍정적으로 될 것이다. 우리가 충분한 강도와 믿음을 가지고 암으로 고통 받을 것이라 생각한다면 분명히 결국 암으로 고통 받게 될 것이다. 암시와 믿음의 힘은 그런 것이다.

이러한 암시들이 마음에서만 오는 것은 아니다. 그것들은 또한 외부환경에서도 온다. 마음은 계속해서 외부 사건으로 영향을 받는다. 사실상 이런 일은 거의 계속해서 발생한다. 우리가 책을 읽으면 그 책은 우리의 행동에 영향을 주는 아이디어들을 제시한다. 우리가 누군가와 대화를 하고 있을 때도 항상 의식을 하고 있지는 않더라도 계속해서 상대방에게서 암시를 받고 있다. 모든 것은 암시의 형태로 마음으로 들어오게 된다. 암시는 사람들이 당신을 보는 방식, 그들이 그들의 손을 움직이는 방식, 그들이 말하는 방식, 그리고 많은 다른 교묘한 방식으로부터 나온다. 자기암시의 형태로 암시의 힘을 사용하는 것이 마음을 긴장하게 만드는 모든 면들을 제거하고, 마음을 더 깊이 교란시키는 외부의 부정적 영향들을 방어하는 가장 간단한 방법이다.

동시에 명상 수련 바로 전에도 자신을 준비시키기 위해 자기암시를 사용해야 한다. 효과적인 자기암시의 필수적인 조건은 원하던 결과로 표현된 목표와 암시를 알고자 하는 강한 욕구다. 강한 욕구와 의지가 없다면 자기암시의 목적은 성공하거나 실현되지 못할 것이다. 우리는 반드시 변화하기를 원해야 한다. 만약 반 정도를 원하고 있다면 그 주제에 대해 지속적으로 심사숙고해서 그 필요성을 더 높은 강도로 키울 수 있다. 독자들은 영적인 길을 걸어감에 따라 정신적 장애를 유발하는 것들을 점점 더 많이 알아차리게 될 것이다. 발전해갈수록 장애물이 더 많이 드러나 의식의 영역으로 떠오를 것이다. 그럴 때마다 그것들이 그다지 중요한 것이 아니라는 자기암시를 통해 그것들의 반대되는 것 혹은 다른 것들로 대체해서 무효화시켜야 한다.

각 개인은 항상 다른 문제들을 가지고 있기 때문에 독자들은 그것들을 제거하기 위해 스스로 자신만의 기술을 알아내야 하고 스스로 개발해야만 한다. 예를 들어 어둠을 두려워하는 사람을 생각해보라. 그는 대부분의 삶을 어둠속에서 보내야만 하기 때문에 어둠은 반드시 정신적 장애를 유발하게 된다. 그의 마음은 의식적으로든 무의식적으로든 항상 긴장된 상태일 것이다. 그가 두려움을 제거하는 방법은 그것이 얼마나 우스운 것인지를 깨닫는 것이다. 즉 어둠은 단지 빛의 반대일 뿐이며, 다른 많은 사람들은 어둠을 두려워하지 않는다는 사실을 깨닫는 것이다. 또한 자신이 왜 어둠을 두려워하게 되었는지를 깨닫는 것이다. 이런 식의 지속적인 자기암시는 분명히 그 공포를 제거할 수 있다. 이런 종류의 암시들은 이완된 상태에서 가장 강력하다. 심지어 깊이 뿌리박힌 두려움도 그 사람이 진심으로 그 두려움의 제거에 전념한다면 이런 유형의 치료로 다루기 쉬워진다. 결국 이 사례에서처럼 어둠에 대한 새롭고 무관심한 태도는 잠재의식을 꿰뚫어보게 할 것이고 마침내 두려움은 사라질 것이다.

자기암시는 모든 유형의 콤플렉스, 갈등, 혐오증에 효과가 있다. 필요한 것이 있다면 그 문제를 제거하고자 하는 욕구이다. 그러면 어떻게 삶에 불리하게 영향을 주고 불행과 긴장을 야기하는, 심지어 자신이 알지도 못하는 더 깊은 문제들을 찾아낼 수 있을까? 수련자는 요가와 명상을 통해 더 많은 알아차림이 계발됨에 따라 자신의 문제점들, 혐오증, 두려움 등이 천천히 드러나는 것을 알게 된다. 이렇게 깊이 뿌리박힌 감정과 정신적 긴장감을 드러내는 특히 좋은 방법은 안따르 모우나(antar mouna 내면의 침묵)를 규칙적으로 수행하면서 수련기간 동안 드러난 것을 기억해 두거나 기록하는 것이다.

정신적이고 감정적인 문제를 제거하기 위해 계속해서 수련해야 할 것은 외부의 사건과 위기가 마음에 반향을 일으키는 것을 막는 일이다. 다시 말해 마음이 외부 사건들에 의해 많은 영향을 받지 않도록 더욱 강해져야 한다. 그 방법은 모든 사물과 모든 사람에 집착하지 않는 초연함(바이라갸 vairagya)을 서서히 계발하는 것이다. 그것은 활기가 없어지고 삶의 기복이나 개인적인 관계들에 관여하지 말아야 한다는 의미가 아니다. 비록 사랑, 미움, 논쟁 등의 형태로 외적 활동에 반응할지라도 그것들이 보다 깊은 의미에서 당신에게 영향을 끼쳐서는 안 된다는 뜻이다. 인간적인 관점으로 볼 때 영향을 받기야 하겠지만 보다 깊은 방식에서는 당신에게 아무 영향이 없어야 한다.

그것은 동일시의 문제이다. 만약 당신 자신을 신체나 마음으로 본다면 고통스럽거나 바람직하지 못한 신체적 · 정신적인 태도 표명은 당신의 삶에 크게 영향을 줄 것이다. 반면에 자신을 몸-마음과 동일시하지 않는다면 육체적 · 정신적인 삶의 슬픔은 당신에게 거의 영향을 주지 못한다. 외부 자극들은 연못 위의 물결에 비유할 수 있다. 물결은 연못의 표면을 교란시키지만, 상대적으로 연못 바닥에는 거의 영향을 주지 않는다. 같은 사실이 영적 구도자에게도 적용되어야 한다. 이상적으로 말하자면 부정적인 정신적 동요와 신체적 질병이 그의 존재를 방해해서는 안 된다. 사실 말하는 것은 행하는 것보다 더 쉽다. 그러나 자신에 대한 알아차림을 계속 수련하다 보면 외부 세상의 시끄러운 사건들 속에서도 안정되고 고요한 상태를 얻을 수 있다.

자기암시의 또 다른 중요한 효과는 질병과 신체적 불균형을 치료하고 예방하는 것이다. 강한 의지를 가지고 의식적으로 신체를 건강하게 균형 잡힌 상태로 유지하는 수련자들은 심지어 암이나 백혈병 같은 가장 심각하고 치명적인 질병들까지도 치료할 수 있고 또한 치료되고 있다. 자기암시를 하기에 가장 좋은 시간대는 명상 수련 후, 또는 아침에 막 깨어날 때와 밤에 잠자리에 들기 바로 전이다. 이때에는 마음이 특히 암시를 잘 받아들인다. 몇 분간 강한 의지로 느낌을 듬뿍 실어 자기암시를 반복하라. 자기암시가 바람직한 변화를 가져 올 것을 진심으로 믿어라. 이렇게만 한다면 그 암시는 성공적일 수 있다. 반쯤만 믿는 암시는 분명히 실패할 것이다.

자아 동일시

이 글에서는 독자에게 자신과 주변 환경에 관해서 자아 동일시를 다시 하는 과정이 꼭 필요하다는 것을 보여주려 한다. 삶의 많은 불행은 우리가 신체, 마음, 일 또는 삶 속의 여러 역할과 자신을 동일시하기 때문에 생겨난다. 우리는 자신을 자신 안에 있는 영원하고 변하지 않는, 즉 존재의 바로 그 근원으로 여기지 않고, 존재의 일시적인 면들을 자기 자신으로 간주한다. 만약 우리가 삶에서의 역할, 신체, 마음, 일로부터 자신을 분리할 수 있고, 이들이 단지 우리 내면의 존재, 자아의 현시된 모습일 뿐이라는 것을 받아들일 수 있다면 명상은 거의 지속적으로 저절로 일어나는 과정이 될 것이다. 심지어 몸과 마음 등등의 현시된 측면들과 한정된 정도만이라도 분리될 수 있다면 명상 경험을 하는 데 큰 도움이 될 것이다. 왜냐하면 명상을 방해하는 신체적 · 정신적 · 감정적인 장애들로부터 해방될 것이기 때문이다. 존재의 모든 신체적 · 정신적 · 감정적 측면들이 평온해졌을 때 명상은 자연스럽고 단순하며 자동적인 과정이 될 수 있다.

만약 누군가 '당신은 누구인가?' 라고 물었을 때 '나는 의사입니다' '나는 간호사입니다' '나는 배관공입니다' '나는 주부입니다' '나는 축구선수입니다' 라고 대답하는 것은 이상하다. 그들은 삶에서 하고 있는 주된 역할이 무엇인가를 고려하고 그것에 의거해서 다양한 방식으로 대답할 것이다. 어떤 여자는 자신이 어머니이며 아내이고, 또한 낮에는 타이피스트라고 말할지도 모른다. 그러나 이런 것들은 정말 그들이 누구인지에 대한 대답이 아니라 무엇을 하는가에 대한 답이다.

이런 종류의 자기 동일시가 얼마나 많은 불행을 유발하는가에 대한 극단적인 예를 들어보자. 한 남자배우를 생각해 보라. 그는 자신을 좋은 체격, 잘 생긴 얼굴과 남자다운 목소리를 가진 배우로 생각한다. 그는 뛰어난 신체적 외모를 유지하기 위해 많은 주의를 기울인다. 그러나 세월이 흐름에 따라 그는 점진적으로 그리고, 매우 심각하게 나이가 들고 있다는 사실을 알아차리게 된다. 잘 생긴 외모는 시들기 시작하고 몸은 힘을 잃고 목소리는 깊이를 잃는다. 그는 심지어 매일 많은 시간을 거울 속에 비치는 자신을 실망스럽게 바라보면서 보낼 수도 있다. 자신에 대한 개념들이 사라지고 있기 때문에 그는 우울하고 불행해진다. 일시적 현상과 자기를 동일시했던 대가를 치르게 되는 것이다. 많은 경우, 특히 배우들에겐 이런 위기가 종종 감정적 붕괴나 심지어 자살에까지 이르게 한다.

그 상황은 엄마의 경우에도 해당된다. 결국 아이들은 그녀를 떠날 것이다. 엄마로서의 자기 동일시로 인해 그녀는 많은 불행을 겪을 것이다. 의사, 배관공, 주부, 타이피스트도 마찬가지다. 그것들은 영원한 현실이 아니다. 한 개인에 의한 지나친 자기 동일시는 분명히 많은 분쟁과 감정적 혼란을 가져올 것이다. 몸, 마음, 감정과 동일시하는 것은 너무나 흔하고 만연되어 있어서 우리는 자동적으로 그것이 진실이라고 가정해버린다. 예를 들어 누군가 그 의미를 별로 생각하지 않고 '나는 목마르다' 라고 말한다. 이 말에서 '나' 는 자기 동일시를, '나' 는 하나의 일시적인 현상, 즉 육체를 뜻한다는 것을 깨닫지 못한다. 좀 더 사실적으로 말한다면 '내 몸이 갈증을 느낀다' 라고 말해야 한다. 이런 방식으로 몸은 영원한 자아, 존재의 근원의 일시적 현상일 뿐이라는 것을 말할 수 있다.

이것은 감정과 생각에도 똑같이 적용된다. 우리는 '나는 화났다' 또는 '나는 우울하다' 등의 표현을 많이 한다. 그러나 이런 것들을 느끼는 것은 사실 마음의 감정적 체계이다. 이런 감정들은 그것들이 일어나는 것만큼 빨리 사라지는 일시적 감정 상태들이다. 한때 우정이 있다가도 나중에 적대감이 생길 수 있다. 비록 우리가 습관적으로 이런 상태와 우리 자신을 동일시하고 있을지라도 그것들은 영원하지 않다. 우리는 '나는 이것을 생각한다' 혹은 '나는 하늘이 푸르다고 생각한다' 또는 '나는 1+1=2라고 생각한다' 라고 말한다. 그러나 생각하는 것은 내가 아니라 내 마음이다. 그리고 그 마음은 매일 변한다. 또한 영원하지도 않다. 그러니 그것이 어떻게 '나' 라고 하는 영원한 실재가 될 수 있을까? 마음은 어느 날은 이것을 생각하고 그 다음날은 다른 것을 생각할 수 있다. 그것은 유동적인 상태에 있다. 그런데 어떻게 우리 자신과 그것을 정말로 동일시할 수 있겠는가? 말하고자 하는 것은 '내 마음이 생각한다' 또는 '내 마음이 느낀다' 는 것이다. 그 마음은 진짜 내가 아니다.

우리는 몸과 마음이 하는 행동들을 지켜볼 수 있는 능력이 있다. 우리가 지켜보는 대상이 어떻게 우리의 진정한 정체성이 될 수 있겠는가? 지켜보고 있는 무언가가 틀림없이 있다. 몸과 마음은 단지 행동의 도구, 인식의 도구, 생각의 도구일 뿐이다. 그뿐이다. 의식의 중심이 우리의 진정한 정체성이며 진정한 '나' 다. 삶 속에서 우리가 하는 모든 행동을 환하게 비추며 지켜보는 것은 바로 그것, 자아인 것이다. 비록 이것이 우리 존재의 근원, 우리 존재의 중심이라 할지라도 자아로서 작용하거나 자신을 그것과 동일시하는 사람은 거의 없다. 이미 설명했듯이 대부분의 사람들은 그것의 드러난 모습과 도구, 몸과 마음과 자신을 동일시한다. 만약 우리가 자아로서 작용하고 자아가 진정한 자신의 정체성이라는 것을 안다면 우리는 몸과 마음의 능력을 최대한 사용할 수 있을 것이다. 몸과 마음은 최고의 효율성으로 작용할 수 있을 것이고, 우리는 건강해질 것이다. 더 이상 콤플렉스와 편견에 의해 몸과 마음의 작용들이 방해받지 않을 것이기 때문이다. 동일시를 이런 관점에서 볼 수 있다면 명상은 자발적인 활동이 될 것이다.

어떻게 의식의 중심, 진정한 '나'로부터 활동하는 것을 시작할 수 있을까? 이것이 영적인 길의 포괄적 목표이다. 그것은 길고 힘든 길이다. 그러나 그 길을 따르는 것 그 자체로 큰 도움이 된다. 또한 이미 설명했듯이 비록 부분적일지라도 자아와 동일시를 하거나 몸–마음과 일상생활 속에서의 역할과 분리를 할 수 있다면 이들이 명상 경험을 하는 데 큰 자산이 되어줄 것이다. 그리고 명상은 궁극적으로 자기 존재의 중심에 가닿고자 할 때에 그 자체로 강력한 도구가 된다.

당신이 깨달아야 하는 첫째 요점은 삶 속의 행동들은 단지 당신이 완수하는 역할일 뿐이라는 것이다. 그것들이 결코 당신의 존재나 정체성을 나타내지는 못한다. 그 행동들은 단순히 하나의 현시일 뿐이다. 당신의 역할 수행을 그만두라는 뜻이 아니다. 당신은 여전히 자신의 역할을 이행하지만 이제는 배우로서의 자기 자신을 보게 될 것이다. 자신의 역할을 충실히 이행하고 있는 자신을 지켜볼 수 있을 것이다. 관중 속에 있는 존재로서 진정한 자아와 자신의 역할을 완수하고 있는 몸–마음을 볼 것이다.

당신이 깨달아야 하는 다음의 것은 당신은 몸과 몸의 감각이 아니라는 것이다. 당신은 당신의 감정이 아니다. 당신은 당신의 지성이 아니다. 어떤 식으로도 당신은 당신의 마음이 아니다. 처음에는 이것이 지적으로 행해져야겠지만 어느 정도 수련을 하다보면 당신 자신의 드러난 모든 면면과 동일시하는 짓을 그만두게 될 것이다. 그리고 당신은 진정한 내면의 존재로서의 자신을 알게 될 것이며, 우리가 신으로 알고 있는, 드러난 그리고 드러나지 않은 존재들 전체의 한 부분으로서 자신을 알게 될 것이다.

명상의 경험

명상 중에는 어떠한 걱정의 느낌도 경험하지 않는다. 보통의 사리사욕은 사라지고 자기 자신을 위하는 것처럼 다른 사람들을(더 많게는 아니더라도) 배려하게 된다. 삶은 더 이상 반대의 생각들과 견해들에 의해 조각난 것처럼 보이지 않는다. 모든 것이 하나의 합성된 완전체로 스며든다. 외부의 사건들은 보통처럼 방해나 반항을 일으키지 않고 마음속으로 들어가 흡수된다. 모든 일들이 불필요한 혼잡 없이 정상적인 과정을 밟아 행해진다. 삶에서 가장 큰 문제를 일으키는 두려움은 더 이상 존재하지 않는다. 심지어 죽음에 대한 두려움도 사라지고 죽음에 대한 개념도 거의 피상적으로, 존재하지도 않는 것으로, 중요하지 않은 것으로 보인다. 늘 있어오던 삶의 기복은 지속적이고 고양된 기쁨으로 대체된다. 모든 것이 조각퍼즐처럼 딱 들어맞아 보인다. 심지어 일반적으로 서로 대립하던 종교, 철학, 문화적인 아이디어들도 서로 조화를 이룬 것처럼 보인다. 모든 것이 들어맞는다. 과거와 미래가 중요하지 않아 보인다. 과거와 미래는 의미가 없다. 중요한 것은 영원한 지금이다. 현재의 전체성을 살고 경험하는 것이야말로 유일하게 해야 할 중요한 일인 것처럼 보인다.

현재는 매우 몰입하게 만들기 때문에 마음은 현재 하고 있는 일이나 행동에 스스로를 고정시킨다. 효율성과 완벽함은 삶에서 일어나는 일들에서 자연스런 과정이 된다. 걱정이나 분노처럼 효율성에 방해되는 보통의 장애물조차 마음의 전적인 몰두를 더 이상 막지 못한다. 이런 상황에서는 일이 놀이가 되고 놀이가 일이 된다. 일과 놀이 사이에 구별이 없다. 삶이 매우 즐거워져서 어떤 야망도 정당화도 이유도 필요하지 않다. 단지 **존재하는 것**만으로 충분하다. 기억하라. 우리가 삶의 이유를 찾으려고 노력하거나 우리의 바로 이 존재에 반하는 부자연스런 삶의 유형을 따르는 것은 좌절과 불만족과 불행을 통해서라는 것을.

사람들은 자신의 열정을 잃지 않는다. 또한 자신의 세상 속 활동에 대한 흥미도 잃지 않는다. 사람들은 그냥 걱정을 멈춘다. 피상적인 근심이 있을 수도 있지만, 내적으로는 완벽한 평화가 있다. 명상 경험을 위해 자신을 준비하는 것과 같은 모든 사전준비는 더 이상 중요하거나 필요하지 않은 것 같다. 예를 들어 무집착, 포기 등 야마와 니야마(라자 요가 장을 보라)에 있는 규칙들은 더 이상 필요하지 않다. 명상의 경험은 이 규칙들을 방해하지 않는다. 그 규칙들은 더 이상 들어맞지 않는다. 이 규칙들은 정신적 장애물을 제거하려고 만들어진 것이지만 이제 개인이 스스로 그 어떤 것이라도 할 수 있다. 신나는 활동들, 화내기, 행복하기, 삶 속의 모든 다양한 행동들. 이 행동들은 그의 내면의 존재에 더 이상 불리하게 영향을 끼치지 않는다. 그는 지켜보는 자로서 삶을 경험한다. 감각적 즐거움은 줄어들지 않는다. 실제로는 더 고양된다.

모든 것은 합쳐져 **하나**가 된다. 직관이란 능력이 지식의 매개가 된다. 대상들은 더 깊고 본질적인 특성을 보여준다. 모든 것은 우호적인 태도를 취하고 우주는 한껏 도움을 준비한 상태를 취한다. 인간 본성에 상반되는 것은 더 이상 존재하지 않는다. 모든 원자는 생명과 그 역동성으로 빛난다. 시간의 진행과 공간의 무한함은 그들의 고정된 의미를 잃는다. 그것들은 우주의 한 현시일 뿐이다. 시간은 정지되기 시작하고 공간의 바깥쪽 깊이는 더 이상 멀어 보이지 않는다. 별들이 손으로 거머쥘 수 있는 거리 안으로 온다. 무한과 영원이 거의 유형(有形)화된다. 존재는 모든 것의 영구적인 측면으로 보인다. 사람은 자신의 존재가 모든 것과 친밀하게 엮여 있다는 것을 깨닫는다. 따라서 에고는 더 이상 중요하지 않거나 아예 실재(實在)로서 보이지도 않는다.

사람들은 보통 자신을 큰 바퀴 안의 한 작은 톱니, 끝없는 공간과 시간 속의 한 작은 입자처럼 우주에서 작고 하찮은 한 부분으로 본다. 그래서 자주 완전한 고립감을 느끼고, 흔히 존재의 다른 부분들로부터 소외되어 있다고 느끼곤 한다. 사람들은 혼자임을 느끼며 언젠가는 자신이 죽을 운명임은 알지만 이런 상황이 극복될 수 있다는 사실은 결코 생각조차 하지 않는다. 대부분의 사람들은 어떻게 해야 할지 모르겠다는 태도로 그들의 운명을 받아들인다. 명상이 이 모든 것을 변화시킨다. 사람들은 명상을 통해서 자신이 우주에서 필요한, 친밀한, 중요한 일부라는 사실을 깨닫게 되고, 존재하는 모든 것과 깊은 관계를 맺기 시작한다. 그것들은 더 이상 따로 떨어진 존재들이 아니다. 당신은 **그것**이다. 이것이 명상의 신비스런 상태이다.

명상의 깊이나 수준에 따라 그 경험들은 다르게 묘사될 수 있다. 또한 표현할 수 없는 것을 표현해보려고 사람들은 저마다 자신만의 언어, 종교 용어, 상징 그리고 개인적 느낌들을 사용할 것이다. 어느 한순간 갑자기 명상의 가장 높은 단계를 경험하지는 못한다. 그것은 초기에는 조금씩 모습을 드러내다가 점점 강렬해지는 영적 경험이다. 처음에는 다양한 유형 혹은 무형의 방식을 통해서 비전으로 경험을 하게 될지도 모른다. 대부분의 이런 비전들은 일상생활과 관계가 없는 것처럼 보이기 때문에 처음에는 이상하게 보인다. 그런 기묘하고 경이로운 비전들이 어떻게 자신으로부터 생겨났는지를 궁금해 할 수도 있다. 누군가는 붓다의 눈부신 비전이나 환각적인 다양한 색깔의 에너지 패턴을 볼지도 모른다. 누군가는 느낌과 감정이 격렬해지는 경험을 할 수도 있고, 또 누군가는 자신의 매우 깊은 곳으로부터 울려 나오는 다양한 소리를 들을 수도 있다.

마지막으로 초월적인 경험이 거의 섬광처럼 존재 안으로 들어와 아주 짧은 순간에 강렬한 형태의 깨달음을 주는 경험을 예로 들어보자. 아래의 글은 윌리엄 제임스(William James)의 《종교적 경험의 다양성*The Varieties of Religious Experience*》에서 발췌한 것이다. "갑자기 나는 아무것도 몸에 두르지 않고 나 자신이 불꽃 색깔을 한 구름에 싸인 것을 발견했습니다. 잠시 나는 불을 생각했습니다. 어딘가 가까이 있는 대도시의 대규모 화재를 생각했습니다. 그다음 순간 그 불이 나 자신 안에 있다는 것을 알았습니다. 그리고 곧바로 환희, 큰 기쁨의 느낌이 내게 왔으며 정말로 설명이 불가능한 지적인 깨달음이 바로 일어났습니다. 그중에서 나는 우주가 죽은 물질로 구성되어 있는 것이 아니라 오히려 살아 있는 존재임을 보았습니다. 나는 나 자신 속의 영원한 생명을 의식하게 되었습니다. 그것은 내가 영원한 생명을 갖게 될지도 모른다는 확신이 아니라 내가 영원한 생명을 가졌다는 의식이었습니다. 그때 나는 모든 사람이 불멸의 존재라는 것을 알았습니다. 우주의 질서는 정확하게 개인과 전체의 선(善)을 위해 함께 작용하는 것이며, 모든 세계의 근본 원리는 우리가 부르는 사랑이라는 것, 개인과 모두의 행복이 결국에는 도달할 수 있다는 것을 깨달았습니다. 그 비전은 몇 초간 지속되다가 사라졌지만 그것에 대한 기억과 그 생생한 느낌은 그 후 25년이 지난 지금까지도 남아 있습니다. 그 비전이 내게 보여준 것은 사실이었습니다. 그 관점, 그 믿음, 그 의식이 심지어 가장 우울한 시기 동안에도 결코 사라진 적이 없었음을 말할 수 있습니다."

수많은 고전들은 상징적이고 우화적인 언어를 통해서 영적인 성장과 경험을 보여준다. 그 고전들의 필자들은 영적인 경험을 직설적으로 묘사하려는 시도가 무의미하다는 것을 깨달았다. 따라서 그들은 이미 나름대로 어떤 형태의 경험을 얻은 사람들만 이해할 수 있는 간접적 방법을 사용한다. 그 외 다른 사람들은 그 책의 내용을 문자 그대로 이해할 것이다. 주 라마와 주 끄리슈나의 인생 이야기인 《라마야나*Ramayana*》와 《스리마드 바가바땀*Srimad Bhagavatam*》, 단테의 《신곡》과 괴테의 《파우스트》 등 많은 책들과 시들이 그런 것들이다. 그것들은 모두 이성적인 마음보다 더 깊은 수준에서 사람들에게 호소한다. 똑같은 생각으로 우리는 독자들에게 다른 사람들의 경험이나 영적인 행로에 관해 읽는 것에 매이지 말고 스스로의 힘으로 명상을 하기를 당부한다.

6
요가 철학

비록 요가가 이론보다는 수련과 더 관련이 있다 할지라도, 철학적 측면의 기본 개념들은 수행자가 자신이 하고 있는 것이 무엇이며, 어떤 것을 성취할 것이며, 명상 상태를 어떻게 얻을 수 있는지를 아는 데 도움이 된다. 독자는 요가 철학이 상당한 통찰력을 포함하긴 하지만 수행자가 그 자신의 자아실현을 향해 어떻게 나아가야 하는가라는 주제와 항상 관련이 있음을 알게 될 것이다. 많은 철학은, 특히 서양의 다양화된 철학은 자신의 말에서 그들 자신을 잃는 경향이 있다. 그들은 자신들의 개념이 주변의 사실에 맞아 떨어지게 하려는 경향이 있으며 좋은 말로 현실을 그리려는 경향이 있다. 철학자는 단어에 너무나 집착하여 결국 자신들이 만들어낸 그림이 진실의 정확한 반영이라고 단정하게 된다. 그들은 자신들의 개념이 모델에 지나지 않는다는 것을, 마치 집의 설계도가 단지 설계도일 뿐이지 집 그 자체는 아니라는 점을 깨닫지 못하는 것 같다. 동양 철학자들 특히 요가, 선불교 등은 자신들의 개념이 부적절함을 인정하고 수련자가 그들 자신의 노력으로 진실을 깨달을 수 있는 방법을 보여주려고 노력한다. 그들은 실재에 대한 구어적 또는 문어적 그림의 이해가 진실 그 자체를 보여주지 못하며, 아마도 표현조차 하지 못할 것이라는 점을 인식하고 있다. 요가 철학은 모두에게 적용되며 모두를 위한 것이다. 그것은 단어를 갖고 놀기 좋아하는 소수의 사람들에게만 해당되는 그런 것이 아니다. 요가는 실제 수련이다.

실용철학의 첫번째 필요성은 인간 생활과 관련지을 수 있어야 한다는 것이다. 인간 조건에 어떤 빛을 형성하거나 적어도 던져야 하며, 고난과 고통에서 인류를 어떻게든 끌어올릴 수 있어야 한다. 붓다는 이것을 깨달았다. 그는 신의 존재에 대한 질문에 대하여 대답하기를 거부했다. 어떤 의견이 없어서가 아니라 그는 인간 조건과 관련이 없는 질문에 대해서는 고려하지 않았기 때문이다. 그도 대답을 할 수 있었을 것이다. '그렇다, 신은 있다' 거나 또는 '아니다, 신은 없다' 라고. 그러나 어떤 경우에도 사람들은 대답으로부터 아무것도 얻지 못했을 것이다. 그것은 그들 존재나 그들의 행복에 어떤 변화도 주지 못하는 단순한 말에 지나지 않기 때문이다. 붓다의 주요 목적은 사람들이 자신을 행복하지 않은 상태로부터 끌어올리도록 돕는 것이었다. 그럴 때, 자신이 존재하고 있던 상태 위로 떠올랐을 때 그들이 추구하던 대답이 스스로 올 것이다. 그들은 물을 필요가 없게 될 것이다.

고통의 원인

인간이 겪는 고통을 완화시켜 영적인 측면이 자연스럽게 스스로를 드러낼 수 있도록 하는 것도 요가의 목적이다. 요가는 인간의 괴로움과 고통에 명확한 원인이 있음을 구체화시킨다. 이것들은 산스끄리뜨어로 '끌레샤(Kleshas)' 라고 알려진 다섯 가지 그룹으로 분류될 수 있는데, 애매한 이론에 기초하는 것이 아니라 인간과 인간의 삶과 그 행동에 대한 주의 깊고 실제적인 연구에 기초한다. 다섯 가지 끌레샤는 그것들을 개인적으로 경험하고 마침내 그것들을 초월했던 현자들에 의해 이론화되었다. 그들은 단편화된 그림이 아닌 전체적인 그림을 볼 수 있었다. 우리들 대부분은 불행의 원인에 너무 꽉 잡혀 있어서 그것들을 떨어져서 인식할 수 없다. 인간의 괴로움은 다음과 같은 것들에 의해 유발된다.

1. 무지, 또는 실재를 알아차리지 못함

2. 에고
3. 대상에 대해 좋아하거나 끌림
4. 대상에 대해 싫어하거나 밀어냄
5. 죽음에 대한 강한 혐오나 두려움

끌레샤들은 서로 떨어져 있는 것이 아니라 하나가 다른 것을 이끌어낸다. 무엇보다도 진실한 실재에 대한 무지가 근원적 원인이다. 이 때문에 각각의 개인은 자기 자신에 대해서만 생각한다. 그는 자신의 정체성, 자신의 에고를 인식하게 되고 자동적으로 그를 둘러싼 다른 사람들과 대상물과는 다르다고 느끼게 된다. 그는 다른 것들 사이에서 움직이는 에고가 된다. 거칠게든 미세하게든 그 밖의 모든 것은 그에게 복종하게 되고 그는 더 나은 행복, 안락 등을 가져오기 위해 그것들을 사용한다. 그는 자신을 불행하게 하거나 안락하지 못하게 하는 것들은 밀어내거나 싫어한다. 물론 항상 이와 같이 명확하게 구분되는 것은 아니다. 어떤 대상이나 사람들은 시간에 따라 좋아하고 싫어하는 감정 둘 다를 불러일으킬 수 있다. 어떤 것은 호불호를 유발시키지 않고 중립적으로 보일 수도 있는데, 좋은 조건에서는 중립적이다가도 쉽게 좋아하거나 싫어하는 대상으로 돌변할 수 있다. 대상과 사람에 대한 애정과 자기본위의 느낌에서 삶에 대한 깊은 집착과 죽음에 대한 혐오가 오게 된다. 사람은 자신의 정체성을 잃고 싶어 하지 않으며, 에고를 행복하게 하는 사물이나 사람을 잃지 않기를 원한다.

끌레샤는 개인을 무상한 것들과 동일시함으로써 괴로움을 야기한다. 개인은 자신을 몸과 마음, 에고와 동일시함으로써 항상 알게 모르게 불행하다. 왜냐하면 이러한 것들이 결국 사라져 죽게 될 것이라는 걸 알기 때문이다. 그는 자신을 영원한 자아와 동일시하지 않는다. 그것은 좋아하는 감정을 불러일으키는 대상에서도 마찬가지다. 그들은 영원하지 않으며 결국 사라지게 될 것이다. 그들은 만족을 주는 것을 멈추게 될 것이다. 싫음은 어떤가? 물론 그것은 피상적으로도 인간에게 기쁨을 주는 방식처럼 자아를 만족시키지 않기 때문에 불행을 야기한다. 그러나 사실 싫음은 좋음과 전혀 다르지 않다. 그들은 동전의 양면일 뿐이다. 속담에 많은 진실이 담겨 있다. "가장 큰 사랑이 가장 큰 증오가 된다." 싫어하는 사람도 좋은 환경에서는 사랑하는 사람으로 쉽게 바뀔 수 있다.

끌레샤는 그것들의 현존하는 조건들을 지키려 하기 때문에 끊임없이 불행을 유발시킨다. 우리는 새 차에 매우 집착한다. 누군가가 그것을 훔치면 불행하고 우울해진다. 누군가 당신에게 당신이 한 일이 아주 만족스럽지 않다고 말한다. 당신은 그 일이 당신 자신의 연장, 즉 에고의 일부이므로 불행해진다. 우리가 인생에서 하는 모든 것들이 그렇다. 만일 독자들이 자신의 삶에서 하고 있는 모든 것들에 대해, 영구적이든 일시적이든 왜 불행한지에 대해 주의 깊게 생각해본다면 이 다섯 가지 끌레샤가 인생의 모든 괴로움을 야기한다는 결론에 이르게 될 것이다.

바사나(vasana)라는 단어는 대략 '욕망'이란 의미로 번역할 수 있다. 바사나 또는 욕망은 끊임없이 그것들이 만족될 수 있는 환경으로 우리를 끌어들인다. 만일 주의 깊게 우리의 모든 정신적 · 육체적 활동들을 분석한다면, 쉽게 그들이 여러 가지 다른 형태로 때로는 미묘하고 때로는 거칠게 욕망에 의해 자극 받고 부추겨진다는 것을 알 수 있게 된다. 이것들이 삶에서 우리의 모든 생각과 행동 뒤에 있는 추진체이다. 그러므로 우리의 마음과 몸은 개인의 내재된 욕망이 만족될 수 있는 방향으로만 간다. 이런 식으로, 마음을 비추는 의식은 완전히 말려들어 결코 끝나지 않을 욕망의 충족을 좇아가도록 강요받는다. 물론 우리는 모든 욕망들을 일시에 만족할 수 없으며, 적절한 기회가 올 때까지 기다렸다가 만족할 수는 더욱 없다.

이러한 욕망들의 원인은 무엇인가? 그것이 바로 앞에서 논의한 끌레샤이다. 끌레샤가 없다면 욕망도 없을 것이다. 온갖 욕망을 불러일으키는 것은 대상을 향한 끌림과 밀어냄, 자기중심주의, 삶에 대한 애착과 실재에 대한 무지이다. 이런 욕망들이 역으로 어떻게 명상 수련에 영향을 미치는가? 그들은 끊임없이 마음을 명상의 대상으로부터 멀리 떼어놓는다. 그들은 마음이 여기저기 방황하게 하고, 만족을 필요로 하는 외적인 것에서 떠나지 못하게 하는 경향이 있다. 방황하는 마음은 완전히 집중할 수 없으며 따라서 명상을 할 수도 없다.

자아실현을 이룰 때까지 끌레샤를 완전히 제거하는 것은 불가능하다. 우리가 할 수 있는 최선은 천천히 체계적으로 그것들을 줄여가는 것이다. 이는 다양한 방식으로 행해질 수 있는데, 매우 효과적인 방법들이 이 책에 소개되어 있다. 우선 현시된 것들을 충분히 느껴볼 수 있으며 그것들이 진실로 불행과 고난을 가져온다는 것을 깨달을 수 있다. 그러고 나서 그들이 어떻게 이런 괴로움을 가져오도록 작용하는지를 알아차릴 수 있다. 우리는 이미 간단하게 끌레샤에 대해 설명했지만, 개인은 그것을 스스로 깊이 깨달아야 한다. 그런 후에 이전 장에서 설명한 방법을 의식적으로 수련함으로써 자신의 좋아함과 싫어함, 이기주의 등을 제거할 수 있는 분명하고 강화된 단계를 비로소 밟을 수 있다.

동시에, 몸-마음과 잘못된 동일시는 '자아 동일시' 섹션에서 주어진 조언을 따름으로써 천천히 없앨 수 있다. 이는 에고를 감소시키는 데 많은 도움이 되고 개인을 보다 영구적인 실체, 즉 본질적 자아와 동일시하도록 도울 것이다. 동시에 라자 요가 장에서 설명하는 야마와 니야마가 끌레샤를 약화시키는 데 사용될 수 있다. 까르마와 박띠 요가 또한 인생에서 끌레샤의 영향을 감소시키는 탁월한 방법이다.

영적인 길로 나아감에 따라 끌레샤는 자동적으로 영향력이 덜해진다. 독자는 좋아함과 싫어함 등과 같이 삶에 독특한 특성을 부여하는 요소들을 의미하는 끌레샤를 제거하면 삶의 재미, 나아가 거의 모든 의미를 잃을 것이라고 말할지도 모른다. 그것들이 없다면 실제로 어떤 것은 삶에서 부족할 수도 있다. 물론 이것이 다섯번째 끌레샤—즉 우리가 삶을 알아감에 따라 지나치게 집착한다는 것—의 진실을 증명한다. 그러나 질문에 대한 대답으로 삶의 이러한 형태가 우리가 현재 보는 것처럼 가장 거친 형태의 삶이라는 것을 지적해야만 한다. 영적인 길에서 진보하고 진화함에 따라 우리는 진실을 깨닫게 될 것이며, 의식의 현재 상태에서 삶이라고 생각하는 것이 앞으로 천천히 보게 될 삶의 좀 더 미묘한 핵심에 비교하면 아무것도 아니라는 점을 이해하게 될 것이다. 현재 삶의 형태에서 집착하고 있는 것이 집착할 가치가 없는 어떤 것에 대한 집착이라는 것을 알게 되는 것이다. 이런 식으로 우리는 또한 자동적으로 끌레샤의 영향을 줄여나가기 시작할 것이다.

7
라자 요가의 체계

명상 상태에 이르는 가장 체계적인 방법은 라자 요가다. 하지만 이것이 유일한 방법은 아니다. 사실 박띠, 까르마, 갸나 요가 등과 같은 모든 다른 유형의 요가들도 똑같이 중요하며, 궁극적으로는 명상 경험과 최상의 자아실현을 이루는 것을 목표로 한다. 모든 요가 체계들은 서로 상반된 것이 아니므로 가능한 한 많이 함께 수련되어야 한다. 요가의 다른 체계들은 다음 장에서 소개된다.

라자 요가는 기원전 고대 요가 수행자인 빠딴잘리(Patanjali)가 쓴《요가 수뜨라*Yoga Sutra*》에 설명이 되어 있다. 이 시스템은 성공적 명상에 이르기 전에 부딪히게 되는 장애물들의 극복 방법을 소개하고 있기 때문에 상세히 논의될 가치가 있다. 첫 단계들은 명상과 직접적으로 관련이 되는 것은 아니지만 매우 중요하다. 왜냐하면 그것들은 수행자의 몸과 마음을 한층 높은 단계를 위해 준비시키기 때문이다. 첫 다섯 단계를 충분히 수련하지 않고 명상에 성공하는 사람들은 그리 많지 않을 것이다. 물론 그것들이 절대적으로 필요한 것은 아니며, 몇몇 사람들은 심지어 그것들의 존재조차 모르면서 명상할 수도 있다. 그렇지만 이들은 정신적 혹은 육체적 혼란이 없는 사람들이며, 태어날 때부터 내면을 살피고 명상적인 생활 방식을 찾는 경향이 있는 몇 안 되는 운 좋은 사람들이다. 라자 요가는 본성이 어떻든 간에 모든 사람들을 위한 것이다. 그것은 더 높은 수준의 영적인 삶을 위한 가장 기본적인 필요조건들로 시작하는데, 영적 성장을 위해 필요한 방식으로 한 인간의 성격을 형성하는 것으로 시작된다.

라자 요가의 단계들

빠딴잘리는 라자 요가의 길을 8단계로 나누었다. 단계는 개인의 인격 변화에 대한 기본 규칙들로부터 시작하여 마지막 단계인 사마디로 끝이 난다. 사마디는 4단계로 나뉘는데 자아실현을 이루는 것으로 끝난다. 5단계까지는 예비 수련이고 6~8단계는 더 고급 단계들이다.

1. 야마(Yamas): 사회적 규범
2. 니야마(Niyamas): 개인적 규범
3. 아사나(Asana): 자세, 존재의 상태
4. 쁘라나야마(Pranayama): 쁘라나, 생명력, 우주 에너지의 조절
5. 쁘라띠야하라(Pratyahara): 감각 제어
6. 다라나(Dharana): 집중
7. 디야나(Dhyana): 명상
8. 사마디(Samadhi): 초월적 의식

다섯 가지 수련은 바히랑가(bahiranga 외적) 요가이고, 마지막 세 가지는 안따랑가(antaranga 내적) 요가이다. 내적 수련과 고급 수련들은 외적 수련과 예비 수련들이 적당한 정도의 완벽함을 갖출 만큼 발전했을 때 수행하기가 더 쉬워진다. 이유는 대부분의 우리는 마음의 끊임없는 헤맴과 합리적 사고 때문에 완전히 집중하고 명상을 할 수 없기 때문이다. 오직 고요한 마음을 가진 사람만이 명상할 수 있다. 집중과 명상을 방해하는 요인들의 유형을 한번 살펴보자.

· 감정적 혼란. 이것은 정신적 갈등과 도덕적 불완전에 기인한다. 야마와 니야마를 계발시킴으로써 제거되고 최소한 감소한다(1과 2단계).
· 육체적 불편함. 예를 들어 고통, 질병, 불편한 자세 같은 것들은 아사나를 수련함으로써 극복될 수 있다(3단계).
· 혼란들을 야기하는 신체의 쁘라나 흐름의 불규칙성. 쁘라나는 넓은 의미로 생기 혹은 바이오 에너지(자세한 것은 쁘라나야마 장을 참고)로 정의될 수 있는 몸 안에 흐르는 에너지이다. 쁘라나야마 행법(4단계)들은 이 근원에서 일어나는 어떤 정신적인 혼란들도 제거한다.
· 정신적 혼란을 유발시키는 소리들과 같은 외적 방해물들. 외부 환경에 의해 마음이 어딘가에 빠져 지속적으로 주의를 빼앗길 때 어떻게 내면 기법들을 쓸 수 있을까? 쁘라띠야하라(라자 요가의 5단계)는 눈, 귀, 코 등의 감각기관들과 외부 사건들의 연관을 끊음으로써 이러한 방해 요인을 제거한다. 물론 외부 사건들은 여전히 그곳에 존재하지만 감각기관들이 메시지를 더 이상 마음에 보내지 않거나 보낸다 하더라도 마음이 더 이상 그것들을 알아차리지 않는다.

독자들은 이제 빠딴잘리의 첫 5단계가 더 높은 단계의 성공적 수련을 위해 얼마나 중요한지를 알게 되었다. 첫 5단계에 대해 다룬 많은 책들이 이 주제에 대하여 체계적으로 설명하고 있지만 여기서도 간단히 그것들을 살펴보자.

야마–자기 억제

이것들은 다섯 가지가 있다. 독자들은 첫인상으로 겉보기에 사회적 성향을 띤 규칙들이 요가와 어떤 관련이 있을까 궁금할지도 모른다. 그러나 그것들은 더 높은 단계의 요가들과 밀접한 관련이 있다. 앞서 설명했듯이 이러한 규칙들을 지킴으로써 개인의 모든 감정적 혼란이 제거되기 때문이다. 이러한 주제들이 우리의 죄책감, 내적 갈등, 일반적인 정신 불안을 유발시킨다는 것을 깨닫는 데는 오래 걸리지 않는다. 그 증상을 해결하는 방법은 그 원인의 뿌리를 뽑는 것이다. 이렇게 할 때 마음은 더 평화로워지고 더 높은 수준의 수련을 위한 준비가 될 것이다. 빠딴잘리는 사실 이상주의자였다. 그는 깨달음을 찾기 위해 삶을 헌신한 사람들, 그래서 아마도 스스로를 사회로부터 고립시켰을 사람들을 위한 라자 요가의 수련들을 의도했다. 그가 수뜨라 중 한 경(經)에 써놓은 것을 보면 이것은 확실해진다. 그 결과로 자신 혹은 다른 이들이 심각한 부상을 입게 되더라도 그 경들을 어기지 말고 어떠한 상황에서도 따라야 한다고 밝히고 있다. 이는 물론 현대인에게는 실용적이지 않다. 예를 들어 성교는 삶의 자연스런 부분이며, 누군가는 어떠한 상황에서 바람직하지 않은 지식으로부터 누군가를 보호하기 위해 거짓말을 할 필요가 있을 수도 있기 때문이다.

그러므로 우리는 요가 수행자들에게 야마에 대해서는 각자의 재량에 맡기도록 하겠다. 그러나 주목해야 할 것은 역량과 개인 환경 안에서 야마를 더 지킬수록 개인의 정신은 더 고요해지고 안정될 것이라는 점이다. 물론 이는 그의 양심과 행동 혹은 생각 사이에 갈등이 없는 경우에만 그렇다. 다음은 야마의 다섯 가지다.

아힘사(Ahimsa 불살생): 비폭력을 가능한 한 최대로 행한다. 이는 신체적 폭력만이 아니라 언어나 생각까지도 포함된다. 물론 누군가가 당신에게 문제를 일으켜 싸워야 한다면 그럴 수밖에 없지만 가능한 한 증오나 악의는 없도록 해야 한다. 그저 당신이 해야만 하는 것으로 받아들인다. 발전하며 더 높은 수준의 요가를 수련할수록 점점 누군가를 다치게 하고 싶은 마음이 줄어들고, 모든 것과 모든 사람, 심지어 원수라고 생각되던 이들을 포함한 모든 이에게 연민을 느끼게 될 것이다. 그러나 동시에 높이 진화한 사람은 설령 그것이 다른 사람을 해치는 일이라 하더라도 그의 의무(dharma)를 다할 것이다.

사띠야(Satya 진실): 가능한 한 진실해야 한다. 거짓말과 그 거짓말을 덮으려고 하는 것은 많은 정신적 긴장을 일으킨다. 거짓말을 하는 대다수 사람들은 동시에 거짓말이 들통날까봐 무의식적으로 늘 두려움 속에 있다. 이 주제는 거짓말의 다양한 형태들을 다루는데, 자기 자신을 부풀려 말하거나, 더 부자인 척하거나, 진실의 절반만 말해 사실을 은폐하는 것 등을 포함한다. 또 하나의 핵심은 우리가 결국 진실을 찾고자 명상을 한다는 점이다. 우리 자신과 우리 일상에서 진실하지 못한 상태로 어떻게 진리를 찾을 수 있을까?

아스떼야(Asteya 정직, 도둑질 안함): 많은 설명이 필요 없는 부분이다. 명백하든 명백하지 않든 부정직의 결과로서 정신적 혹은 감정적인 혼란을 느끼지 않을 사람은 별로 없는데 특히 요가를 하는 사람들은 그러하다.

브라흐마차리야(Brahmacharya 성생활 조절): 이것은 성이 어느 정도 개방된 현대사회에서 심각하게 받아들이지 않는 규범이다. 대부분의 사람들이 이렇게 말할 것이다. '왜 성관계를 맺어서는 안 되는 겁니까?' '그것은 자연스러운 것입니다. 그렇지 않나요?' 그렇다. 분명히 그러하다. 사실 더 많은 사람들이 본래 왜 이러한 규율이 만들어지게 되었는지 그 이유조차 망각한 여러 종교의 엄격한 통제를 따르면서 자연스러운 욕구를 억제하느라 감정적으로 고통받아왔다. 오늘날은 명상 수련에서 성공하고 싶다면, 상대 파트너에 대한 의무를 다한 후 그들의 성생활을 가능한 한 최소화하라는 것으로 이 규범의 의미를 해석한다. 왜 그럴까? 성생활과 명상의 관계는 무엇인가? 성관계의 필요성은 단지 생기 에너지의 증가에 지나지 않는다. 성관계를 끝냈을 때 그 몸은 생기가 빠져나간 상태가 된다. 에너지는 여러 방식으로 현시될 수 있다. 성 에너지도 예외는 아니다. 만약 이 에너지가 영적인 혹은 명상적인 경험들을 위해 사용된다면 그것들은 더욱 빛나고 확장될 것이다. 그러나 독자는 이것을 스스로 발견해내야 한다.

아빠리그라하(Aparigraha 무소유): 이것은 소유물을 가질 수 있으나 거기에 집착해서는 안 된다는 뜻이다. 일생동안 아끼던 물건을 잃어버렸거나 망가져서 경험했던 불행에 대해 생각해보라. 또한 소유물들을 잃어버리거나 망가질지 몰라 느끼게 되는 그 지속적인 두려움을 생각해보라. 종합적인 결론은 당신의 마음은 의식적으로 어떤 종류의 긴장으로 인해 계속해서 괴로울 것이다. 아마도 그것은 잠재의식으로 나타날 것이다. 당신은 부자가 될 수 있다. 만약 당신이 집착하지 않는 태도를 갖고 있다면 많은 걱정거리와 마음의 긴장들로부터 해방될 수 있을 것이다.

니야마-준수사항

이 또한 야마와 같이 다섯 가지이며 주로 수행자의 개인 수양과 관련되어 있다. 니야마는 원래 험난한 요가의 길을 앞에 두고 있는 영적 수련자를 준비시키기 위해 만들어졌다. (윤리적인 경향이 있는) 야마와 같이 니야마도 정신과 감정적인 혼란들을 감소시키고, 집중과 명상을 위해 개인의 마음을 평온하게 만든다.

샤우차(Shaucha 청결): 이 규범은 긴 설명이 필요치 않다. 규칙적인 목욕과 최대로 청결하고 영양가 있는 음식을 섭취함으로써 몸을 가능한 한 순수하게 유지하여야 한다. 그렇지 않으면 외적이나 내적으로 병을 얻기 쉬우며 이는 명상 수행에서 큰 장애가 된다. 소화불량이나 다른 병으로 인해 주의가 계속 흐트러지는데 어떻게 마음을 더 깊은 내면의 영역들로 돌릴 수 있겠는가? 거기에는 한 가지 요인이 더 있다. 명상의 능력은 어떤 종류의 음식을 먹느냐와도 매우 밀접한 관련이 있다. 청결하지 않고 거친 음식을 먹는다면 그 마음은 명상의 미묘한 파동과 명상 경험을 느끼고 대응할 수 있을 만큼 충분히 민감하지 못할 것이다. 명상의 미묘한 단계들을 현시하기 위해서는 맑고 순수한 마음이 필요하다. 이 규칙은 혼란스러운 생각이나 감정으로부터 마음을 정화하는 데에도 적용된다. 이것이야말로 야마와 니야마가 존재하는 이유이며 반드시 수련해야 한다.

산또샤(Santosha 만족): 일상적인 문제들에 의해 크게 영향을 받지 않으면서 그것들을 이겨낼 수 있는 능력, 고통스런 어떤 상황들이 벌어지든 간에 만족할 수 있는 능력을 기르는 것은 필수다. 대부분의 사람들은 삶의 상승과 하강에 따라 끊임없이 기분이 바뀐다. 어느 순간에는 행복했다가도 다음 순간 어떤 일이 일어나면 갑자기 불행해 한다. 이렇게 끊임없이 오락가락하는 마음은 명상에 적합하지 않다. 이런 이유 때문에 만족은 매우 중요하다. 사람들을 감동시키기 위한 외적 만족이 아니라 내적 만족을 말하는 것이다. '말이야 쉽지' 라고 생각할지도 모른다. 맞는 말이다. 하지만 지속적으로 야마와 니야마를 실천하고 어떤 것이건 자신에게 다가오는 모든 것을 수용하려는 의식적 노력에 의해 분명히 이 만족의 상태에 이를 수 있다.

따빠스(Tapas 고행): 이것은 금식하기, 2~3시간 동안 침묵하기 같은 작은 고행들을 통해 의지력을 강화하기 위한 것이다. 이것은 마음을 단련시키는 데 도움을 주지만 마음을 억제해서는 오히려 악영향을 끼칠 수도 있다. 의지력은 요가에서 절대적으로 필요하다. 마음은 이유 없이 여기저기 돌아다니기를 좋아하는 새끼고양이 같기 때문이다. 그것은 당신이 원하지 않는 일들을 하게 만든다. 이런 식으로 더 많은 방해물들을 마음에 불러일으켜 당신의 요가 수행을 훼방 놓는다. 의지력만이 이것을 조절할 수 있는 유일한 방법이다.

스와디야야(Swadhyaya 자아탐구): 이것은 여러 가지로 해석될 수 있는데 알아차림으로 자신의 행동과 반응을 살펴야 한다는 것이 가장 설득력 있다. 당신이 여러 상황에 어떻게 다른 방식으로 반응하는지, 그리고 왜 어떤 상황에선 행복했다가 또 다른 상황에서는 불행했는지 보라. 화가 났다면 질문하라. '왜 나는 화가 났는가?' 당신이 어떤 것에 집착하고 있다면 왜 그것에 묶여 있는지 등을 물어보라. 이런 지속적인 자기 분석을 통해 어떻게 마음이 작용하는지 피상적으로나마 알게 될 것이고, 점차적으로 당신의 마음을 방해하는 것들에 대해 더 잘 알아차리게 된다. 자아탐구는 또한 어떤 수준에 있든지 명상으로 연장되어야 한다. 그렇게 함으로써 점진적으로 자신에 대해 더 알아차리게 된다. 다르게 말하자면, 명상 중에 어떤 비전이 떠오르더라도 그대로 놔둬라. 그것들을 억누르려 하지 마라. 당신의 잠재의식 속에 있는 것들에 대해 더 많이 말해줄 것이기 때문이다. 그것들은 당신의 기억들, 뿌리 깊은 문제들, 그리고 당신도 모르게 당신의 마음을 끈질기게 긴장시키는 것들에 대해 보여준다. 그 문제들에 대해 알아야만 그것들을 제거할 수 있으며, 더 나아가 깊은 명상을 경험할 수 있는 능력을 향상시키게 된다. 이런 뿌리 깊은 긴장들은 깊은 명상을 방해한다.

이슈와라 쁘라니다나(Ishwara pranidhana 자아포기): 이것은 당신의 모든 행위를 신, 최고의식(supreme consciousness), 존재 혹은 삶 속에서 당신을 움직이는 것 등 당신이 그것을 어떻게 명명하든지 그것에 승복한다는 의미다. 당신의 모든 행동은 예배로 하는 헌신이어야 한다. 당신은 끊임없는 수련에 의해 당신의 개인성과 에고를 버려야 하며, 당신의 행동들이 최고의식의 한 현시에 불과하다는 것을 깨달아야 한다. 대부분의 감정적이고 정신적인 문제들을 야기하는 것이 바로 우리의 에고임을 기억하라. 미워하고 싸우고 물건들에 집착하게 만드는 것이 바로 에고다. 에고를 조금이라도 줄일 수 있다면 마음은 그만큼 덜 방해받고 더 평온하게 될 것이다. 쉽지는 않겠지만 만약 에고를 완전히 잃는다면 명상이 자동적으로 현실화될 것이다. 까르마 요가와 박띠 요가, 각각 이기심 없는 행동과 신에 대한 헌신을 내용으로 하는 이 두 요가는 이런 면에서 크게 도움이 된다.

야마와 니야마-요약

인간의 본성이 아마도 정직하지 않으며 진실하지 않다는 데 반대되는 관점이 있을지도 모르겠다. 그런 경우 야마와 니야마를 수행하려는 시도 자체가 인간 본성에 반대되는 것일 수 있으며, 정신적인 문제들을 줄이기는커녕 더 일으킬 수도 있다. 이것은 아직까지도 논쟁의 여지가 있는 철학적인 질문이다. 그러나 모든 현인들이 강조했듯이 인간의 내적 성향은 진실하고, 정직하고, 좋은 일을 하고자 한다고 한다. 그러므로 그와 반대로 행해진 모든 것은 인간 실체 본성의 발현으로 보일지 모르나 가난, 타인에 의한 학대 등 삶의 정황 속에서 일어난 하나의 보호막이거나 행동이다. 의식적으로는 개인이 자신에게 자연스럽게 일어난 행동들을 한다고 느낄지도 모르나 잠재의식적으로는 다른 얘기가 된다. 갈등은 잠재의식 영역에서 일어난다. 무엇인가 문제가 있다고 의식하면서도 그 갈등의 원인을 알지 못하는 정신적인 혼란을 야기한다. 현대사회에서 일어나는 대부분의 정신적인 문제들은 이런 유형이다. 개인이 실제로 하는 행동과 잠재의식이 진실로 원하는 것 사이에는 갈등이 있다. 그러므로 야마와 니야마는 구분 없이 누구에게나 적용될 수 있다. 독자들은 이 야마와 니야마를 비실용적이라거나 심지어는 조금 '무겁게' 느낄 수도 있을 것이다. 그러나 당신의 목표는 초월이며 완벽으로의 길임을 기억하라. 당신이 이것들을 조금이라도 지킨다면 당신은 이미 옳은 방향으로 한 발 내딛은 것이다. 아무리 작은 걸음이라도 도움이 될 것이다. 자신이 할 수 있는 그 이상을 목표로 삼지 말고, 천천히 그리고 부드럽게 한 발을 내딛으며 나아가라.

아사나(요가 자세)

전통 라자 요가에서 아사나란 빠딴잘리가 열거한 바처럼 몸을 안정되고 편안한 상태로 이끄는 데 알맞은 좌법들이라고 간략하게 언급되고 있다. 이것은 육체적인 방해 없이 집중과 명상을 수련할 수 있게 한다. 몸과 마음의 밀접한 관계에서 보자면 이것은 모든 명상 수련에서 가장 핵심이 되는 부분이다. 어떤 자세에서든 육체가 조금이라도 불편을 느낀다면 마음은 거기에 묶이게 되어 명상에서 진정한 발전을 기대하기가 힘들다. 그러나 독자도 알다시피, 보통 명상 수련에 적합하지 않은 아사나들도 많이 있다. 이들을 명상용 아사나가 아닌 치료용 아사나라고 부르기로 하자. 그럼에도 불구하고 치료용 아사나 가운데 시르샤아사나, 할라아사나 등은 성공적인 명상을 하는 데 매우 유용하다. 이 아사나들은 규칙적으로 수행할 경우 몸과 마음의 병을 제거해주고 예방해준다. 또 근육을 풀어주고 신경 시스템을 조율해주며 마음의 평온을 이끌어내는 데 도움을 준다. 이런 관점에서 규칙적인 아사나는 명상을 방해하는 여러 요인을 제거하여 성공적인 명상을 돕는다. 또한 좀 더 열의를 갖고 일상의 의무들을 할 수 있도록 해주고 감정적 동요를 줄여준다. 결과적으로 이는 명상을 하는 데 큰 도움을 준다. 이러한 아사나들은 여러 요가책들(예를 들어 비하르 요가학교에서 출판된《아사나 쁘라나야마 무드라 반다*Asana Pranayama Mudra Bandha*》)에 언급되어 있다. 독자들은 이러한 책 중 하나를 참고하여 아사나들의 세부 설명과 혜택들을 알고 그것들을 매일 수련할 것을 진심으로 권장한다. 특히 이 책에 나와 있는 명상 자세에 관한 장을 참조해야 한다.

쁘라나야마(생명에너지 조절)

쁘라나(prana)라는 단어는 요가에서 자주 사용되고 있지만 대다수의 사람들은 그 뜻을 제대로 이해하지 못하고 있다. 그것은 생기 또는 바이오 에너지라고 정의할 수 있다. 좀 더 자세한 정보를 얻고 싶은 독자는 쁘라나야마에 대한 부분을 참조한다. 그것을 통해서 물질과 마음은 의식과 연결된다. 이 생기라는 매체가 없다면 의식은 마음을 통해 외부 세계에 그 자신을 표현할 수가 없다. 그러므로 쁘라나 흐름을 조절하는 것은 마음을 조절하는 데 도움을 주며 명상의 길을 따라갈 수 있도록 이끌어준다. 쁘라나야마의 많은 수행법들이 성취하고자 하는 것은 바로 이런 종류의 조절이다.

그런데 요가에 입문하는 많은 초보자들이 쁘라나야마는 그저 호흡조절에 불과하다고 넘겨짚는 경우가 많다. 쁘라나야마 도중에 호흡이 변화한다는 점에서 본다면 부분적으로 맞는 이야기다. 그러나 그것은 절반에 해당되는 이야기이며, 그것이 쁘라나야마의 주요 목적도 아니다. 쁘라나야마의 목적은 쁘라나의 흐름을 제어하는 것이며 이것은 호흡의 과정과 밀접한 관계에 있다. 이 둘의 관계는 너무 밀접해서 호흡의 조절은 자동적으로 쁘라나의 조절을 야기한다.

쁘라나야마를 행하지 않고도 명상은 가능하지만 성공적인 명상을 위해서는 이를 규칙적으로 수련하는 것이 많은 도움이 된다. 예를 들어 라자 요가에서 디야나(명상)의 전 단계는 다라나(집중)이다. 어떤 대상에 일정 시간 이상 집중할 수 없는 사람에게 디야나는 불가능하다. 일반적인 방법은 눈을 감고 대상 하나를 내면에 시각화해 보는 것이다. 이것도 본질적으로 쉽지 않은데 이유는 모든 정신적 이미지는 흐릿하거나 곧바로 사라져버리기 때문이다.

쁘라나야마는 또렷한 정신 이미지를 오랫동안 지속하는 데에 매우 유용하다. 이는 몸 안에 있는 쁘라나를 재분배해서 마음이 그 이미지들을 더 잘 인식하고 조절할 수 있게 해준다. 쁘라나야마와 그 행법들에 대해서는 《쁘라나 쁘라나야마 쁘라나 비드야*Prana Pranayama Prana Vidya*》에 더 상세히 기술해놓았으므로 독자들은 이 비하르 요가학교 출판물을 통해 더 많은 정보를 얻기 바란다.

쁘라띠야하라(감각 회수)

대다수의 사람들이 깨어 있는 시간의 많은 부분을 외향화된 마음 상태로 보낸다. 다르게 말하면 마음은 대부분 몸 밖에서 일어나는 일들에 사로잡혀 있다. 명상 행법들을 수련할 때 조금이라도 더 성공을 거두고 싶다면 외적인 세계와의 관계에서 마음을 회수하여 외적 환경을 잊어야 한다. 말로는 쉬운 일이지만 마음은 우리가 태어날 때부터 바깥에 관심을 두도록 길들여져서 버릇들이 그렇듯이 고치기가 힘들다. 대다수의 사람들에게 단 1분이라도 눈을 감고 바깥세상을 잊어버리기란 힘든 일이다. 명상 수련 중에 우리는 참여자들에게 수행시간 동안 내내 눈을 감고 있어보도록 한다. 눈을 뜨고 싶은 유혹을 느낄 때마다 자신에게 질문해 보라고 한다. '지금 내 밖에서 내 흥미를 끌 것이 도대체 뭐가 있을까? 난 지금 방 안에 앉아 있고 여기에선 아무 일도 일어나지 않고 있다.' 우리는 거의 반사적으로 외적인 것들에 대해 생각하도록 길들여져 있다. 우리의 알아차림은 쇠가 자석에 달라붙듯 외적인 것들에 끌려가도록 되어있다.

여기서 가장 큰 문제는 마음이 눈이나 귀 같은 감각기관들을 통해 외부의 정보를 끊임없이 받아들이고 있다는 것이다. 마음을 훈련시켜 감각기관들로부터 끝없이 들어오는 자극들의 흐름을 무시할 수 있을 때까지 마음은 진실로 외부세계와 분리될 수 없다. 이것은 자연스러운 과정이다. 왜냐하면 마음은 감각기관들로부터 받는 모든 메시지를 완전히 이해하지도 주목하지도 않기 때문이다. 만약 그렇게 한다면 마음은 결정을 내릴 수 없고 외부세계에 대한 지식을 얻을 수 없다. 마음은 넘쳐나는 정보에 어쩔 줄 몰라 할 것이다. 이것은 마치 한 방에서 50개의 라디오로 50개의 다른 방송을 같은 음량으로 들으려는 것과 마찬가지다. 이런 상황에서는 방 한가운데 앉아서 그 어떤 라디오 채널도 인식할 수 없으며 어떤 라디오 프로그램도 이해하지 못할 것이다. 마음은 그 많은 정보 중 몇 개를 골라서 결정을 내린다.

우리가 해야 할 일은 마음과 소통하고 있는 이 감각 인상들의 선택을 0으로 줄이는 것이다. 실제로 우리는 생각하는 것보다 더 자주 이 일을 한다. 흥미로운 책에 몰입할 때 우리는 자동적으로 주변 환경을 알아차리지 못한다. 시계소리, 다른 방에 있는 사람들의 목소리, 벽난로에서 불이 타오르는 소리 등을 잊는다. 명상, 집중, 그리고 쁘라띠야하라에 있어서 우리가 해야 하는 것은 흥미로운 책이나 마음의 지적 능력을 빼앗는 외적 대상의 도움 없이 우리의 주변 환경에 대한 알아차림을 잊는 것이다. 마음은 몰입되어야 하며 지식화되지 않고 집중되어야 한다.

마음은 개구쟁이 같아서 우리가 바라는 반대로 일을 행한다. 감각적 인상들을 막으려고 하면 할수록 마음은 오히려 이를 증감시킨다. 이와 반대로 우리가 눈을 감고 일부러 마음으로 하여금 외적인 것들에 대해 집중하게 하면 어느 정도 시간이 지난 후 외적인 소리나 다른 외적 자극에 흥미를 잃게 되고 감각적 인상들과 멀어지게 된다. 쁘라띠야하라라고 불리는 이러한 정신적 상태가 바로 명상을 위해 바라는 상태이다. 마음의 이런 특이함은 안따르 모우나라고 불리는 요가 과정에서 활용된다. 이것은 쁘라띠야하라를 성취할 수 있고 명상을 준비하는 뛰어난 방법이다. 이 방법은 명상 행법들에 대한 부분에서 설명된다.

어떤 사람이 얼마나 성공적으로 쁘라띠야하라를 할 수 있는가는 그가 수행시간 동안 편안한 아사나를 유지할 수 있는 능력에 크게 좌우된다. 만일 계속해서 육체적인 불편함을 느낀다면 마음은 고통이나 경직 등에 대한 정보를 주는 감각기관들로부터 오는 자극들을 알아차리게 된다. 이렇게 되면 쁘라띠야하라는 물론 명상 자체도 불가능하게 될 것이다. 그러므로 수행자는 장시간 동안 어떠한 불편을 느끼지 않고 한 자세를 유지할 수 있도록 신체를 단련해야 한다.

이 책에 담긴 많은 행법들은 다양한 신체 부위들에 대한 알아차림, 호흡 과정의 알아차림, 정신적으로 혹은 말로 낸 소리에 대한 알아차림을 체계적으로 반복하는 것을 포함한다. 이것은 부분적으로 마음을 집중시키기 위해서 사용되기도 하지만 마음을 내면에 몰입시켜 저절로 주변 환경들을 잊고 쁘라띠야하라에 이르게 하기 위해서 사용된다. 이것은 마음이 떠돌고 싶어 하는 경향을 조절된 방식으로 충족시켜주며, 순수하게 한 대상에 집중하는 수련을 하는 과정에서 일어날 수 있는 문제들을 피할 수 있게 한다. 만약 마음이 훈련되어 있지 않다면 집중하는 동안 마음은 강압적인 규제들에 반발하려 할 것이며 모든 수련의 성과를 잃게 될 수도 있다.

다라나(집중)

이 시점에서는 마음에 일어나는 모든 외적인 방해요소들이 제거되어 이 단계를 수련할 수 있는 준비가 되어 있어야 한다. 그러나 마음은 여전히 혼란스런 상태에 있으며 여전히 생각 때문에 고통 받기도 한다. 이러한 생각들은 이미 모든 외적 자극들이 차단된 상태이므로 현재와 관련된 것들은 아니다. 이런 생각들은 크게 두 가지로 나뉜다—과거의 기억들이나 미래에 대한 예상들. 어떻게 이런 마음 작용들을 없앨 수 있을까? 바로 다라나 또는 집중을 통해 가능하다.

이 문맥에서 집중이라는 단어는 모든 다른 것은 제외시키고 마음을 오로지 한 대상에 고정시키는 것을 의미한다. 이것이 가능하게 되면 마음은 자동적으로 다른 것을 생각하지 않게 되며, 집중하고자 하는 대상에 완전히 몰입된다. 집중의 대상은 외적인 물체일 수도 있지만 대개는 감은 눈앞에 나타나는 내면의 이미지이다. 외적인 물체에 집중할 때 마음은 더 쉽게 방황하는 경향이 있다. 그러나 내적 이미지를 시각화하기 힘든 사람들에게는 물체에 집중하는 것이 더 유용할 수도 있다. 만약 어느 시간 정도 물체에 집중할 수 있다면(예를 들어 뜨라따까) 나중에는 눈을 감고 그 물체를 내면에서 상상하는 것도 가능할 것이다. 다른 모든 생각을 배제하고 하나의 개념에 집중할 수 있지만 이런 수련은 더 힘들고 집중력이 상당한 수준에 이르러야만 가능한 일이다.

요가적인 집중에서 마음은 한 곳에 단단히 머물러 있지 않는다. 마음의 과정들은 제한받지 않는다. 마음은 하나의 대상을 자각하기 위해 머물기는 하지만 그 대상의 더 깊은 면들을 깨닫는다는 감각으로 이동해야 한다. 마음이 한 대상에서 다른 대상으로 계속 옮겨갈 때 마음은 예전에는 이해할 수 없었던 그 대상의 면면을 깨닫게 된다. 이것은 미술관에 간 사람과 비교할 수 있다. 만약 모든 그림을 빠르게 지나가며 본다면 그는 그림의 세부적인 모습은 아주 조금밖에 보지 못할 것이다. 그렇지만 그가 그림 하나를 30분 넘도록 보고 있다면 더욱 섬세하고 미묘한 부분들도 감상할 수 있다.

높은 수준의 집중력을 가진 사람들조차도 한 대상에 집중하는 것은 결코 쉬운 일이 아니다. 보통의 경우 집중은 좀 더 넓은 범위에서 이루어진다. 예를 들어 책을 읽을 때는 많은 연결된 생각에 집중하거나 많은 물건들에 집중하게 되어 좀 더 쉽다. 한 물체에 마음을 둔다는 것은 훨씬 더 어려운 일이나 집중의 대상에 대한 깊은 통찰에서 얻어지는 이점은 그만큼 더 크다. 하나의 대상에 집중한다는 것이 불가능한 일은 아니다. 그러나 그것은 끊임없는 수련을 필요로 하며, 앞에서 언급한 라자 요가의 첫 다섯 단계를 수련함으로써 모든 정신적 방해요소를 없애야 가능하다. 이러한 기본 수련을 통해 마음이 완전히 정화된 이후에는 어떤 특별한 노력 없이도 집중이 자연스럽게 일어날 것이다.

디야나(명상)

디야나는 사실상 다라나의 연장이다. 빠딴잘리는 《요가 수뜨라》에서 하나의 명상 대상, 즉 집중 대상에 마음이 방해받지 않고 흐르는 것을 명상이라고 정의했다. 다라나와 디야나 사이에는 분명한 차이점이 있다. 다라나에서는 마음이 계속해서 대상 이외의 다른 것들을 생각하려고 하는데 수련자는 집중하려는 대상에 대한 알아차림으로 돌아와야만 한다. 그러나 디야나는 마음이 이미 정복되고 온전히 계속해서 그 대상에 몰입되어 있는 상태이다. 명상에 이르러서야 집중하던 대상의 더 깊은 면들이 그 모습을 드러내기 시작한다. 디야나의 집중의 깊이는 다라나의 깊이에 비해 훨씬 더 크다. 규칙적이고 꾸준한 집중 수련을 통해서 명상은 저절로 그 자신을 현시한다.

사마디(빛나는 의식)

사마디는 디야나가 최상으로 충분하게 확장된 상태이다. 명상의 절정이다. 그것은 4단계로 나뉘어져 있는데, 이들은 마지막으로 요가의 목표, 삶 자체의 목표, 자아실현, 실재와의 합일에 이르기 전에 모두 초월되어야만 한다. 이 4단계는 언어로 도저히 설명할 수 없는, 보통의 경험을 훨씬 뛰어넘는 것이기 때문에 이 책에서는 언급하지 않기로 하겠다. 어쩌면 더 낮은 수준에서 명상에 대해 설명할 때보다 더 말장난을 하게 될지도 모르는 일이다. 그러나 누구든 사마디의 행법적인 측면에 대해 더 알고 싶다면 《자유에 관한 4장*Four Chapters on Freedom*》이라 불리는 빠딴잘리의 《요가 수뜨라》를 참조하라.

빠딴잘리는 사마디에 대해 대상에 대한 의식만 있고 그에 동반하는 마음의 의식이 없는 명상의 상태라고 언급하고 있다. 약간의 부연 설명을 하자면 명상 초기에는 대상의 깊은 실체가 천천히 그 모습을 드러낸다. 그러나 궁극적인 정수는 나타나지 않으며 무엇인가가 그것의 드러남을 막고 있는 듯하다. 그 무엇인가는 사실 수련자 자신의 마음이다. 그것은 대상과 의식 사이의 가리개처럼 작용한다. 그 마음이 갖고 있는 자의식적 본성(self-conscious nature)이 대상의 실체를 의식으로부터 가린다. 이것은 노래를 부르고 있는 사람과 비교해 볼 수 있다. 대부분의 경우 노래 부르는 이가 자신에 대한 알아차림 없이 노래를 부르는 것이 자신을 의식하며 누군가 듣고 있음을 알아차리고 부르는 경우보다 훨씬 더 잘 부른다. 위인들이 자의식을 잊고 몰입할 때 위대한 작품들을 탄생시키는 경우도 어렵지 않게 볼 수 있다. 마음이 방해물을 없앴을 때 높은 수준의 영감은 그를 통해서 빛날 수 있다. 높은 수준의 명상 또한 정확하게 똑같다.

사마디에서는 마음의 자의식이 사라져버린다. 대상과 그것을 인식하는 주체의 특성은 사라지고 그 대상과 주체가 하나가 된다. 대상의 궁극적인 본질이 스스로 자신을 드러내는 것은 이런 경우에서만 가능하다. 만약 그 대상과 주체가 더 이상 다르지 않고 같다면 그 주체는 그 대상에 대한 모든 것을 알아야만 하며, 일어나고 있는 지각 대상, 지각하는 사람, 지각이 모두 하나의 실체가 된다는 것을 알아야만 한다.

총체적인 유추를 해보자. 한 사람이 멀리서 많은 사람들이 모여 있는 것을 본다. 그는 군중과 분리되어 있음을 느낀다. 이것은 마치 우리를 둘러싸고 있는 것들과의 일반적인 관계와 같다. 군중은 무엇인가를 의논하고 있지만 그 사람이 듣기에는 너무 멀리 떨어져 있다. 그와 군중 사이에는 큰 울타리가 존재한다. 울타리는 무슨 이야기가 논의되고 있는지 듣지 못하도록 그를 막고 있다. 그 울타리는 마음이다. 군중이 무슨 이야기를 하고 있는지 알고 싶다면 그는 울타리를 극복하든지 올라가야 한다. 그는 울타리를 올라가서 군중들과 합류하고 무슨 이야기를 나누고 있었는지 알아낸다. 조금 비약하자면 그는 군중과 그들이 공유하고 있던 지식, 그리고 그들이 모인 이유와 하나가 된다. 보는 자가 보여지던 자, 그리고 그들의 관점과 합류하는 것이다. 그들은 하나가 된다. 사마디 또한 이와 같다. 물론 사마디 중 느껴지는 합일감은 언어로 형용할 수 없으며, 우리가 일상에서 느끼는 그 어떤 경험도 초월한다.

사마디 중에 있는 사람을 보면서 우리는 그가 어떤 경험을 하고 있는지 이해하지 못한다. 오히려 그가 앉은 자세로 있으면 잠이 들었다고 느낄 수도 있다. 만약 그가 일상의 의무들을 행하고 있다면 '보통' 생각을 하면서 완전히 보통으로 행동한다고 느낄지도 모른다. 사마디에 있는 사람조차도 자신이 경험하고 있는 깊이를 의식하지 못한다. 그가 사마디 상태를 벗어나 정상적인 알아차림으로 돌아왔을 때 (우리는 아마도 이것을 정상적인 알아차리지 못함의 상태(normal non-awareness)라고 말해야 할 것이다) 그는 깊은 지혜와 평화를 유지하며 일상생활에서 그것을 드러낸다. 한 번 사마디를 경험한 사람은 완전히 변화된다. 그는 보통 이상으로 자신을 고양시켜놓고 모든 것을 완전히 새로운 빛으로 바라본다.

다라나에서 사마디까지의 단계들은 실제로 달성하고 있는 정도에 따라 이름을 달리 붙인 것이다. 수행자가 일정 수준의 발전 단계에 이르면 자동으로 다음 단계로 넘어가게 된다. 아사나나 쁘라나야마 같은 기본적인 단계들에서 하는 것과 전혀 다르지 않은 수련 과정인 것이다. 한 단계에서 다른 단계로의 갑작스러운 변화는 없다. 이 영역들에서 수련자의 진보는 자연스럽고 자발적이다. 스승의 존재가 절대적으로 필요하다고 여겨지는 것이 바로 이 단계들에서다. 수련자의 알아차림이 자신이 통과하고 있는 경험들 속으로 완전히 몰입되었을 때, 오직 스승만이 안전하게 목적지까지 갈 수 있는 길로 그를 안내할 수 있다.

8
다른 형태의 요가

모든 요가의 목표가 명상의 상태를 가져오는 것이라는 점은 이미 설명했다. 그러나 독자는 다른 요가를 배제하고 한 가지 요가만을 수련하려고 해서는 안 된다. 그것들이 보통 요가의 다른 길로 간주된다고 할지라도(길이라고 말하는 것이 더 실제적인 표현이 될 것이다) 요가의 여러 형태는 요가로 가는 다양한 통로인 것이다. 이것은 여러 개의 더 가는 줄로 엮어진 굵은 줄로 비유될 수 있다. 다양한 줄들은 다른 정체성을 가지고 있지만 그것들은 함께 하나의 줄을 형성한다. 같은 방식으로, 요가의 각각의 갈래들은 서로 결합해서 수행하면 명상으로 데려다줄 수 있는 통합된 전체가 될 수 있다.

박띠 요가

박띠는 헌신의 요가다. 일반적으로 신이나 현시된 신 안에 있는 최고의식에 대한 헌신이다. 이들 화현들은 수많은 아바타들이나 유사 이래로 여러 시대에 존재해왔던 끄리슈나, 라마, 붓다, 예수, 모하메드 등과 같은 화신 중의 하나가 될 수도 있다. 자신의 구루가 될 수도 있으며 강한 정서적 느낌을 불러일으키는 그 누구 또는 그 어떤 것이 될 수도 있다. 중요한 점은 박따가 헌신하는 대상이 그와 강한 감정적 연대를 갖고 있어야 한다는 것이며, 실제로 아주 강하여 모든 그의 감정적 에너지가 최고의식의 인격적 형태에 대한 봉사로만 향할 수 있어야 한다는 것이다. 라자 요가와 갸나 요가에서처럼 주의를 비인격적인 의식의 형태에 집중하는 대신에, 자신의 사랑을 더 현실적이고 구체적인 대상에 집중하는 것이다.

우리는 모두 어느 정도 감정적이다. 그것이 인간을 이루고 있는 일부이기 때문이다. 그러나 대부분의 사람들은 이 감정을 억누르고, 이 억눌린 힘은 그들 내면에서 억압되어 쌓이게 된다. 그것은 어느 곳으로든 나와야만 하는데 종종 질병이나 정신 질환의 형태로 나타나기도 한다. 또 어떤 사람들은 감정을 표현하되 힘이 약한 여러 방향으로 드러낸다. 이것은 감정적인 주의를 보내는 대상이 너무 많아 개인에게 헌신할 수 없기 때문에 정신 장애의 원인이 될 수 있다. 그럴 때 개인은 자신의 감정과 헌신을 전적으로 보낼 수 있는 사람이나 무언가를 끊임없이 찾으려고 한다. 이렇게 찾아 헤매는 여정은 인생 전반을 통해 계속된다. 일단 헌신할 수 있는 대상을 찾게 되면, 우리는 더 이상 감정적 문제들을 갖지 않게 되며 반쪽 인생이 아니라 온전한 삶을 살아가기 시작한다.

우리 자신을 헌신할 수 있는 대상을 어떻게 찾을 수 있을까? 사실 우리로서는 찾을 수 없다. 그것이 저절로 스스로를 드러낼 뿐이다. 박띠 요가는 의식적으로 계발될 수 없다는 점에서 다른 요가들과 유일하게 다르다. 이를 통해 강력하고 압도적인 헌신이 자발적으로 일어난다. 그것은 유년기에서부터 전해 내려온 어떤 것일 수 있다. 그러나 한가지 확실한 것은, 요가적 삶을 살게 되면서부터 삶의 목적을 향한 참된 방향을 알아차리지 못하게 하는 정신적 혼란과 산만함이 천천히 줄어들고 헌신이 커지면서, 헌신하는 대상이 안에서부터 자발적으로 그 모습을 드러낸다는 것이다.

박띠 요가는 어떻게 명상의 상태에 이르게 하는가? 그 대답은 헌신을 느끼는 사람은 저절로 자신의 마음에 집중할 수 있다는 것이다. 집중의 정도는 헌신의 정도에 달려 있다. 계속해서 헌신하는 대상에 대해 생각하는 사람은 매우 집중된 상태의 마음을 갖게 된다. 인생의 기복이 줄어들고 마음에 혼란을 일으키는 일이 덜하게 되어 마음이 고요하고 안정감을 회복하게 된다. 또한 계속해서 다른 무언가, 즉 헌신의 대상을 생각하는 사람은 자동적으로 '나-있음'에 대한 알아차림을 잃기 시작한다. 그는 에고에 대한 인식을 잃는다. 만약 이러한 과정이 충분히 오랫동안 지속된다면, 개인은 본질적으로 자신의 개인적인 정체성을 잃게 된다. 이러한 방식으로 명상을 힘들게 하는 저항과 욕망이 자동적으로 감소하게 된다. 그러므로 명상의 대상 자체는 불안과 변덕스러움으로 혼란과 고통을 야기하게 될 그런 어떤 것이나 사람이 아니어야 한다.

이상적으로는 박띠 요가만으로도 높은 명상 상태를 얻을 수 있으며 자아실현까지도 충분히 이룰 수 있다. 다른 어떤 요가도 필요하지 않다. 라자 요가, 까르마 요가 등은 모두 지나치고 넘친다. 그러나 이것은 개인이 전적이고 지치지 않는 헌신의 상태를 지녔을 때에만 해당된다. 대부분의 우리는 거의 이러한 능력이 없다. 우리는 아마도 아주 짧은 시간 동안만 자신에게 집중할 수 있으며 곧 산만해지거나 헌신의 대상에 대한 신심을 잃는 경향이 있다. 만약 이러한 상태가 일어난다면, 박띠 요가만으로는 명상의 상태를 얻을 수 없다. 이때 우리는 다른 요가와 함께 보충해야 한다.

박띠의 단계

박띠 요가는 헌신의 대상이 마음속에 자발적으로 존재하고 에고를 잊게 될 때 가장 강력하다. 이미 설명했듯이 헌신이 강화되고 표현될 수 있는 특별한 방법이 있다. 박띠의 대상은, 항상 그런 것은 아니지만 대개의 경우 전통적으로 현현(顯現)된 모습을 가진 신이다. 그러나 박띠를 표현하는 다양한 방법들을 쉽게 설명하기 위해 다음과 같은 경우를 가정할 것이다. 이러한 방법들은 세속적인 것에서부터 초월적인 것에 이르기까지 감정을 승화시키는 수단으로 모든 종교에 적용된다. 그것들은 다음과 같다.

1. **스라바나**(Sravana): 신의 영광에 대한 이야기를 듣고, 신의 인격적 형태와 연관된 이야기인 **성경**, **코란**, **스리마드 바가바땀** 같은 다양한

경을 읽는 것을 포함한다.

2. **나마 산끼르딴**(Nama Sankirtan): 노래 형식으로 신의 다른 이름들을 계속해서 되풀이한다.
3. **스마라나**(Smarana): 자빠를 수행함으로써 계속해서 신을 기억한다.
4. **반다나**(Vandana): 신에 대한 기도.
5. **아르차나**(Archana): 의식적인 형태로의 숭배. 모든 종교는 이러한 형태의 수많은 의식을 가지고 있다.

박띠 요가의 더 높은 단계에서, 박따는 마치 자신을 신의 종인 것처럼 느끼며 완전히 신의 의지에 복종한다. 그러나 고요함에도 불구하고 이러한 사랑은 에고가 투사된 것이다. 매우 영적이고 순화된 투사임에도 불구하고 이는 에고의 고요함이다. 박따는 형제가 자매를 사랑하고, 사랑하는 사람이 서로 사랑하듯이 사랑에 대한 타고난 욕구로 인해 사랑을 한다. 이것은 여전히 개인과 다른 어떤 것에 기반을 둔 관계이다. 아직도 헌신하는 자와 헌신의 대상 사이에 거리가 있다. 박따가 자아실현을 성취하려 한다면 교차할 수 없는 것처럼 보이는 거리를 극복해야만 한다.

박따가 자아실현을 성취할 때 그는 합일이 된다. 그는 신이 되어 존재의 심연에서 '**나는 신이다**(Aham Brahma Asmi).' 라고 말할 수 있다. 예수 그리스도처럼 "나의 아버지와 나는 하나다."라고 말할 수 있다. 헌신을 통하여 박따는 궁극적인 목표의 바로 앞 단계에 도달한다. 최종 목표에 도달하기 위하여 이 헌신은 초월되어야 한다. 이러한 점에서 박따는 사랑이라는 말의 일반적인 의미로 볼 때—즉 두 대상 사이의 사랑이—더 이상 사랑이 존재하지 않을 만큼 사랑을 많이 넓혀왔다. 그는 하나가 되었고 그래서 사랑 그 자체가 되었다. 이런 점에서 그는 라자 요기나 갸나 요기, 최고의 깨달음을 얻은 사람들과 같이 똑같은 자아실현을 이룬 것이다. 사랑의 길은 궁극적인 지식으로 데려다준다.

영적인 열망을 가진 수련자는 명상의 경험을 목적으로 하고 있는데 박띠, 즉 헌신이 가장 강력한 수단 중 하나라는 것을 깨달아야 한다. 헌신은 명상이 자연적으로 현시되는 마음의 상태에 이르게 한다. 만약 헌신의 대상인 당신의 이쉬따(ishta)를 알지 못한다면, 그것이 스스로를 드러낼 때를 기다리라. 요가를 통해 진화하게 될 때 반드시 나타날 것이다. 어느 날 틀림없이 그것은 자신의 모습을 드러낸다. 아마도 당신이 거의 예감하지 못한 그런 순간에.

까르마 요가

까르마 요가는 단지 일이 아니다. 완전한 알아차림으로 일을 하는 것이다. 그 일의 결과나 소득에 대한 집착을 하지 않고 일을 하는 것이다. 일이 본질적으로 목적이 된다. 어떤 대가나 보상을 얻기 위한 수단이 아니라 완전히 사심 없이 하는 일이다. 그것은 에고에 대한 정체성을 잊은 상태에서 일을 하는 것이다. 그는 단순히 하나의 도구가 된다. 물론 초기단계에서는 단순한 일이다. 그는 여전히 강한 자아를 가지고 있으며, 의식적으로든 무의식적으로든 노력에 대한 결과를 기대하거나 최소한 칭찬과 존중을 받고 싶은 마음으로 일을 인식하고 있다. 그러나 일을 통해서 자신을 잊고, 정신적인 노력을 통해 자신을 잊으면서 점차적이긴 하지만 확실하게 자신의 개성과 자아의 의식으로부터 계속적으로 떨어지게 된다.

까르마 요가에서는, 우리가 살고 있는 현시된 우주에서 최고의식의 완전한 도구가 되는 것을 목적으로 한다. 이 현시는 대개 개인의 변덕과 에고에 의해 완전한 성취를 방해받는다. 자신을 더 이상 행위자가 아닌 단순한 도구로 여길 때, 이 일은 영적으로 된다. 개인은 그의 행동에서 매우 효율적으로 되며 전문가가 된다. 그는 어떤 환경에서도 마음의 평정을 유지한다. 도구가 어떻게 화를 낼 수 있는가? 다른 사람들에 맞서서 반응을 하는 것은 오로지 욕망과 자기중심주의에서 나온다.

이 세기에서 가장 위대한 까르마 요기 중 한 명은 까르마 요가의 모든 이상을 실현했던 마하뜨마 간디(Mahatma Gandhi)이다. 그는 삶에서 행위를 했지만 좋고 싫음 같은 개인적인 화려함 등에 의해 영향을 받지 않았다. 그는 자신의 모든 활동이 단지 우주의 신성한 과정에서 최고의식의 의지에 따라하게 되는 하나의 역할일 뿐이라고 보았다. 그는 단지 하나의 도구였으며 그가 하는 행위의 단순한 목격자였다. 그는 자신의 모든 행위를 인류에 대한 봉사와 신에게로 바쳤다.

까르마 요가는 명상과 어떤 관계가 있을까? 초보 단계에서 그것은 에고를 가진 정체성을 제거하는 가장 강력한 방법이다. 욕망과 정신적인 문제들은 자연스럽게 사라지고, 좋고 싫음은 점차 녹아내린다. 이러한 것들은 모두 명상에 대한 장애물이므로 그것들을 제거하거나 줄이는 것은 더 깊은 명상의 단계로 이끌어준다. 정신적인 문제는 아무것도 하지 않거나 격리되어 있는 것으로 제거될 수 없다. 그때 그것들은 단지 곪아가거나 마음 속 깊은 곳에서 잠자고 있을 뿐이다. 까르마 요가의 수행은 이런 모든 내면의 갈등들을 드러나게 하는 수단이다. 까르마 요가를 수행하는 동안 다른 사람과의 상호작용은 어떠한 개인의 문제들을 드러내도록 하는 확실한 방법이다. 그것들이 드러날 때, 개인은 내향적인 알아차림과 자기암시를 긍정적으로 활용해서 그것들을 제거할 수 있는 적극적인 단계를 취할 수 있다.

또 다른 중요한 점은 까르마 요가의 지속적인 수련이 집중할 수 있는 능력을 계발한다는 것이다. 집중할 수 있는 능력은 어떤 요가를 하든지 간에 명상을 하기 전에 반드시 필요한데, 까르마 요가를 수행하는 동안 집중의 힘이 계발되어 자동적으로 명상을 잘 할 수 있게 된다. 라자 요가나 꾼달리니 요가를 통해 초월을 달성하기 원한다면 집중력을 기르는 것은 매우 귀중한 가치가 있다. 까르마 요가의 더 깊은 단계에서, 일은 저절로 명상이 된다. 행위자의 측면에서 까르마 요기가 하는 행위와 그 대상은 하나가 되며 같은 것이 된다. 이 마음의 상태에서 까르마 요기는 진실로 명상을 하고 있는 것이다.

종종 놓치기 쉬운 까르마 요가의 또 다른 면은 까르마 요가가 의지를 발달시킨다는 것이다. 대부분의 사람들은 의지의 중요성을 간과하곤 한다.

간략히 말해 의지는 조화를 이루고, 동기를 부여하고, 정해놓은 목표를 성취하기 위해 필요한 모든 능력과 행동을 동원하는 능력이다. 까르마 요가에서는 가장 효율적인 방법으로 일을 해서 결과를 성취하게 한다. 이것은 한 개인의 의지력을 발달시키는데, 개인이 자신의 독특한 본성을 경험하고 표현하는 것은 바로 이 의지를 통해서이다. 실제로 자신의 인간적 존재를 확인시켜주는 것은 바로 자신의 의지를 표현할 수 있는 개인의 능력이다. 자신의 본성과 조화를 이루면 이룰수록, 그는 자신의 중심, 자아와 더 가깝게 어우러지는 곳으로 이동해 갈 것이다.

까르마 요가의 진수는 《바가바드 기따》로부터 가져온 다음의 문장으로 요약될 수 있다. "세계는 자기 자신의 활동 범위만큼 열리게 된다. 그러나 이것은 신에 대한 경배로서 행위가 이루어질 때는 예외이다. 그러므로 그대는 모든 행동을 신에 대한 경배로서 하라. 결과에 대한 집착 없이 하라."

딴뜨라에 의한 꾼달리니 요가

이 요가의 체계는 모든 사람에게 존재하는 심령적 센터, 차끄라를 깨우는 데 있다. 차끄라의 기본 체계를 이해하기 위해 독자는 모든 개인의 마음이 다채로운 수준의 섬세함으로 구성되어 있으며, 각각의 더 높은 마음의 단계는 점차로 의식을 실재에 더 가까이 다가가게 해준다는 것을 기억해야 한다. 마음의 각 수준은 심령적 몸 전체에 있는 심령센터, 차끄라와 연관되어 있다. 무수한 차끄라 가운데에는 인간의 평균수준 이하의 지평과 연관되어 있는 것이 있는가 하면, 어떤 것은 더 높은 심령적 · 초의식적인 지평과 연관을 갖고 있기도 하다. 다시 말해서, 우리는 동물적 마음 상태, 즉 본능적 존재 영역과 연관된 차끄라를 갖고 있는 동시에 우리의 세속적 알아차림의 반경을 훨씬 뛰어넘는 숭고한 경지와 연결된 차끄라도 가지고 있는 것이다.

꾼달리니 요가에서는 더 높은 수준의 마음에 이르게 하는 차끄라가 이용된다. 꾼달리니 요가의 목적과 대상은 알아차리지 못하는 수련자가 마음의 더 높은 센터들을 이해할 수 있게 하고, 이런 과정에서 더 높은 센터들과 연관되어 있는 미묘한 능력들을 활성화시키고 일깨우도록 하는 데 있다. 독자는 차끄라를 깨우는 것이 비정상적인 것이며 정상적인 경험을 초월하는 것이라고 생각해서는 안 된다. 우리는 소수의 차끄라만 연결되어 있는 마음의 영역 안에서 삶을 낭비하고 있다.

우리들 대부분은 자신의 욕구를 만족시키기 위해 다른 사람들을 조정하려는 마음의 틀 속에서 인생을 허비한다. 어떤 이들은 이러한 마음 상태에서 시간의 대부분을 보내고, 또 어떤 이들은 적은 시간이나마 이렇게 보내지만 전혀 그렇지 않은 사람도 있다. 이 마음의 수준은 배꼽 주변에 놓여 있는 마니뿌라 차끄라와 연관되어 있다. 우리 모두는 어떤 순간에 인류에 대한 위대한 사랑의 느낌을 경험한다. 대부분의 사람에게는 아주 드물게 일어나는 이러한 경험이 어떤 사람들에게는 거의 지속적인 마음의 상태가 되는 경우도 있다. 이 수준의 마음은 가슴 주변에 있는 아나하따 차끄라와 연관이 있다. 모든 사람에 대해 사랑의 감정을 가질 때는 아나하따 차끄라가 작용하고 있으며, 그에 상응하는 마음 수준에서 생각하고 있다는 것을 의미한다.

더 높은 차끄라들의 비활동성을 극복하고 자극하여 개인이 더 높은 수준의 마음을 경험할 수 있도록 하는 것이 꾼달리니 요가의 근본적인 목적이자 유일한 목적이다. 꾼달리니 요가에서 이러한 심령 센터를 깨우는 기본이 되는 방법은 심령 센터에 대해 깊이 집중하여 그것들에 대한 각성을 부추기는 것이다.

또 아사나, 쁘라나야마, 무드라, 반다와 만뜨라의 반복이 차끄라를 자극하고 깨우는 데 활용된다. 실제로 요가의 모든 방법은 결국 이 차끄라들을 깨우는 것이다. 영적인 열망을 갖고 있다면 더 높은 수준의 마음으로 올라감에 따라서 차끄라가 저절로 깨어난다. 대부분의 다른 요가는 영적인 통로를 통해서 보다 천천히 진보하게 하는 보호 수단을 가지고 있기 때문에 마음에서 정제되지 않은 많은 것들을 제거하기가 쉽다. 이런 점에서 지도

자의 직접적인 지도 없이 미숙한 상태에서 차끄라를 깨워 바람직하지 못한 경험을 할 수도 있는데 이는 매우 위험하므로 늘 피해야 한다.

하타 요가

하타 요가는 주로 몸을 정화하는 수련으로 마음을 고요하게 하고 육체를 단련시킨다. 전통적으로 그것은 샤뜨까르마라고 부르는 그룹으로 다음에 나오는 여섯 가지 행법으로 구성되어 있다.

1. **네띠**(Neti): 코 정화법
2. **다우티**(Dhauti): 소화관 정화법
3. **나울리**(Nauli): 복부 마사지 수련
4. **바스티**(Basti): 장 청소
5. **까빨바띠**(Kapalbhati): 전두부 정화법
6. **뜨라따까**(Trataka): 집중력 향상법

방법적으로는 아사나(자세), 쁘라나야마(생기 조절), 무드라(몸의 자세, 정신적 태도), 반다(에너지 잠금)도 모두 하타 요가로서 분류될 수 있다. 그들 모두가 하타 요가의 고전에 언급되어 있기 때문이다. 하타 요가 안에 포함되는 아사나들은 라자 요가 안에 들어가는 명상 요가보다 훨씬 더 수가 많다. 그들은 몸-마음 복합체에 유익한 영향을 주는 많은 수의 아사나를 포함하고 있다.

하타 요가는 몸 안에 있는 다양한 힘과 시스템을 조절하면 더 높은 마음 상태들을 알아차릴 수 있게 된다는 원리에 기반을 두고 있다. 어떤 식으로든 신경계를 자극하거나 조정하면 마음에 틀림없이 모종의 영향을 줄 수 있을 것이다. 몸에 있는 모든 신경은 직접적이든 간접적이든 뇌에 연결되어 있기 때문이다. 이 점에 대해서는 하등의 의심이 있을 수 없다. 예를 들어 하타 요가의 테크닉은 교감 신경계와 부교감 신경계의 균형을 이루게

해주는데, 이렇게 되면 몸 안의 거의 모든 내장 기관들의 활동에 막대한 영향을 주게 된다. 이 두 신경계는 모두 심장, 폐, 소화기계 같은 여러 다른 기관들과 연결되어 있다.

각각의 시스템은 다른 시스템과 반대되는 작용을 한다. 때문에 어떤 주어진 시간 안에서 내장 기관이 작용하는 상황은 상반되는 두 힘들 간의 하나의 타협점이 된다. 교감 신경계는 외적인 활동을 해내기 위해서 몸 전체를 움직이게 하려는 경향이 있다. 반대로 부교감 신경은 사람을 부추겨서 생각하거나 반조할 수 있도록 내면화시키는 경향이 있다. 이 두 경향의 어느 한쪽으로든 치우치는 것은 명상에 좋지 않다. 누군가 너무 많이 생각한다면 명상은 불가능하다. 누군가의 주의가 계속해서 외부 환경으로만 치닫는다면 이때도 역시 명상이 불가능하다. 이상적인 조건은 두 시스템이 균형을 이루는 지점에 있게 하는 것이다. 하타 요가가 하는 일이 바로 이것이다. 그러나 이것은 하나의 예일 뿐이고, 하타 요가는 다른 수많은 효과들을 가져다준다.

하타(hatha)라는 말에서 **하**(ha)는 이다 혹은 달의 나디를 나타내며, **타**(tha)는 삥갈라 혹은 태양의 나디를 나타낸다. 육체보다 훨씬 더 정묘한 생기적인 몸에는 마치 피가 혈관 안을 흐르듯이 섬세한 채널들을 따라 쁘라나, 즉 생기가 흐르는 수많은 심령적인 통로가 있다. 이다와 삥갈라라는 이 두 개의 독특한 나디는 각각 물라다라 차끄라에서 아갸 차끄라까지 연결되어 있으며, 중간에 있는 모든 차끄라를 서로 교차하며 통과한다.

물라다라에서 아갸 차끄라까지 직통으로 통하는 것은 몸에 있는 가장 중요한 나디로 수슘나라고 불리는데, 꾼달리니가 깨어날 때 이 나디 안을 흐르게 된다. 이다에 흐르는 쁘라나의 흐름과 삥갈라에 흐르는 쁘라나의 흐름이 같을 때 꾼달리니가 자동으로 올라가기 시작한다. 하타 요가는 바로 그 이름이 암시하듯이 이다와 삥갈라 두 나디와 연관이 있다. 하타 요가는 각각의 나디를 흐르는 쁘라나의 흐름에 균형을 잡아주는 것을 목표로 한다. 이런 식으로 꾼달리니가 활성화되어 차끄라들을 자극하면 명상은 자동으로 일어나기 시작한다.

또한 많은 하타 요가 수련들은 점점 미묘해지는 다양한 수준들의 마음 사이에 존재하는 중간 지점인 차끄라를 직접 자극하기도 한다. 가장 낮은 차원으로 차끄라가 현시될 때는 다양한 육체의 기관들과 연결이 된다. 하타 요가는 이 내장 기관들을 자극해서 정화하고 이 기관들의 조건을 향상시켜서 차끄라가 더 쉽게 깨어날 수 있도록 한다. 예를 들면 까빨바띠의 수련은 육체에서 앞뇌를 정화하고 네띠 수련은 콧구멍 위에 있는 후각신경구 안에 있는 신경 연결점들을 자극하는데, 이 연결점들은 아갸 차끄라를 자극하는 주요 지점으로 간주되고 있다. 다우띠 수련은 신체적으로 소화관 전체를 깨끗이 하고, 아나하따 차끄라에 영향을 주는 가슴 부분의 신경들을 자극한다. 나울리 수련은 복부 부분에 메시지를 전달하며 마니뿌라 차끄라에 영향을 끼친다. 이들 차끄라는 곧바로 다른 수준의 마음들과 직결되며 따라서 그들의 각성은 당연히 명상으로 향하게 된다.

하타 요가는 몸을 영혼이 머무는 신전으로 여겨 좋은 상태로 유지시키려고 한다. 그리하여 하타 요가는 명상을 하는 데 심각한 장애물이 될 수 있는 많은 질병과 몸의 이상을 없애는 데 도움을 준다. 고통과 불편함을 느낄 때 어떻게 몸이 그것을 잊고 마음의 평정을 유지할 수 있겠는가? 명상은 신체적으로 건강한 사람에게 훨씬 쉽다. 만약 당뇨, 고혈압, 변비 같은 질병으로 고통을 받고 있다면 아사나와 쁘라나야마 등을 포함하는 하타 요가를 시작하라. 이것은 건강을 얻는 효과적인 방법일 뿐만 아니라 명상으로 가는 길에서 준비단계이다.

여섯번째 하타 요가인 뜨라따까는 종종 하타 요가에서 제외되곤 한다. 모든 다른 행법이 신체적 활동을 필요로 하고, 신체를 깨끗이 하는 것과 연관되는 것과는 달리 뜨라따까는 외부와 내부의 대상을 뚫어지게 응시함으로써 집중력을 발달시키는 데 기여한다. 그러나 만약 하타 요가가 라자 요가의 더 높은 단계로 가는 준비라는 것을 기억한다면, 하타 요가에서 왜 뜨라따까를 포함했는지 알 수 있다. 명상을 하기 전에 집중력을 기르는 것은 절대적으로 중요하다. 집중 없이 명상은 불가능하다. 하타 요가는 꾼달리니 훈련을 위한 준비 단계로 여겨질 수 있다. 몸을 조화롭게 해서 나중에 꾼달리니 요가의 행법으로 열게 될 차끄라들을 자극해주기 때문이다.

요약을 하면, 하타 요가 자체가 명상의 단계로 이끌어 주지는 않지만 수련자가 다른 요가를 통해 더 높은 명상의 단계로 들어가려 할 때 가장 유용하게 활용된다.

만뜨라 요가

만뜨라 요가는 들을 수 있는 영창이나 소리들의 조합을 마음속으로 반복하는 요가이다. 이것들은 단순한 소리 그 이상이다. 즉 명상의 가장 깊은 상태에서 깨달은 성자나 현자들에 의해 수신된 소리의 조합들이다. 특수한 소리의 집합체에 붙여진 이름인 만뜨라는 세대에서 세대로 전수되어 왔다.

수련 초기 단계에서 선택된 만뜨라(대개 구루나 영적 지도자가 줌)는 의지적인 노력과 온전한 알아차림으로 계속해서 반복해야 한다. 이러한 알아차림 혹은 집중은 다른 것을 생각하지 못하게 한다. 결국 꾸준히 헌신적으로 수행을 해나가다 보면 긴장이나 노력 없이도 저절로 반복이 된다. 만뜨라가 자발적으로 스스로를 현시하게 되며 마음에서 하나의 통합된 부분이 된다. 마음이 만뜨라의 소리로 진동한다. 그것은 그 개인 존재의 통합된 부분이 되어 절대적으로 의식적인 노력을 필요로 하지 않게 된다. 매 호흡과 함께 저절로 반복되고 밤이나 낮이나 자동으로 계속된다. 이것은 마음이 진정되고 정신이 집중되기 때문에 명상의 상태로 접근하는 매우 강력한 방법이다. 만뜨라는 보통의 의식 상태와 초의식을 연결하는 통로 역할을 한다.

가장 잘 알려진 만뜨라는 한 음절인 **옴**인데 이것은 모든 소리가 그로부터 퍼져 나오게 되는 소리의 근원으로 여겨진다. 기독교에서의 **아멘**(Amen)과 이슬람의 **아민**(Amin)은 각각 **옴**의 파생어다. 유사하게 이집트 종교에서 최고의 신은 **아몽**(Amon)으로 알려져 있다. 이런 이유로 **아몽**은 종종 파라오의 이름 일부를 이룬다. 예를 들어 **투탕카몽**(Tutankamon), **아멘호텝**

(Amenhotep) 등의 경우다. 힌두교에는 **람**(Ram), **옴 나마 쉬바야**(Om Namah shivaya), **옴 샨띠**(Om shanti) 등과 같이 비슷하게 잘 알려진 만뜨라가 있다. 끊임없는 헌신과 집중으로 반복한다면 만뜨라는 초월을 이끌어내는 가장 강력한 것이 될 수 있다.

딴뜨라 요가

딴뜨라는 요가와 관계가 매우 밀접한 고대(古代)의 체계인데, 사실 요가가 초기 딴뜨라의 한 분파였다는 관점이 널리 받아들여지고 있다. 아사나, 쁘라나야마, 뜨라따까, 요가 니드라와 끄리야 요가 같은 대부분의 요가 수행이 딴뜨라에 설명되어 있으며 이것들은 《우빠니샤드》나 《요가 수뜨라》보다도 몇 세기나 앞서 있다. 실제로 구루 고라크나트(Guru Gorakhnath)나 현자 맛시옌드라나트(Rishi Matsyendranath) 같은 위대한 요가 혁신가들이 《우빠니샤드》의 철학과 딴뜨라 수련들을 단순하게 통합하여 현재 우리가 말하는 요가를 창조했다고 말할 수 있다.

실제 수련에서 요가와 딴뜨라는 목적이 같은데, 그것은 우리가 살고 있는 물질세계를 초월하는 것이다. 둘 다 수련자가 명상 경험을 할 수 있게 해준다. 그러나 여러 가지 방식에서 방법들이 매우 다르며, 어떤 것은 서로 상반되는 것도 있다. 예를 들어 베단따에 기반을 둔 많은 요가들은 수련자에게 성 에너지를 영적 에너지로 승화시킬 것을 권유한다. 그들은 성 에너지를 억압하는 것을 지지하지 않지만 성 에너지를 분명하게 줄이고 성생활을 가능한 조절해야만 한다고 말한다. 이렇게 하면 저장된 에너지를 변형시켜 초월하는 데 활용할 수 있으며, 억압하지 않고도 성에 대한 사람들의 집착을 최소한으로 줄이거나 제거할 수 있도록 도울 수 있다.

프로이트는 삶의 두 가지 중요한 추진력으로 성과 자기보존을 주장했다. 이것은 지나친 단순화가 될 수 있지만, 우리가 그만큼 많은 시간을 성에 대해 생각하고, 성적 상황에 자신을 몰아가고, 실제로 성생활을 하는 것에 헌신하고 있다는 것을 보여준다. 이제는 보다 효과적으로 영적인 방향에서 성 에너지를 쓸 수도 있겠지만, 요기는 비록 성적 합일이 초월의 경험일지라도 높은 단계의 명상에 비하면 매우 낮은 수준이라고 말한다. 그러므로 요가의 이상은, 성을 떠날 수 있다면 더 큰 초월 경험과 은총과 결국에 가서는 합일까지도 얻을 수 있다는 것이다. 할 수 있다면 성을 뒤로 남겨두고 영적 길을 밟는 것으로 마음을 전환하라. 그러면 더 위대한 것들이 올 것이다. 성은 세속 생활에서는 꼭 필요한 일부로 여겨지지만 영적인 길에서는 방해가 된다.

이에 대해 딴뜨라는 무엇이라고 말하는가? 딴뜨라는 거의 정반대다. 영적 알아차림으로 가는 길에서 성적 합일의 초월적 경험을 활용해야 한다는 것이다. 한 쪽 체계가 틀린 것인가? 아니다. 절대로 그렇지 않다! 그들은 초월 경험을 얻는 데 일어날 수 있는 문제를 다른 방식으로 다루고 있을 뿐이다. 목적은 같은데, 그 방법이 다르다. 딴뜨라는 성을 떠나고 싶지 않은 사람들도 수련할 수 있다. 타고난 성격 때문에 그럴 수도 있고 아니면 가족과의 삶에 깊이 관여하기에 그럴 수도 있다. 딴뜨라는 성적 편향을 억누르지 말라고 한다. 성의 힘을 활용해서 초월하라고 한다. 성적 상호작용에만 집중하지 말고 영적 길을 올라가는 데 활용하라는 것이다. 성적인 행동들을 하는 동안 고양된 알아차림을 의식하고 그것을 영적 길을 가는 디딤돌로 사용하라는 것이다. 딴뜨라적 성적 합일 경험을 통해서 그리고 다른 딴뜨라 수련들을 통해서 수련자는 자연스럽게 진화할 것이며 저절로 성에 대한 세속적인 흥미를 잃게 될 것이다. 물론 성행위가 삶에서 마음이 계속 산만해지는 것을 멈추게 하지는 못한다. 그러나 충동이 강하다면 그것을 억누르기보다는 영적인 목적으로 활용하려는 편이 훨씬 더 낫다.

그러나 기억해야 할 것이 하나 있다. 딴뜨라가 무분별한 성적 상호작용을 주장하지는 않는다는 점이다. 실제로 딴뜨라는 성 에너지가 활용될 수 있는 방법에 대해 특별한 규칙을 정해놓고 있다. 예를 들어 타락하지 않은 형태로 **마이투나**(maithuna)라는 딴뜨라의 합일을 수련하는 사람들은 육체의 오르가즘을 허용하지 않고 성행위를 한다. 이것은 상당한 의지력을 필요로 하며 신경을 조절할 수 있어야만 가능하다. 게다가 이 분야의 딴뜨라 수련을 하는 사람들은 구루의 지도하에서만 그것을 해야 한다. 구루는 틀림없이 그들이 자신의 삶을 어떤 방법으로 이끌어 가야 하는지, 그리고 어떤 과정을 통해 영적인 수행을 해나가야 하는지에 대해 엄격한 지침을 정할 것이다.

전반적인 요약

요가의 형태들이 다양하다고는 하지만 대개는 우리가 이미 말해왔던 체계들이 변경된 것일 뿐이다. 예를 들어 갸나 요가는 지식의 요가로, 이성을 통하여 가장 높은 명상 상태, 즉 사마디를 얻는 방법이다. 실제로 그것은 특정한 의미에서 이성을, 실재와 비실재 사이의 판별을 의미한다. 라자 요가에서 야마, 니야마, 아사나, 쁘라나야마 같은 예비 단계들을 거치지 않는다는 점만 제외하면 라자 요가와 매우 가깝다. 라자 요가는 위에서 말한 것들을 마음을 고요하게 하는 수단으로 활용한다. 갸나 요가는 이성에 의해서 마음을 고요하게 한다.

모든 종교들은 신봉자가 그것을 알든 모르든 명상, 즉 초월을 얻는 것을 목표로 한다. 이 주제를 여기서 상세하게 다루지는 않겠지만 몇 개의 예를 들어보자. 기독교, 이슬람, 유대교는 모두 기본적으로 박띠로서 인격신과의 합일을 목표로 헌신하는 신념체계이다. 여기서는 열렬한 기도, 의식, 영창, 명상 등이 마음을 순화시키고 집중시킬 수 있는 방법으로 활용되며, 이런 것들을 통해서 초월 경험을 이끌어 낸다.

불교는 라자 요가나 갸나 요가와 매우 흡사하나 깨어 있음에 더 중점을 둔다. 모든 행동은 지켜보는 자의 관점에서 관(觀)해지는데, 모든 행동과 생각에 대한 알아차림이 고양되어야 한다. 요가에 철학적 배경을 제공한 상키야 철학도 같은 체계를 활용한다. 이념은 우리의 행동을 탈자동화하는 것이다. 대부분은 아니겠지만 우리가 하는 많은 행동들은 완전히 자동으로 행해진다. 여기에 주의는 기울이되 집중은 하지 않을 필요가 있다. 자신의 행동 하나하나를 더 많이 알아차림으로써 우리의 의식은 존재의 새로운 영역으로 열리게 된다. 더 나아가 하고 있는 행동이나 일에 계속해서 주의를 보내기 때문에 마음이 문제나 혐오감, 두려움 등에 너무 깊이 빠져들거나 너무 깊게 생각하지 않게 된다. 끊임없는 알아차림으로 콤플렉스나 걱정이 자연스럽게 사라지는 것이다. 이렇게 해서 개인의 인성에서 그것들이 더 이상 많은 역할을 하지 못하게 된다. 이 모든 것이 삶의 순간순간을 지속된 명상 과정으로 이끌어준다.

힌두교는 사실 하나의 종교가 아니다. 실제로 힌두교는 모든 종교와 요가의 유형들을 망라하고 있다. 말하자면 그것은 종교 전서이다. 모든 다양한 양상들이 명상 상태로 안내해준다. 그러므로 명상이란 모든 종교—우리가 말하지 않은 것들도 포함하여—의 목표로서 결국 자아실현을 이루게 하는 것이다.

명상 준비

9

일반적인 지침과 제안

명상을 위해 준비가 필요하다는 것은 아무리 강조해도 지나치지 않는다. 단지 앉기만 해도 바로 명상에 들어갈 수 있는 사람들이 있는가 하면 극소수의 사람들은 어떤 식으로든 계속해서 명상을 할 수 있는 사람들도 있다. 하지만 대부분의 사람들에게는 적절한 준비가 반드시 필요하다. 적절한 준비 없이 명상을 하면 진전을 보지 못한다. 이런 이유로 다음의 지침들을 잘 따라 해주길 바란다. 진전하게 됨에 따라서 스스로 가장 적절한 준비가 어떤 것인지를 알게 될 것이다. 다음은 대부분의 사람들에게 적절한 가이드이다.

마음을 고요하게 하기

마음이 야생코끼리처럼 이리저리 날뛸 때가 있다. 이럴 때는 자기암시조차도 먹혀들지 않는 듯이 보인다. 마음을 고요하게 하는 뛰어난 방법으로 할 수 있는 한 큰소리로 **옴** 영창을 하는 것이 좋다. 방황하는 경향을 잠재우고 명상 수련을 하는 동안 집중하는 힘을 기르는 데 좋은 방법이다. 입으로가 아니라 마음속으로 강렬한 느낌을 갖고 한다. 그 소리 안에서 자신을 잊고 에고를 잊으라. 몸–마음 전체에서 그 진동을 느껴라. 이렇게 해도 마음이 고요해지지 않으면 그 어떤 것도 안 될 것이다. 하지만 **옴** 영창 하나만으로도 매우 강력한 명상 테크닉이 될 수 있다.

규칙성과 헌신

명상하는 첫날 명상 경험이 일어나리라는 기대를 하지 마라. 그저 규칙적으로 꾸준히 수련하라. 실제로 어떤 경우 마음이 침체되어 시간낭비만 하는 것은 아닌가, 애매한 어떤 것에 빠져 있는 것은 아닌가 하고 의심하게 될 때도 있다. 헌신을 다하여 초월적인 명상 경험이 자신에게 오게 해야 한다. 궁극적인 목적은 명상을 하면서 은총과 기쁨이 자발적이고 억제되지 않은 상태로 흐르게 하는 것이다. 자신의 온 삶이 명상적인 경험이 되는 것이다. 이것이 특별한 시간을 내어 특정한 장소에 앉아 명상을 하는 목적이다.

적절한 수련 장소

명상을 수련하기 위해서는 매일 같은 장소를 사용하라. 정결해서 고요를 이끌어낼 수 있어야 한다. 공기가 맑아야 하며 바람이 없고 건조한 것이 좋다. 바닥에는 담요나 깔개를 깐다. 명상을 하는 동안 가능한 바깥에서 오는 자극들을 줄일 수 있는 곳이 좋다. 그런 점에서 창문으로 다른 것을 볼 수 없는 방의 조용한 구석 쪽이 좋다. 선풍기 아래에서는 하지 않는다. 가능하다면 2미터 정도 반경 안에 가구나 다른 물건들이 없도록 한다.

시간

아침에 일어나서 그리고 잠자기 전이 명상을 하기에 최적의 시간이다. 가장 좋은 시간은 아침 4시에서 6시 사이다. 이때는 브라흐마무후르따(brahmamuhurta)의 시간으로 특히 명상으로 이끌어주는 시간대이다. 가벼운 다과를 들었으면 최소한 1시간에서 1시간 반 정도 지난 후, 식사를 한 후에는 4시간이 지난 후에 명상을 한다. 식후에는 위장이 소화를 하는 것에 주의가 많이 가게 되기 때문이다. 너무 많이 먹지 말고 적당히 먹도록 한다.

규칙적으로 명상을 하는 것이 매우 중요하다. 자신에게 적절한 시간을 정해놓는다. 아침 6시에서 8시까지라든지 저녁 8시에서 10시까지라고 정한 다음에는 엄격하게 이 시간을 지킨다. 매일 30분 정도 하는 것으로 시작해서 천천히 시간을 늘려나간다.

잠의 극복

아침에 일찍 일어나는 습관이 되어 있지 않은 사람들은 잠에 떨어질 때가 많을 것이다. 잠자지 마라. 괜히 일찍 일어나는 헛수고를 하고 시간낭비만 하는 것이다. 자고 싶으면 차라리 더 자라. 잠을 이기는 방법들이 많이 있는데 우선은 저녁에 일찍 자는 것이다. 다른 방법은 명상을 하기 전이나 명상을 수련하는 중에 잠이 올 경우 샤워를 하거나 세수를 하는 것인데 두 가지를 다하는 것도 좋다. 또 다른 방법으로는 자기암시가 있다. 명상 수련을 하기 전에 잠을 자지 않겠다고 스스로에게 다짐한다. 그리고는 하루 중에도 종종 결심을 반복하여 잠을 자지 않겠다는 결심이 잠재의식 깊은 곳에 각인되게 한다.

명상을 하고 난 후에 시작했을 때보다 더 피곤하다면 자신이 너무 애를 쓰고 있다는 것을 알려주는 것이다. 아마도 마음과 싸우고 있는 것이다. 명상은 기쁨을 주는 원천이 되어야 한다는 것을 명심하라. 기쁨을 주는 어떤 것이 피곤할 수는 없다. 자신의 본성과 어우러지지 않은 것들이 불행을 야기하며 피곤하게 하는 것이다. 그러므로 명상을 하고 나서 무기력하거나 피곤함을 느낀다면 부정확하게 수련을 하고 있지는 않은지 살펴봐야 한다.

이완

명상을 할 때 일어나기 쉬운 가장 큰 장애는 육체적인 긴장이다. 몸이 어떤 고통 속에 있거나 경직 혹은 긴장하고 있다면 알아차림이 몸에 가 있기 쉽다. 몸을 초월해서 명상 경험을 할 수 있는 능력이 생기기란 불가능하다.

몸을 체계적이고 간단하게 이완할 수 있는 뛰어난 방법은 얼마 동안 몸을 최대한 긴장한 후에 그 긴장을 풀어주는 것이다. 이것은 상반된 것처럼 보이기도 하지만 독자가 스스로 해보면 자신이 더 깊은 이완상태를 경험하게 된다는 것을 진실로 알 수 있다. 탄력 밴드와 비교해 보라. 탄력 밴드를 충분히 당겼다가 놓으면 보통 당기기 전의 길이보다도 더 짧아진다. 즉 고무에 있는 모든 긴장이 최소한으로 줄어들게 된다.

근육도 똑같으므로 짧은 시간 동안 가능한 많이 긴장을 했다가 풀어주도록 한다. 그러면 평상시보다 더 이완이 될 것이다. 근육은 극도로 긴장한 후에 반대의 경우를 경험하게 된다. 몸의 모든 부분이 차례로 긴장되어야 한다. 바닥에 누워서 하는 것이 가장 좋은데, 다리부터 시작해서 하나씩 차례대로 할 수 있는 한 오랫동안, 그렇다고 너무 힘들지는 않게 긴장을 한다. 그런 다음 20초 정도 충분히 이완한다. 같은 과정을 팔, 주먹, 다리, 배, 어깨까지 하고, 마지막으로 몸 전체를 한다. 그런 다음 몸을 몇 분 정도 이완하고 명상 수련을 시작한다.

일반적인 장애들

명상을 하는 과정에서는 다양한 장애들이 일어날 수 있는데, 이미 말했던 것처럼 주요 장애는 육체적 · 정신적인 혼란이다. 많은 육체적 질병들은 아사나나 다른 요가 테크닉들에 의해서뿐만 아니라 명상을 열심히 함으로써 제거될 수 있거나 완화될 수 있다. 이 책에서는 아사나에 대해 설명하지 않는다. 스와미 싸띠아난다가 지은《아사나 쁘라나야마 무드라 반다》를 참고하면 좋을 것이다.

질투, 증오, 자만, 이기심, 초조함 등 모든 타입의 정신적인 혼란은 다양한 방법으로 뿌리 뽑을 수 있다. 자기암시와 함께 야마와 니야마에서 이미 말했던 방법들이 매우 효과가 있다. 정신적 혼란들은 5장에서 설명한 방법들을 충분히 계발한다면 자동으로 사라지게 될 것이며, 삶에서 자신의 역할과 몸-마음에서뿐만 아니라 의식의 중심에 이르기까지 자기 동일시가 제거된다. 이런 방식으로 몸과 정신의 혼란뿐만 아니라 외적인 것들에 영향을 받는 일도 줄어들거나 없어지게 될 것이다. 이렇게 하는 것은 새롭게 동일시를 완성해내는 정도에 달려 있다.

우울한 상태에 대해서는 어떠한가? 이것도 위의 방법들에 의해서 뿌리

뽑을 수 있다. 다른 좋은 방법으로는 임시방편이기는 하지만 30분 정도 할 수 있는 한 크게 옴 영창을 하거나 아니면 산과 들을 걷는 등 자연과 교감하는 것이다. 이들은 모두 놀라운 치유방법들이다.

분노도 명상에서 흔히 일어나는 장애이다. 그 뿌리는 에고이즘이며 일상에서 벌어지는 일들과 동일시하는 데서 일어난다. 자기 동일시의 방법을 수련하거나(5장 '마음을 다시 프로그래밍하라'를 보라) 자신이 존재 전체의 일부라는 것을 느끼도록 한다.

의심도 명상의 장애가 된다. 대개 초월적인 경험을 하기 전에 명상이 헛된 장난일지도 모르며 그 끝을 결코 알 수 없는 어떤 것이라는 의혹 때문에 종종 마음이 방황하게 된다. 만일 마음이 이런 마음 상태를 느끼고 있다면 위대한 성자들에 관한 책이나 자신들의 명상 경험을 간곡하게 전해주는 책들을 읽으라. 그들의 책을 통해서 열정과 경외심을 발견하게 될 것이며, 앞에 놓인 위대한 초월적 경험들에 대한 자신의 믿음을 다시 견고하게 할 수 있을 것이다.

정신적인 혼란을 없애는 데 이 책에서 제시하는 방법들을 활용하거나 아니면 자신만의 테크닉을 개발하라. 이런 방식으로 명상을 하면 어떤 커다란 장애가 오더라도 제거하게 될 것이다. 어떤 경우는 원인도 모르는 채 혼란을 경험하게 되는데, 이것은 무의식적인 갈등, 두려움, 콤플렉스 등이 원인이다. 명상은 이런 문제들을 인식해서 없애는 하나의 방법이다. 그러나 동시에 이런 깊은 문제들로 혼란을 느낄 때 처음부터 명상을 하는 것은 사실 어렵다. 이런 어려움을 제거하기 위해서 처음에는 자기암시를 통해 잘 알려진 혼란을 제거하는 데에 노력을 기울여야 한다. 이렇게 하면 마음이 조금 더 이완될 것이다.

비록 명상 자체는 불가능하더라도 마음의 깊은 부분들이 의식의 장으로 떠오르는 것을 인식할 수는 있게 된다. 의식의 장으로 떠오르는 것들이 더 깊은 갈등일 때가 있는데, 일단 갈등, 공포들이 인식되면 자기암시를 통해서 제거할 수 있다. 그것은 서로 연결된 과정이어서 마음을 정화하면 할 수록 명상을 더 잘 할 수 있게 될 것이다. 다시 말하면 명상에 더 가까이 갈수록 혹은 마음의 더 깊은 면들을 볼수록 더 뿌리 깊은 콤플렉스를 없앨 수 있게 되는 것이다. 더욱 깊이 마음속으로 잠수해 들어갈수록 문제들은 줄어들게 되고, 결국 초월이 일어나게 될 것이다. 명상을 할 때뿐만 아니라 영구적인 기반으로 남아 있게 될지도 모른다.

생각

목적은 결국 이성적인 생각을 초월하는 것이다. 이것이 일어나야 명상이 일어난다. 명상의 목적은 더 깊은 마음속으로 잠수해 들어가는 것이며 이성적인 영역을 넘어서는 것이다. 그러므로 명상수련을 할 때는 할 수 있는 한 지적화되지 않도록 해야 한다. 다만 수련을 하기 위해 필요한 정신적인 행동을 따르도록 한다. 안따르 모우나를 수련하는 것은 예외이다. 안따르 모우나의 어떤 단계에서는 실제로 이성적인 마음을 써야 할 때가 있지만 그 경우에도 결국에는 지성을 초월하는 것이 목적이다.

집중 대상

어떤 것도 대상이 될 수 있다고는 하지만 일반적으로는 깊은 의미를 갖거나 개인적으로 중요성을 갖는 것이 더 깊은 집중을 이끌어내는 것으로 알려져 있다. 마음이 고정되기 쉬울수록 다른 생각들로 방황하는 일이 줄어들게 된다. 집중 대상이 하찮게 느껴지거나 중요성이 없으면 마음은 필시 방황하게 될 것이며 억지로 집중하려고 애쓰는 일이 벌어질 가능성이 많다. 이렇게 되면 정신적으로 긴장하게 되고 결국 명상을 하지 못하게 된다.

명상 대상은 분별력을 갖고 선택하는 것이 좋다. 신의 형상을 명상하고 싶을 수도 있다. 기독교를 믿는 나라에서 태어났다면 예수나 기독교와 연관된 다른 형상에 집중하는 것이 더 나은 효과를 얻을 수 있다. 아시아인이라면 힌두이즘이나 이슬람의 화신 중 하나에 집중하는 것이 더 이로울 것이다. 이것이 꼭 지켜야 하는 단단한 규칙은 아니다. 수많은 예외가 있을 수 있다. 영국인이지만 붓다를 이상적인 집중 대상으로 할 수도 있는 것이다. 각자가 자신의 배경을 잘 살펴서 경험적으로 어떤 대상이 자신에게 최상인지를 발견해내야만 한다. 어쩌면 어떤 특정한 신의 화현과 하나가 되는 것을 느끼고 싶을지도 모른다.

집중 대상이 반드시 화신이 될 필요는 없다. 어떤 사람이나 어떤 것도 대상이 될 수 있다. 그러나 다시 말하는데 마음이 자동으로 그것과 하나가 되기 쉬운 것이 더 좋다. 예를 들면 십자가, 음양 상징, 옴 상징, 꽃, 달, 촛불도 좋다. 다시 강조하면, 마음이 자동적으로 이끌리는 것, 마음이 노력을 들이지 않고도 자발적으로 집중하게 되는 것이 중요하다.

종종 자신이 그 어떤 것에도 별 매력을 느끼지 못한다고 생각하는 사람들이 있다. 그러나 어떤 특별한 대상을 요구하지 않는 다양한 명상들을 수련한 후에 마음을 바라보는 동안 비전이나 이미지의 형태로 그 모습이 드러나는 경우를 갑자기 경험하기도 한다. 이런 상징은 더 깊은 마음에서 의식의 영역으로 떠오른 것이다. 이런 이미지를 알아차리게 되면 강렬하게 영향을 받게 된다. 자신에게 매우 중요한 어떤 것임을 즉각 알게 되는 것이다. 어쩌면 예전에는 그 대상이 전혀 의미 없는 것이었을 수도 있다. 그 대상의 형태가 자신의 문화나 삶의 방식과는 너무 동떨어져 놀랄 수도 있다. 이런 일은 매우 빈번히 일어나는데 이런 상징은 명상 대상으로 채택되어야만 한다. 내적으로 명료한 이미지를 보는 힘을 점차 계발하기 위해서, 필요하다면 그림을 그려 그것에 뜨라따까를 행할 수도 있다.

처음엔 선택한 대상에 마음을 고정시키는 것이 어려울 수도 있지만 수련을 거듭하면서 점차 쉬워질 것이다. 오직 인내와 꾸준함만이 필요하다. 방법을 터득하고 습관이 들면 그 대상 자체에 집중하게 되며 다른 방향으로 흩어지지 않게 될 것이다. 일반적으로는 구체적인 대상이 마음을 집중하게 할 때 가장 효과적이라고 하지만, 사랑, 자비, 무한, 영원, 존재, 의식 등의 경우처럼 미묘한 개념들도 집중의 대상으로 사용할 수 있다.

10

명상 자세

모든 명상 자세들의 주목적은 수련자가 편안하게 긴 시간 동안 고요하게 앉아 있을 수 있게 하는 것이다. 상급 명상 단계에서는 몇 시간 동안 한 자세로 어떤 불편함도 느끼지 않고 편안하게 앉아 있어야 할 때가 있다. 실제로 몸이 움직이지 않고 고요할 때에만 깊은 명상이 일어난다. 열거된 아사나들은 수련 후에 어떤 긴장과 불편함 없이 오랫동안 유지될 수 있는 것들로, 다른 아사나들은 이런 이점이 없다. 게다가 이 명상 자세들은 척추 기둥을 곧게 하고(깊은 명상의 선행 조건) 의식적인 노력 없이도 안정감 있는 자세로 몸을 계속 유지하게 해준다. 의식적인 노력은 깊은 명상의 효과에 해로우며 이럴 때 수련자는 몸의 근육을 조절하지 못하게 된다.

처음으로 명상 수련을 시작하는 사람들은 먼저 쉬운 자세로 앉을 수 있다. 그러나 점차로 연꽃 자세나 싯다아사나 같은 고전적인 명상 자세로 바꾸어가는 것이 좋다. 다리가 굳어 있거나 체력을 저하시키는 병을 앓아 약한 사람들은 필요한 경우에 의자에 등을 기대고 앉거나 딱딱한 침대에 누워서 명상을 수련할 수 있다. 앉아 있는 자세를 할 때 자신을 바위처럼 단단한 것이라고 상상하라. 자신의 아사나에 꾸준히 매진할수록 마음은 더욱 집중이 잘 된 상태가 될 것이다.

1년 정도 규칙적으로 수련을 하고 나면 틀림없이 성공적으로 해낼 수 있을 것이며 한 번에 3시간 정도는 앉을 수 있게 된다. 몸이 뻣뻣한 사람들조차도 수련을 늦추지만 않는다면 결국 연꽃 자세로 앉을 수 있게 될 것이다. 이런 사람들에게는 자세를 유연하게 하는 과정을 빠르게 단축시킬 수 있으므로《아사나 쁘라나야마 무드라 반다》에 있는 **빠완묵따아사나** 1, 2, 3과 명상 준비 아사나를 추천한다. 매일 1분씩 앉아 있는 자세를 늘려나가야 한다. 온전히 편안하게 연꽃 자세로 앉아 있을 수 있는 능력은 몸의 유연함뿐만 아니라 마음의 상태에도 달려 있다. 수련자가 스스로 자신이 언젠가는 온전하고 편안하게 연꽃 자세로 앉을 수 있다는 것을 믿는다면 그런 마음 자체가 몸을 준비하는 데 도움이 될 것이다.

고전적 명상 자세에는 빠드마아사나(연꽃 자세), 싯다아사나(남성을 위한 성취 자세), 싯다 요니 아사나(여성을 위한 성취 자세), 수카아사나(쉬운 자세)가 있다. 수카아사나, 아르다 빠드마아사나(반 연꽃 자세)는 초보자들을 위한 단순한 명상 아사나들이다. 또한 명상 수련할 때 주의 깊게 할 수 있는 부수적인 아사나로서 바즈라아사나(번개 자세), 바드라아사나(자비로운 자세), 샤바아사나(송장 자세)가 있다. 우리는 이 장에서 비빠리따 까라니(역전 자세), 나다누산다나아사나(심령적 소리를 발견하는 자세)를 함께 소개했는데 비록 그것들이 기본적인 명상법들에는 적당하지 않지만 어떤 특별한 명상 수련에서 활용되기 때문이다.

고전적인 아사나들은 대개는 다음 장에서 그림으로 소개되고 있는 친 무드라나 갸나 무드라와 함께 수련된다.

주의 사항

어떤 식으로든 아사나로 앉을 때 부적절한 힘을 쓰거나 긴장하지 않는다. 명상 아사나로 앉은 뒤 얼마 후 다리에 심한 고통이 느껴진다면 천천히 다리를 풀고 마사지를 해준다.좌골 신경통이나 천골 감염으로 고생하는 사람들은 고전적이고 단순화된 명상 자세들을 수련하지 말아야 한다. 이런 사람들은 바즈라아사나, 바드라아사나, 샤바아사나를 하는 것이 좋다.

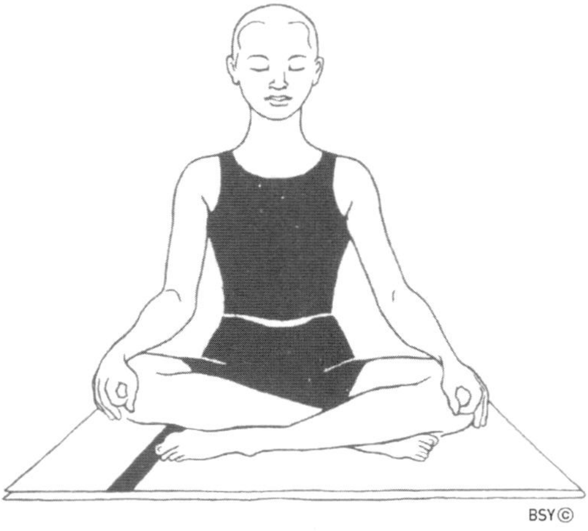

수카아사나(쉬운 자세)

몸 앞으로 다리를 뻗고 앉는다.

오른쪽 발을 왼쪽 허벅지 아래에 놓는다.

왼쪽 발을 오른쪽 허벅지 아래에 놓는다.

손은 무릎 위에 놓고 친 무드라나 갸나 무드라를 한다.

머리를 들고 목과 등을 반듯하게 펴되 긴장하지 않는다. 눈은 감는다.

몸 전체를 이완한다. 팔도 이완되어 있어야 하며 곧게 뻗어 있지 않아야 한다.

효과: 수카아사나는 어떤 고전적인 자세로도 앉는 것이 어려운 초보자들에게 이상적인 명상 자세이다. 일단 다른 명상 자세 중 어느 하나를 편안하게 할 수 있게 되면 수카아사나는 하지 않는다.

수련 참고: 수카아사나는 싯다아사나나 빠드마아사나로 오랫동안 앉은 후에 활용될 수 있는 이완을 위한 자세이기도 하다. 수카아사나가 비록 가장 단순한 명상 자세라고 해도 무릎이 땅에 가깝거나 닿지 않는다면 장시간 유지하는 것이 어렵다. 그렇지 않으면 몸무게의 대부분이 엉덩이에 의해 지탱되기 때문에 등에 통증이 생기게 된다. 다른 명상 아사나는

더 넓고 더 안정감 있게 몸을 지탱해준다.

변형: 극도로 경직되어 있는 사람들은 다리를 교차시켜 벨트나 천으로 무릎과 뒤 허리 주위를 묶은 채 앉아서 명상을 한다.

허리를 곧게 펴고 유지한다.

육체의 균형에 집중한다. 몸의 오른쪽과 왼쪽의 균형을 맞춘다. 가볍고 멍한 느낌이 경험될 것이다.

자세를 유지하는 동안 손은 무릎 위에 놓고 친 무드라나 갸나 무드라를 한다(11장을 보라).

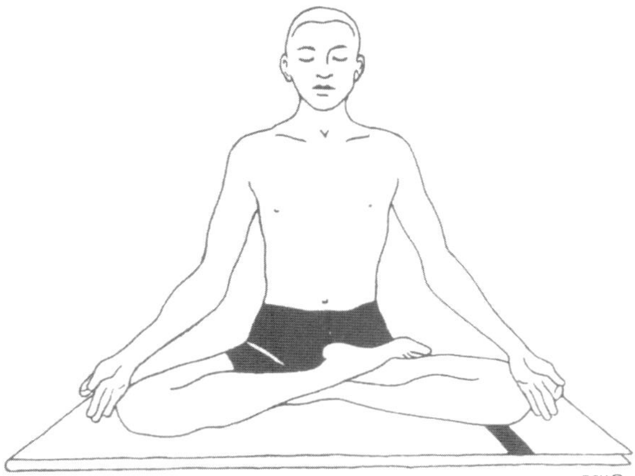

아르다 빠드마아사나(반 연꽃 자세)

다리를 몸 앞으로 뻗고 앉는다.

한쪽 다리를 구부려 발바닥을 반대편 허벅지 안에 놓는다.

다른 쪽 다리를 구부려 반대편 다리의 허벅지 위에 놓는다.

애쓰지 않고 위쪽 뒤꿈치를 가능한 한 아랫배에 가깝게 놓는다. 자세를 조정해서 편안하게 한다.

손을 무릎 위에 놓고 친 무드라나 갸나 무드라를 한다.

등을 펴고 목과 머리를 곧추 세운다.

눈을 감고 몸 전체를 이완한다.

효과: 빠드마아사나와 같지만 완화된 수준이다.

수련 참고: 이 명상 자세는 연꽃 자세를 거의 할 수 있으나 최종 자세를 할 수 없는 사람들이 수련할 수 있다. 수카아사나보다는 더 좋은 상태에서 수련된다.

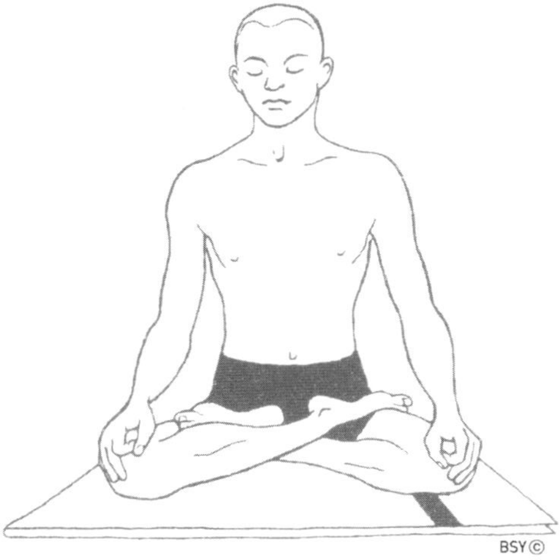

빠드마아사나(연꽃 자세)

다리를 앞으로 뻗고 앉는다.

한쪽 다리를 구부려 발을 반대쪽 허벅지 위에 올려놓는다. 발바닥이 위로 오게 하고 뒤꿈치는 골반 뼈와 닿는다.

다른 쪽 다리를 구부려 발을 반대쪽 허벅지 위에 올려놓는다.

효과: 빠드마아사나는 몸이 오랫동안 완전하고 안정감 있게 멈추어 있을 수 있게 한다. 다리는 단단한 기반이고 몸통은 기둥처럼 유지한다. 몸에 안정감이 있기 때문에 마음이 고요해진다. 이런 안정감과 고요함은 진정한 명상을 향한 첫 발자국이다. 빠드마아사나는 쁘라나의 흐름을 회음부에 있는 물라다라 차끄라에서 머리에 있는 사하스라라 차끄라까지

이끌어 올려 명상 경험의 수준을 높여준다. 이 자세는 신경계에 이완 효과를 주는 아래쪽 척추에 압력을 실어준다. 호흡은 느리고 근육의 긴장은 감소되며 혈압은 진정된다. 대개는 다리로 가는 많은 양의 피의 흐름을 복부로 되돌리기 때문에 미골 신경, 천골 신경이 조화롭게 된다. 이런 활동은 또한 소화 과정을 자극한다.

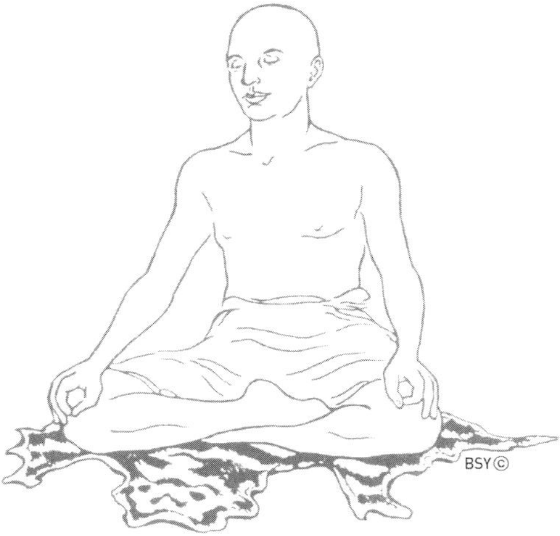

싯다아사나(남성을 위한 성취 자세)

다리를 앞으로 뻗고 앉는다.

오른쪽 다리를 구부려 발바닥을 왼쪽 허벅지 안쪽에 대고 뒤꿈치로 항문과 성기 사이의 회음부를 누른다.

왼쪽 다리를 구부려 왼발을 오른쪽 종아리 위에 놓는다.

성기 곧바로 위에서 왼쪽 발뒤꿈치로 골반을 누른다.

발가락과 이 발의 다른 쪽 가장자리를 오른쪽 종아리와 허벅지 근육 사이로 밀어 넣는다. 오른쪽 다리를 움직여서 다리를 다시 조정한다.

오른쪽 발가락을 잡아서 왼쪽 종아리 위나 아래쪽에서 왼쪽 허벅지와 종아리 사이의 공간 안으로 위로 움직여 넣는다.

다리는 땅에 무릎이 닿은 상태로 잠겨 있어야 하며 오른쪽 뒤꿈치 곧바로 위에 왼쪽 뒤꿈치가 놓여야 한다. 척추는 마치 땅에 뿌리를 내린 듯이 견고하게 곧게 세운다.

효과: 싯다아사나와 싯다 요니 아사나는 결실이 있는 긴 명상을 위해서 필요한 만큼 척추를 안정감 있게 유지할 수 있는 명상 자세들이다. 이 두 가지 아사나는 성적으로 관련이 있는 두 종류의 심령적인 근육 조임(물라 반다와 바즈롤리 무드라)을 자동으로 활성화시켜서 성 신경의 충동을 척추를 따라 뇌로 되돌려 올려보낸다. 그것들은 수련자가 성적인 충동을 조절할 수 있게 해주며, 브라흐마차리야를 유지해서 성적인 에너지를 영적인 목적으로 끌어올리게 하거나 감각적인 성기능을 더 잘 조절할 수 있는 힘을 갖게 해준다. 싯다아사나와 싯다 요니 아사나는 전 신경계를 고요하게 하는 효과가 있다.

수련 참고: 싯다아사나는 어느 쪽 다리를 위로 놓아도 괜찮으며 친 무드라나 갸나 무드라를 하고 수련할 수 있다. 많은 수련자들이, 특히 초급 수련자들이 쿠션으로 엉덩이를 조금 받치면 오랫동안 싯다아사나를 유지하는 것이 더 쉽다는 것을 발견한다.

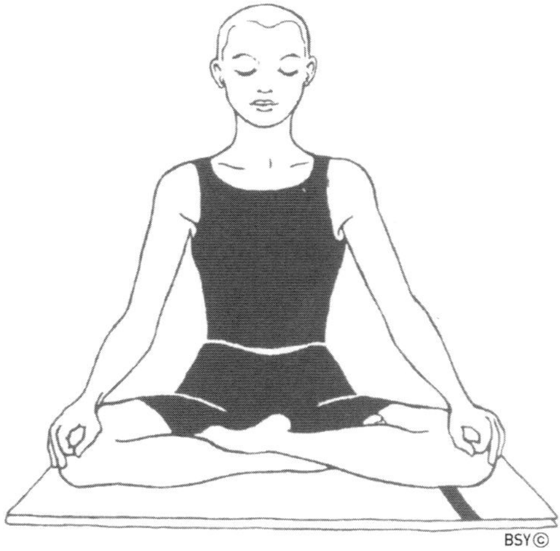

싯다 요니 아사나(여성을 위한 성취 자세)

다리를 앞으로 뻗고 앉는다.

오른쪽 다리를 구부려서 발바닥을 왼쪽 허벅지 위쪽에 댄다.

발뒤꿈치를 질의 대음순 안쪽에 놓는다. 왼쪽 다리를 구부려 발을 오른쪽 종아리와 허벅지 맨 위에 놓는다.

오른쪽 발가락들을 종아리와 허벅지 사이의 공간 속으로 끌어올린다.

마치 땅에 뿌리를 내린 듯이 척추를 충분히 곧게 세운다.

효과: 싯다아사나와 같다.

수련 참고: 이 자세는 어느 쪽 다리를 위로 해도 괜찮으며 속옷을 입지 않고 최상으로 수련할 수 있다. 항상 갸나 무드라나 친 무드라와 함께 결합해서 수련한다. 많은 수련자들이 특히 초기에 오랜 시간 명상할 때 엉덩이 밑에 낮은 쿠션을 받치면 수련이 더욱 쉬워진다는 것을 알게 된다.

스와스띠까아사나(행운 자세)

다리를 앞으로 뻗고 앉는다.

왼쪽 다리를 구부려 오른쪽 허벅지 근육 근처에 발을 놓는다.

비슷하게 오른쪽 다리도 구부려서 발을 왼쪽 허벅지와 종아리 근육 사이의 공간 안으로 밀어 넣는다.

양발의 발가락들이 양다리의 허벅지와 종아리 사이에 있어야 한다.

손은 무릎 위에 놓고 갸나 무드라나 친 무드라를 하거나 두 손을 포개 놓을 수 있다.

효과: 물라 반다나 바즈롤리 무드라가 자동으로 되지 않기 때문에 싯다아사나나 싯다 요니 아사나에 비해서 더 낮은 수준이라 할 수 있다.

수련 참고: 스와스띠까아사나는 고전적인 명상 아사나 중에서 가장 쉬운 자세이다. 겉에서 보기에 이 아사나는 싯다아사나와 비슷하다. 그러나 뒤꿈치로 회음부를 압박하지 않는다는 점에서 다르다.

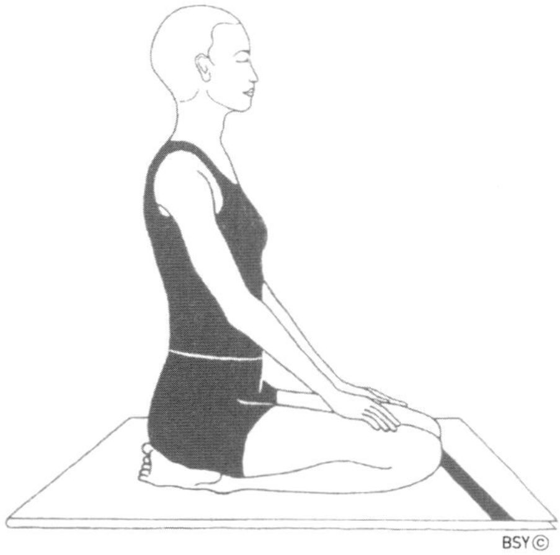

바즈라아사나(번개 자세)

무릎을 꿇고 앉아서 엄지발가락을 교차시킨다.

무릎은 붙이고 뒤꿈치는 벌어진다.

발 안쪽으로 엉덩이를 내린다. 뒤꿈치는 엉덩이의 양 옆쪽에 있게 될 것이다.

손은 무릎 위에 손바닥이 무릎에 닿게 놓는다.

효과: 바즈라아사나는 골반과 내장 근처에서 혈액의 흐름과 신경 박동을 변화시키고, 전체 소화체계의 효율을 증가시킨다. 좌골신경통과 천골 감염에 걸린 사람들에게는 최적의 명상 자세이다.

참고: 바즈라아사나는 이슬람이나 선불교에서 기도하고 명상하는 자세다.

바드라아사나(자비로운 자세)

바즈라아사나로 앉는다.

발가락을 바닥에 닿게 하고서 가능한 무릎을 넓게 벌린다.

엉덩이가 발 사이의 바닥에 단단히 닿을 수 있도록 발을 충분히 벌린다.

무릎이 더 멀리 벌어지게 하나 긴장하지는 않는다.

손은 무릎에 놓고 손바닥이 무릎에 닿게 한다.

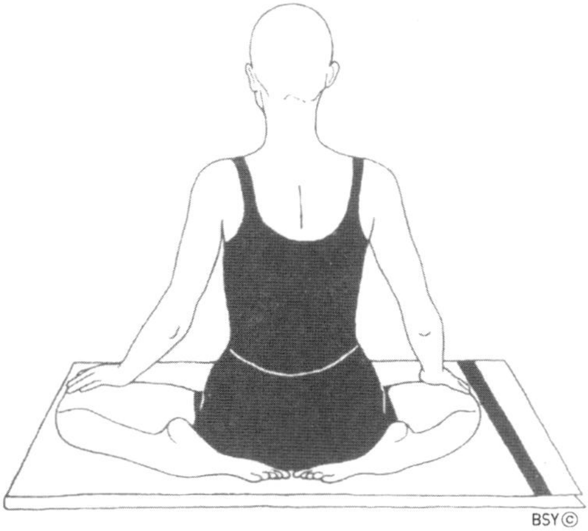
BSY©

효과: 바드라아사나는 물라다라 차끄라를 자극하기 때문에 영적인 열망을 가진 수련자에게 매우 중요하며, 탁월한 명상 자세이다. 효과는 기본적으로 바즈라아사나와 같다.

수련 참고: 필요하면 접은 담요를 엉덩이 밑에 받쳐도 된다. 담요를 깔든 깔지 않든 물라다라 차끄라를 자극할 수 있도록 엉덩이가 바닥에 단단히 밀착되는 것이 중요하다.

비빠리따 까라니 아사나(역전 자세)

등과 발, 다리를 바닥에 대고 누워 팔은 몸통 옆에 놓고 손바닥이 바닥에 닿게 한다.

팔을 지지대로 해서 양다리를 수직으로 들어올린다. 등은 바닥과 45도가 되게 하고 몸통과 목은 약간 구부린다.

손으로 엉덩이를 받친다.

호흡: 아사나를 시작할 때나 제자리로 돌아오는 동안에는 숨을 안에서 보유한다.

들어올린 상태에서 정상적으로 숨을 쉰다.

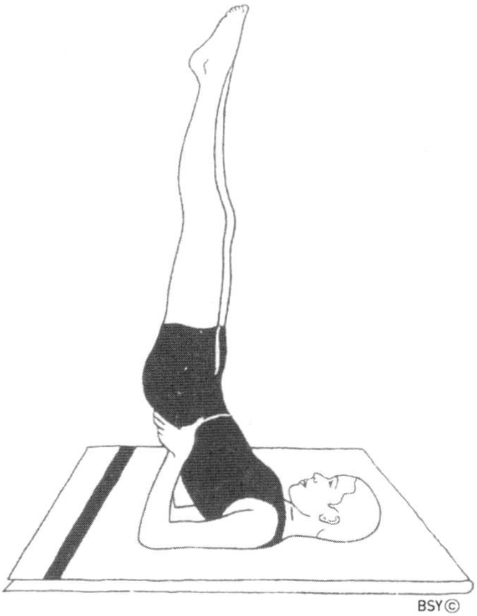

유지 시간: 처음에는 몇 초 동안 수련하다가 몇 주가 지나면 점차 몇 분으로 늘려나간다.

금기: 갑상선, 간, 비장 비대증, 고혈압, 심장병을 앓는 사람들은 수련해서는 안 된다.

참고: 비빠리따 까라니 아사나는 꾼달리니 요가의 중요한 행법 중 하나인 비빠리따 까라니 무드라의 기초가 되며, 비슛디 차끄라에 있는 암릿(넥타, 감로)의 흐름을 깨우는 데 사용된다.

샤바아사나(송장 자세)

바닥에 등을 대고 누워 팔은 몸통 옆에 벌려 놓고 몸은 일직선이 되게 하고 손은 손바닥이 위로 가게 한다.

발을 살짝 옆으로 벌려 편안한 자세가 되게 한다.

눈을 감고 몸 전체를 이완한다.

비록 불편한 것이 생기더라도 몸을 움직이지 않는다.

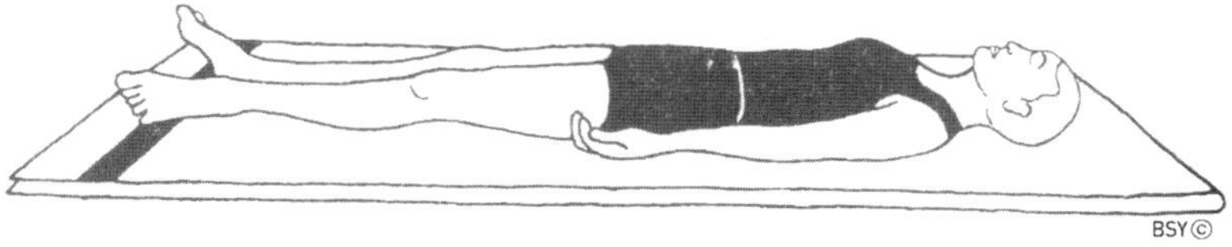

효과: 샤바아사나는 수련자의 몸과 마음을 편안하게 해주며 요가 니드라와 완전한 이완이 필요한 수련자에게 가장 좋은 자세다. 잠을 자기에도 탁월한 자세인데, 이 점은 명상 자세로서의 샤바아사나가 가진 하나의 결점이다. 많은 수련자들이, 특히 초급 수련자들이 샤바아사나에서 명상 수련을 하다가 잠이 들기 쉽다.

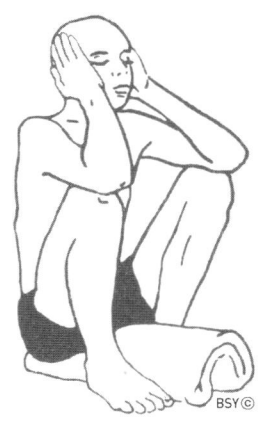

나다 아누산다나 아사나(심령적 소리를 발견하는 자세)

둘둘 만 담요나 쿠션을 엉덩이 아래 양다리 사이에 놓고 위에 쪼그리고 앉는다. 쿠션은 등이 굽지 않을 정도로 충분히 높아야 한다.

머리와 척추는 일직선이 되어야 한다.

팔꿈치를 무릎에 의지하고 손가락을 머리 위에 엄지손가락은 귀에 놓는다.

귀를 가리는 데 엄지손가락 대신 검지를 쓸 수도 있다.

참고: 이 자세는 심령적 소리 요가인 나다 요가를 수련할 때 한다.

11
무드라와 반다

무드라(Mudras)는 잘 조절된 심령적 상태와 상황들을 이루어내기 위해 요가 수련을 할 때 매우 중요한 역할을 하는 육체적 · 정신적인 태도들이다. 무드라의 체계는 손의 모양에서부터 매우 복잡하고 미묘한 마음 집중 방법들에 이르기까지 매우 다양하다. 반다는 쁘라나 혹은 심령적인 에너지를 정해진 몸의 일정 영역에 머물게 해서 그 응집된 힘이 잘 관리되고 활용될 수 있도록 안으로 잠그는 일단의 그룹을 말하는 체계이다. 많은 중요한 명상법이 무드라와 반다를 함께 엮어 이루어지는데 무드라와 반다에 대한 지식이 없으면 매우 제한된 영역에서만 진전을 경험하게 된다.

매우 많은 무드라와 반다가 있지만 이 장에서는 이 책에서 소개하는 명상 방법들에 앞서 하면 좋을 것들만을 실었다. 더 복잡한 다른 무드라들은 뒷부분에서 열거될 것이다. 그러나 복잡하게 합성된 이 무드라들은 대부분 지금 거론되는 중요한 무드라들과는 다른 것으로 만들어졌다.

대부분의 무드라와 반다는 매우 강력한 수련들이다. 왜냐하면 애당초 그렇게 하기 위해 만든 것이기 때문이다. 힘은 진보하는 데에 필수 불가결한 것이므로 매우 점진적으로 주의 깊게 습득해야 하며 수련자의 몸과 마음에 해를 주지 않도록 해야 한다. 무드라와 반다를 수련하고 나서 어떤 어려움이 있거나 작은 부조화라도 느껴진다면 수련을 중지하고 전문가와 상의해야만 한다.

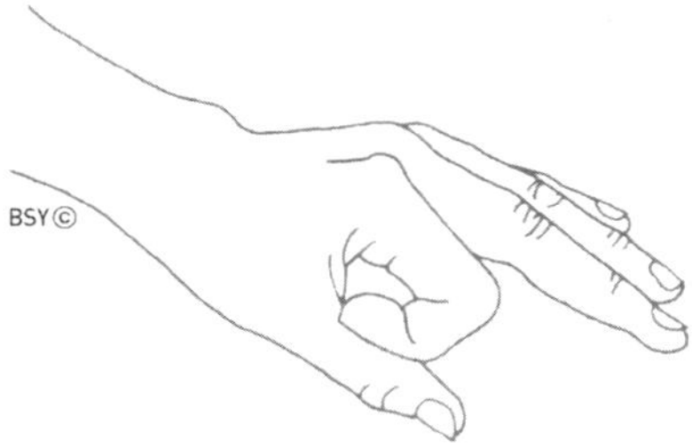

갸나 무드라(지식의 심령 손짓)

명상 자세를 한다.

양손의 검지를 구부려 각각 엄지손가락의 뿌리 안쪽에 붙인다.

다른 세 개의 손가락은 펴서 약간 벌어지게 한다.

손은 손바닥이 아래로 가게 하여 무릎 위에 올려놓는다. 엄지손가락과 다른 손가락은 무릎 앞의 바닥을 향하게 한다.

변형: 어떤 사람들은 엄지손가락의 끝과 검지를 붙이는 것을 더 좋아하기도 하는데, 이것도 맞다.

친 무드라(의식의 심령 손짓)

친 무드라는 갸나 무드라와 같으나 무릎 위에서 손바닥이 위로 오게 하는 것이 다르다.

효과: 갸나 무드라와 친 무드라는 단순하나 중요한 심령신경적 손 잠금으로 손에서 몸 전체까지 신경의 박동을 다시 되돌려줌으로써 빠드마아사나, 싯다아사나, 싯다 요니 아사나, 수카아사나, 바즈라아사나 등의 명상 자세들을 완전하고 보다 강력하게 해준다.

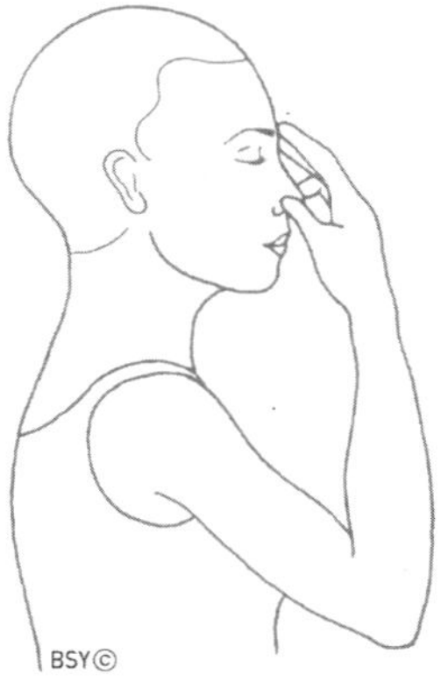

나사그라 무드라(코끝 자세)

명상 자세로 편안하게 앉는다.

왼손은 갸나 무드라나 친 무드라를 해서 왼쪽 무릎 위에 올려놓는다.

오른손가락들을 얼굴로 가져온다.

가운뎃손가락과 검지 끝을 이마의 양미간에 놓는다. 이 두 손가락은 곧게 펴져야 한다.

이 자세에서 엄지손가락은 오른쪽 콧구멍 옆에 놓고 넷째손가락은 왼쪽 콧구멍 옆에 놓는다. 이 손가락들은 콧구멍을 막는 데 쓰인다.

새끼손가락은 어떤 식으로든 쓰지 않는다.

오른쪽 팔꿈치는 가슴 근처 앞쪽에 위치하는 것이 좋다. 아래팔은 거의 수직이 되게 해야 한다.

수련 참고: 호흡 수련을 많이 하는 어떤 수련자들은 오른팔을 지탱하기 위해서 헝겊 끈을 목 주변에 묶기도 한다. 나사그라 무드라는 손을 반대로 바꾸어서 할 수도 있다.

참고: **나사그라 무드라**(nasagra mudra)는 '코의 자세'를 의미한다. 목적은 수련자가 쁘라나야마의 지시대로 반대편 콧구멍으로 들이쉴 수 있도록 한쪽 콧구멍을 막을 수 있게 하는 것이다.

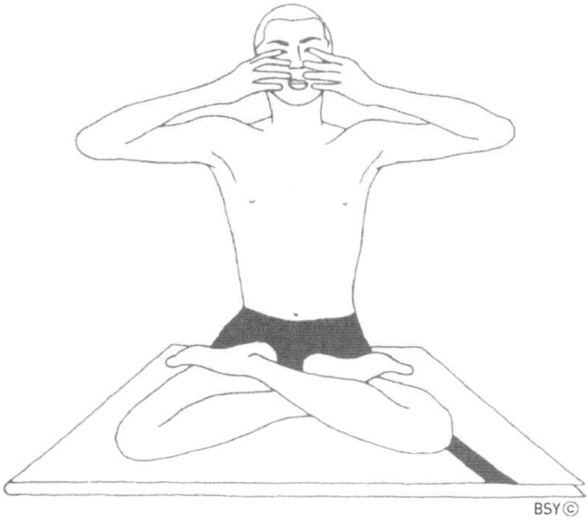

샨무키 무드라(일곱 문 닫기)

빠드마아사나나 싯다아사나 혹은 싯다 요니 아사나를 한다.

눈을 감고 손을 무릎 위에 올려놓는다.

천천히 깊게 숨을 들이쉰다.

안에서 숨을 보유한 채 손을 얼굴로 올린다.

엄지손가락으로 귀를 막고 검지로 눈을 막고 가운뎃손가락으로 콧구멍을 막고 넷째와 새끼손가락을 각각 다문 입술 위와 아래에 놓는다.

빈두 차끄라에 집중하면서 편안한 만큼 길게 숨을 보유한다.

그러다가 가운뎃손가락을 콧구멍에서 풀어주면서 천천히 숨을 내쉬고 들이쉰다.

콧구멍을 막고 이런 식으로 계속한다.

주의사항: 이 무드라는 꿈바까(숨 보유)를 포함한다. 그러므로 매우 점진적으로 주의 깊게 행해져야 한다.

효과: 샨무키 무드라는 쁘라띠야하라(제감)를 이끌어내는 데 가장 유용하다. 그것은 마음이 내면을 향하여 그 자신을 보는 데에 도움이 된다.

참고: **샨무키**(shanmukhi)라는 말은 두 개의 어원으로 되어 있다. **샨**(shan)은

'일곱', **무키**(mukhi)는 '문' 혹은 '얼굴'이라는 뜻이다. 이것은 끈달리니 요가 수련에서 활용된다.

케차리 무드라(혀 잠그기)

행법 1: 라자 요가 형태

입을 다문다.

혀를 뒤로 말아서 대개는 아래쪽 표면이 입천장에 닿게 한다.

혀끝이 긴장하지 않는 상태에서 가능한 한 멀리 뒤쪽에 닿게 한다.

이 자세에서 웃자이 쁘라나야마를 하기도 한다.

가능한 오래 유지한다. 초보자들은 얼마 지나지 않아서 불편함을 느끼게 될 것이다. 그럴 때는 혀를 몇 초 동안 이완한 후에 다시 잠그는 것을 반복한다. 수련할 때 혀는 자동으로 부비강 속으로 올라가 뇌에 있는 많은 생기적 신경 센터들을 자극한다.

호흡: 초보자들은 케차리 무드라를 하면서 보통으로 숨을 쉴 수 있다. 몇 주나 몇 달이 지난 뒤에 점차 호흡의 비율을 줄여서 몇 달 후에는 1분에 5~8회의 숨을 쉴 수 있게 한다.

더 심도 있게 주의 깊은 수련을 할 때는 숙련자의 도움을 받는 것이 좋으며 호흡수는 점점 더 줄어들 수 있다.

주의사항: 두 가지 형태의 케차리 무드라가 있는데 하나는 하타 요가 형태이고 다른 하나는 라자 요가 형태이다.

하타 요가 형태는 숙련된 구루의 지도 없이는 수련하지 않아야 한다. 그러므로 이 책에서 케차리 무드라가 언급될 때는 언제나 라자 요가, 자연스런 형태의 케차리 무드라를 의미한다는 것을 기억해야 한다.

만일 몸 운동을 하는 데 케차리 무드라를 한다면 좀 더 쓴 분비액이 느껴질지도 모른다. 이것은 해가 될 수 있으므로 수련자는 이런 쓴 분비액이 나오면 이 무드라를 계속하지 않기를 바란다.

행법 2: 하타 요가 형태

이 방법은 숙련된 구루의 지도 없이는 수행하지 말아야 한다. 그 결과를 되돌려 놓을 수 없기 때문이다.

혀 아래쪽의 힘줄을 매주 천천히 자른다. 여기에는 외과적인 방법들, 뾰족한 돌이 사용될 수 있다.

혀는 빨아서 매일 오랫동안 마사지한다. 버터나 기름 등 다른 종류의 윤활유를 써서 이것을 더 쉽게 할 수도 있다. 이 과정은 혀끝이 양미간에 닿을 때까지 몇 달 동안 계속되어야 한다.

혀가 요구하는 길이로 늘어날 때 충분한 케차리 무드라를 수련할 수 있다. 혀는 입 뒤쪽을 향해 뒤로 말아서 주의 깊게 입천장 위 뒤쪽에 있는 구멍 속으로 할 수 있는 만큼 깊이 집어넣는다. 이런 방식에 의해 기도는 효과적으로 막히고, 랄라나 차끄라라는 센터가 깨어나게 된다.

주의사항: 일단 혀가 잘리면 말하고 삼키는 능력이 손상되는데, 이것은 되돌릴 수가 없다. 그러므로 하타 요가 방법은 전통적으로 완전히 영적 각성을 위해 헌신하고 세속에 더 이상 관심을 갖지 않기로 한 요기들에 의해서만 행해졌으며 외부 세계와 상호작용을 하는 데는 효과가 적합하지 않다.

효과: 케차리 무드라는 매우 미묘한 영향을 준다. 입 뒤쪽과 콧구멍 안에는 다양한 압점과 샘들이 있는데 이 수련은 이것들을 자극한다. 이 압점들은 몸 전체에 영향을 끼친다. 많은 샘들이 마사지가 되며 호르몬과 침을 분비하게 자극한다. 이 수련은 배고픔과 목마름의 감각을 줄여주며 내면의 고요함, 적정함을 증가시킨다. 몸을 활성화시키는 데 도움이 되며 내면의 건강을 위해 특히 효과적이다. 궁극적으로 이 무드라는 쁘라나를 자극해서 꾼달리니를 깨울 수 있는 잠재력을 갖고 있다. 충분히 수련한다면 유체(astral body)가 육체에서 분리되게 할 수 있다. 이렇게 해서 의식은 유체와 육체적인 지평 사이에 있는 아까샤라는 공간에 거주한다. 케차리 무드라는 고대 요가 책에서 매우 중요한 것으로 간주되었다.

참고: 케차리 무드라(khechari mudra)는 문자 그대로 '위로 날아오르는 몸짓'을 의미한다. 상급 명상법에서 활용되는 가장 기본이 되는 수련 가운데 하나이며 꾼달리니 요가를 수행하고자 하는 사람이라면 누구나 미리 숙련해야 하는 것이다.

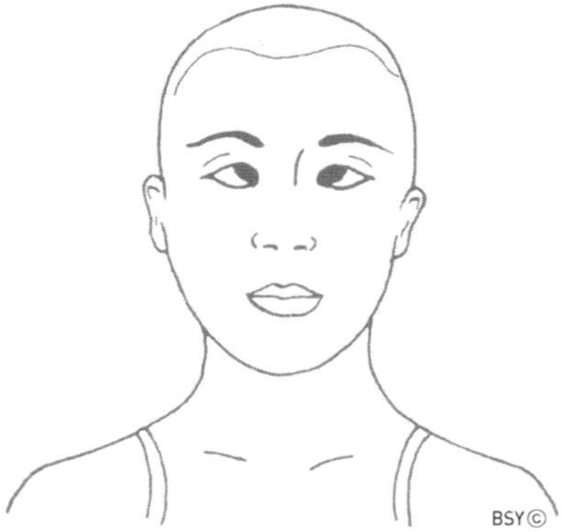

샴바비 무드라(미간 중앙 응시)

어떤 자세이든 편안한 명상 자세로 앉는다.

등을 곧게 세우고 손은 갸나 무드라나 친 무드라를 해서 무릎 위에 올려놓는다.

앞쪽에 고정된 한 점을 본다.

다음에는 머리를 움직이지 말고 가능한 위쪽을 본다. 양미간 가운데에 집중해서 눈의 초점을 맞춘다.

효과: 샴바비 무드라는 낮은 의식과 높은 의식 사이의 합일의 자리인 아갸 차끄라를 깨우는 강력한 방법이다. 육체적으로는 눈의 근육들을 강하게 해주며, 정신적으로는 마음을 고요하게 하고 스트레스와 분노를 제거해준다.

참고: 샴바비 무드라(shambhavi mudra)는 문자 그대로 '쉬바 신의 몸짓'을 뜻하는데, 브루마디야 드리슈띠 혹은 양미간 센터 응시로 알려져 있다.

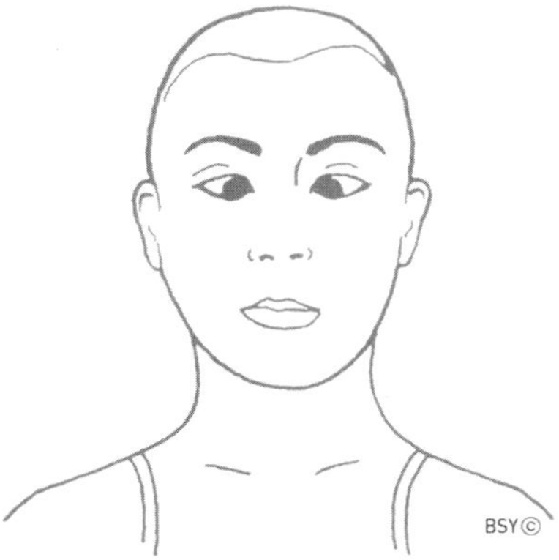

아고차리 무드라, 나시까그라 드리슈띠(코끝 응시)

어떤 자세든 편안한 명상 자세로 앉는다.

척추와 머리를 바로 세우고 앞을 본다.

두 눈동자는 코끝 위에 초점을 맞춘다.

주의사항: 눈을 긴장하지 않는다. 몇 주, 몇 달을 수련해나가면서 시간을 서서히 늘려나간다.

효과: 샴바비 무드라와 같이 이 무드라는 집중력을 계발한다. 오랫동안 알아차림으로 수련하면 물라다라 차끄라를 깨우고 명상 상태를 이끌어낸다. 수련자를 의식의 심령적 · 영적 지평으로 데려다 준다.

참고: 아고차리 무드라(agochari mudra)는 말 그대로는 '알려지지 않은 몸짓' 이라는 뜻이다. 이 수련은 또 나시까그라 드리슈띠, 코끝 응시로 알려져 있으며 많은 명상 테크닉으로 사용된다.

아까쉬 무드라(내면의 공간 자각)

편안한 명상 자세로 앉는다.

케차리 무드라를 해서 혀 뒷부분이 입천장에 닿게 한다.

웃자이 쁘라나야마를 하고 샴바비 무드라를 한다.

동시에 머리를 뒤로 젖히는데, 머리 뒤쪽이 어깨에 닿을 정도까지는 젖

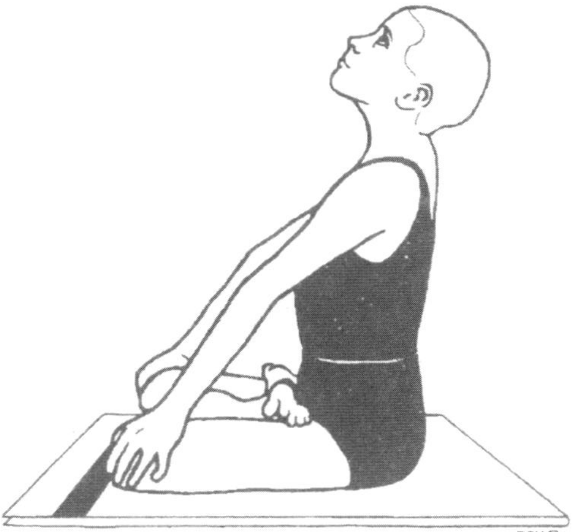

히지 않는다.

천천히 깊이 숨을 쉰다.

효과: 수련은 마음을 고요하고 적적하게 한다. 완전하게 수련하면 생각을 제어하고 더 높은 의식의 상태를 이끌어낸다.

수련 참고: 처음에는 머리를 젖힌 이런 자세에서 웃자이 쁘라나야마를 하는 것이 목구멍을 불안하게 할지 모르나 수련을 해나가다 보면 더 편안해질 것이다.

참고: **아까쉬 무드라**(akashi mudra)는 문자 그대로 '내면의 공간의 몸짓' 이다. 이것은 매우 강력한 테크닉으로 천천히 주의 깊게 수련되어야 한다.

바즈롤리/사하졸리 무드라(번개/자생적 심령 몸짓)

행법 1: 단순한 형태

싯다아사나/싯다 요니 아사나나 다른 편안한 명상 자세로 앉아서 머리와 척추를 곧게 세운다.

손은 무릎에 올려놓는다.

눈을 감고 이완한다.

요도에 주의를 보낸다.

숨을 들이쉬고 머금고서 요도를 위쪽으로 끌어당기려고 한다. 이런 근육의 행동은 소변을 보고 싶은 충동을 되돌려 멈추는 것과 비슷하다.

이 수축을 위해 남성은 고환, 여성은 음순을 약간 움직여야 한다.

편안한 만큼 오래 멈춘다.

내쉬면서 조임을 풀며 이완한다.

행법 2: 상급 형태

상급 형태는 숙련된 구루의 안내 없이 시도되어서는 안 된다. 그렇지 않으면 영구적인 해를 입게 된다.

12인치(30cm) 되는 은 튜브를 요도에 삽입한다. 이것을 통해서 물을 위로 끌어올린다. 이것이 완성되면 튜브를 통해서 우유를 끌어올린다. 그리고 이것이 익숙해지면 꿀, 수은을 끌어올린다.

오랜 시간 수련을 한 후에는 튜브 없이도 액체를 끌어올릴 수 있게 된다. 처음에는 튜브나 도뇨관을 2.5센티미터 정도 삽입한다. 길이는 30센티미터까지 천천히 늘려나간다.

주의사항: 바즈롤리 무드라에는 두 가지가 있는데 상급형은 남성만을 위한 것으로 잘못 수련되면 위험할 수 있다. 이런 이유로 이 책에서 바즈롤리 무드라가 언급될 때는 언제나 의도적으로 단순형을 말한다.

효과: 바즈롤리/사하졸리 무드라는 비뇨생식기계 전체를 조절하고 정상화한다. 성 심리적 갈등과 원치 않는 성적 생각들을 극복하는 데 도움이 된다. 바즈롤리 무드라 수련을 통해 몸에서 성 에너지 문이 조절되고, 수련자가 자신의 쁘라나를 조절해서 영적으로 깨어나는 데에 활용할 수 있다.

참고: **바즈롤리**(vajroli)라는 단어는 '번갯불'을 의미하는 산스끄리뜨 어근 **바즈라**(vajra)에서 유래한다. **사하졸리**(sahajoli)는 '자발적인'을 의미하는 **사하즈**(sahaj)와 '던져 올리다, 날아 오르다'를 의미하는 **올리**(oli)에

서 유래한다. 그러므로 바즈롤리는 번갯불의 원동력으로 상승하는 힘이고, 사하졸리는 자동으로 자극하는 무드라이다. 바즈라는 생식기관과 뇌를 연결하는 나디의 이름이다.

아쉬위니 무드라(말 몸짓)

행법 1 : 빠르게 조이기

편안한 명상자세로 앉는다.

몸 전체를 이완하고 눈을 감는다. 몇 초 동안 항문의 괄약근을 수축한 후 몇 초 동안 이완한다.

가능한 여러 번 과정을 반복한다.

행법 2 : 안따르 꿈바까(들숨 후 멈춤)에서 조이기

행법 1로 앉는다.

숨을 들이쉬면서 동시에 항문을 조인다.

항문 괄약근을 조이는 동안 안따르 꿈바까를 한다.

숨을 내쉬면서 항문 조임을 푼다.

시간이 허락하는 만큼 길게 반복한다.

시간: 편안한 만큼 오래 한다. 긴장하지 않는다.

효과: 이 수련은 항문의 근육을 강하게 해주고, 직장의 질환을 완화한다. 이 무드라를 수련함으로써 항문 괄약근을 조절하는 능력을 얻게 된다. 이 수련이 숙달되면 몸에서 쁘라나가 새나가는 것을 막을 수 있다. 이 에너지는 잘 갈무리되어 보다 높고 가치 있는 목적을 위해 위쪽으로 올려 보내져야 한다.

수련 참고: 아쉬위니 무드라는 물라 반다를 위한 예비 수련이다.

참고: **아쉬위니**(ashwini)라는 이름은 문자 그대로 '말 몸짓' 이다. 항문 조임이 말이 배설한 후에 항문 근육으로 하는 움직임과 비슷한 데서 붙여졌다.

물라 반다(회음 수축)

싯다/싯다 요니 아사나로 앉아 회음/질 부위를 압박하게 한다.

손은 갸나 무드라나 친 무드라를 해서 무릎 위에 올려놓는다.

눈을 감고 몸 전체를 이완한다.

물라다라 차끄라에 집중한다.

이 지점을 알아차린다. 그리고 수축한다.

가능한 한 수축을 길게 유지한다. 그러다 천천히 풀어준다. 몇 초간 이완했다가 다시 수련을 시작한다.

주의 사항: 물라 반다는 서서히 주의 깊게 수련되어야 한다. 수련을 하는 동안 긴장하지 않는다.

효과: 이 반다에서는 항문과 고환 사이에 있는 물라다라 차끄라의 영역이 조여져 위쪽으로 끌어올려진다. 이것은 아빠나 바유(배꼽 아래 몸의 아랫부분에 있는 생명 에너지)를 위로 밀어올려 쁘라나 바유(가슴과 후두 사이의 영역에 있는 생명 에너지)와 하나로 결합해서 생명력을 활성화시킨다. 이 수련을 숙달하면 육체, 정신체, 심령체가 자동으로 재조정된다.

수련 참고: 물라 반다의 기본 수련에서 수련자는 물라다라 차끄라 영역의 근육들만을 조이게 되어 있다. 그러나 나중에 물라다라 차끄라의 정확한 뿌리가 수련자에게 익숙하게 느껴지면 근육 조임은 하지 말고 다만 그 부분에 주의를 보내 가볍게 터치할 수 있다. 온전히 숙달된다면 근육을 조이는 것보다 미묘한 조임이 훨씬 더 강력하다. 그러나 모든 수련자들은 수련의 처음 단계에서 근육 조임을 활용해야만 한다.

참고: **물라**(moola)는 '뿌리', **반다**(bandha)는 '잠근다'는 뜻이다. 이 방법은 심령체의 윗부분에 있는 심령 에너지를 잠가 하체로 내려가지 못하게 한다. 정신적인 압축으로 물라다라 차끄라를 자극하여 꾼달리니를 깨우게 하는 데 도움이 된다.

아쉬위니-바즈롤리/사하졸리-물라 교대로 하기

1단계: 싯다아사나나 싯다 요니 아사나로 앉아서 갸나 무드라나 친 무드라를 한다.

바즈롤리/사하졸리 무드라의 간단형을 한다.

천천히 10을 세는 동안 멈춘다.

바즈롤리/사하졸리를 풀어준다.

10을 세며 멈추는 동안 물라 반다를 한다.

물라 반다를 풀어준다.

이런 식으로 가능한 한 오래 계속한다.

며칠이 지나면 10에서 15 이상으로 수를 늘려나간다.

2단계: 바즈롤리/사하졸리 무드라를 한다.

바즈롤리/사하졸리에 물라 반다를 함께한다.

아쉬위니 무드라도 한다.

몇 초 동안 이렇게 유지한다. 그 후 아쉬위니를 풀어주고 물라 반다를 풀어주고 바즈롤리/사하졸리 무드라를 풀어준다.

수련 참고: 이 수련은 수련자가 아쉬위니 무드라와 바즈롤리/사하졸리 무드라와 물라 반다를 구별해서 수련할 수 있도록 하는 데에 매우 중요하다. 이것은 세 가지 수련을 분리해서 배운 때에만 행해져야 한다. 수련자가 수련 초기에 세 가지 수련법 사이의 미묘한 차이를 판별하는 것을 배우지 않고, 자신들이 하는 방법이 무엇인지도 모른 채 할 경우 그 영역의 모든 근육들이 긴장하기만 한다. 이것은 꾼달리니 요가의 상급 과정에서 이 세 가지 수련을 하게 될 때 그 효과를 파괴할 수 있다. 조여지는 세 부분의 영역을 분리해서 구분하는 데 집중을 해야 한다. 세 영역이 서로 분명하게 구분될 때까지 매일 수련한다.

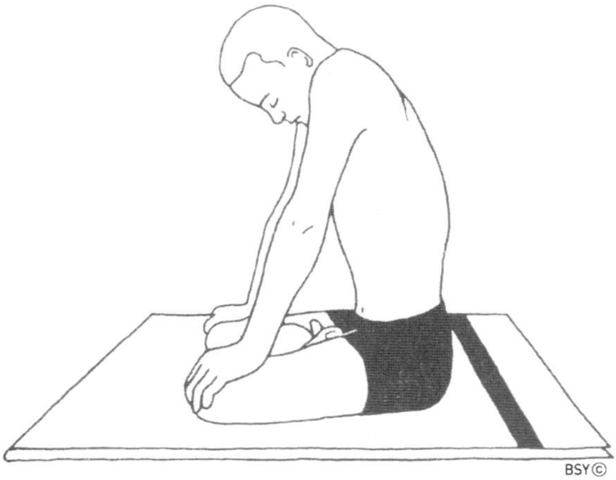

잘란다라 반다(목 잠금)

행법 1: 라자 요가 형태

무릎이 단단하게 바닥에 닿을 수 있는 명상 자세로 앉는다. 수카아사나는 적당하지 않다. 빠드마아사나나 싯다아사나 등이 어려우면 서서 잘란다라 반다를 한다.

손바닥을 무릎 끝 위에 올려놓는다.

몸 전체를 이완하고 눈을 감는다.

숨을 깊이 들이쉰 다음 멈추고 머리를 앞으로 숙여 턱으로 가슴을 단단하게 누른다.

팔을 곧게 펴서 고정된 자세로 유지한다.

동시에 어깨를 위와 앞으로 끌어당겨서 고정된 팔 자세를 더욱 견고히 한다.

손바닥은 무릎 위에 남아 있어야 한다.

이것이 최종 자세다.

숨을 편안하게 멈출 수 있는 만큼 오랫동안 멈추고 최종 자세를 유지한다.

그때 어깨를 풀고 팔을 구부려 천천히 잠금을 풀고 머리를 든다.

천천히 숨을 내쉰다.

숨이 정상으로 돌아오면 다시 반복한다.

행법 2: 꾼달리니 요가 형태

라자 요가 형태와 같으나 어깨나 팔이 어떤 긴장도 하지 않고 매우 미묘하게 행해진다는 점에서 다르다.

머리는 턱이 흉골에 닿을 정도로만 단순히 앞으로 떨군다.

그러나 이 형태에서 수련자는 마음속으로 몸통에서 일어나고 있는 쁘라나의 압력을 알아차려야만 한다.

호흡: 수련은 숨을 내쉰 뒤 멈춘 상태에서 행해질 수도 있다. 이 반다는 턱을 당김으로써 기도를 닫고 목에 있는 여러 기관들을 압박한다.

금기: 고혈압, 뇌내압, 심장병이 있는 사람은 전문가의 지도 없이는 수련하지 말아야 한다.

효과: 잘란다라 반다는 심신 전체를 이완하는데, 심장 박동을 내려 심장을 편안하게 해준다. 육체적인 수준에서 잘란다라 반다는 목 부분에 있는 경동맥 압수용체를 눌러줌으로써 이런 효과가 생기게 된다. 이들 압수용체는 뇌에 피를 공급하는 경동맥의 혈압에 민감하다. 만일 압력이 높으면 압수용체가 뇌와 심장에 메시지를 보내 혈압이 내려가게 된다. 반면에 압력이 낮으면 같은 방식으로 해서 심장이 더 빠르게 뛴다. 압수용체는 압력에 민감해서 잘란다라 반다를 행하는 동안 받는 압력이 심장 박동을 느리게 하고 마음을 고요하게 해준다.

갑상선 샘과 부갑상선 샘이 마사지가 되어 기능이 향상된다. 이 샘들, 특히 갑상선은 인간 유기체와 성장, 성적 기능 등에 광범위한 영향을 준다. 몸 전체가 그들의 향상된 효율성으로 끊임없이 이익을 받는다.

이것은 스트레스, 걱정, 분노를 줄이고 없애는 데 좋은 수련이다.

수련 참고: 턱 잠금과 팔 잠금을 풀고 머리를 들기 전까지는 숨을 들이쉬거나 내쉬지 않는다.

참고: **잘란다라 반다**(jalandhara bandha)라는 말은 '목 잠금'을 뜻한다. 몸에서 몸통 부분의 쁘라나 기세를 누르는 중요한 수련으로 꾼달리니 에너지를 자극하는 데 매우 효과적이다.

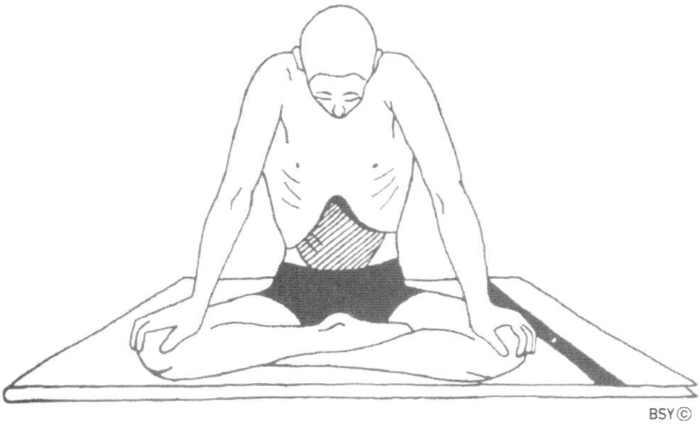

웃디야나 반다(복부 수축)

바닥에 무릎을 닿게 해서 척추를 곧게 세우고 싯다아사나/싯다 요니 아사나나 빠드마아사나로 앉는다.

손바닥은 무릎 위에 놓는다. 눈을 감고 몸 전체를 이완한다.

깊이 내쉰 다음 숨을 멈춘다.

잘란다라 반다를 한다.

아랫배의 근육을 가능한 한 안과 위로 끌어당긴다. 이것이 마지막 자세다.

이 잠금을 편안한 만큼 오래 유지한다.

천천히 위장 근육을 이완하고 이어서 잘란다라 반다를 풀고 숨을 들이쉰다.

호흡이 정상으로 돌아오면 과정을 반복해도 좋다.

금기: 심장병, 고혈압, 대장염, 위장 궤양, 탈장, 녹내장, 뇌내압이 높은 사람은 수련하지 말아야 한다. 임신한 여성도 피해야 한다.

효과: 웃디야나 반다는 몸 전체의 에너지 분배에 미묘한 영향을 주는 태양

신경총을 자극한다. 그것은 하위 쁘라나들, 아빠나와 쁘라나의 흐름을 역전시켜 사마나와 결합시키고 마니뿌라 차끄라를 자극하는 흡입압력을 만들어낸다. 그때 수슘나 나디를 관통해서 위쪽으로 가는 미묘한 힘의 폭발이 일어난다.

수련 참고: 위와 장이 비었을 때만 수련을 한다. 턱을 풀어준 다음 숨을 들이쉰다.

참고: **웃디야나**(uddiyana)라는 말은 '위쪽으로 날아오른다'는 뜻이다. 이 수련에서 횡경막과 아랫배는 위쪽으로 날아 올라가게 되는데 이때 윗몸의 쁘라나는 잠기고 생명 에너지 자체를 위쪽으로 밀어 올려 날아오르게 한다.

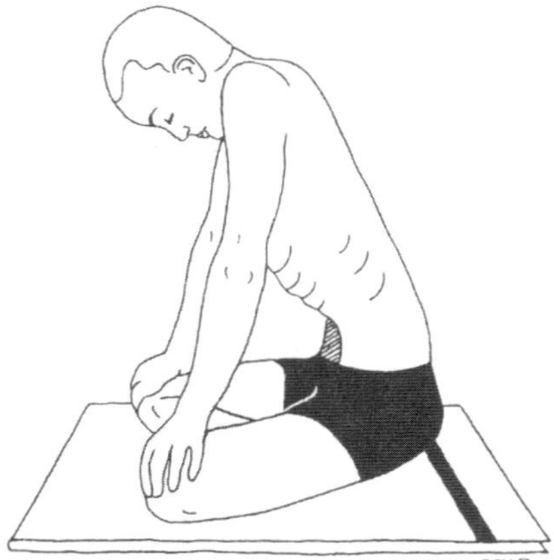

마하 반다(위대한 잠금)

빠드마아사나나 싯다아사나 혹은 싯다 요니 아사나로 앉아서 손을 무릎 위에 올려놓고 척추는 곧게 편다.

눈을 감고 몸 전체를 이완한다.

천천히 끝까지 숨을 내쉰다.

숨을 멈춘다.

잘란다라 반다를 한 후 웃디야나 반다를 하고 이어서 물라 반다를 한다.

편안한 만큼 숨을 멈추고 반다를 유지한다.

보유되고 있는 세 반다에 알아차림이 교대로 집중되어도 좋다.

그때 물라 반다를 풀고 웃디야나 반다, 잘란다라 반다를 순서대로 풀어 준다.

살짝 숨을 내쉬었다가 천천히 들이쉰다.

한두 차례 들이쉬고 내쉰 다음에 수련을 반복한다.

주의사항: 마하 반다는 강력한 결합 수련이다. 세 가지 반다 하나하나와 나디 쇼다나 초급수련을 숙달하기 전까지 수련해서는 안 된다.

효과: 마하 반다는 세 반다가 줄 수 있는 모든 이익을 준다. 심리적 · 영적인 에너지의 흐름을 자극하고 명상을 할 수 있도록 마음을 내면화하는 데 사용되는 매우 강력한 방법이다.

참고: 마하 반다, 즉 위대한 잠금은 실제로 물라 반다, 잘란다라 반다, 웃디야나 반다와 바히르 꿈바까(날숨 후의 숨 참기)의 결합이며 쁘라나야마의 방법으로 수련이 된다.

12
뻐라나야마

치료, 건강 혹은 영적인 목적, 그 어떤 것을 위해 요가에 관심을 갖게 되었든지 요가 수련자에게 생체 에너지와 심령 에너지의 조절은 큰 관심사이다. 요가 과학은 그 자체가 생명 에너지에 대한 과학이며, 쁘라나야마(Pranayama)는 사람 몸 안의 에너지 흐름을 조절하기 위해 발견된 가장 직접적인 방법이다.

많은 사람이 쁘라나야마를 호흡을 조절하는 육체적 수련으로 여기지만 꼭 그렇지만은 않다. 쁘라나야마의 주요 효과들은 신경계와 정묘한 심령 에너지체에 나타나며, 호흡 조절은 이런 미세한 과정을 다루는 수단에 불과하다. 호흡은 '목숨(thread of life)'으로 알려져 있는데, 그것의 작용에 따라 생명의 전 과정이 정화되고 균형이 잡힌다. 반면에 그렇지 않으면 적절한 질서에서 벗어나게 된다.

쁘라나야마는 많은 종류의 명상 행법을 위한 토대가 되어주며, 그 수련들을 하는 과정 안에서 그대로 활용된다. 즉 쁘라나야마는 안전하고 성공적인 명상 수련을 위해 수련자의 몸과 마음을 준비시키고, 명상을 위해 자리에 앉기에 앞서 마음을 내면으로 전환하기 위한 하나의 시스템 역할을 한다. 이는 대단히 중요하다. 성공적으로 명상을 하고 싶다면 먼저 쁘라나야마의 행법들을 완전히 습득하기를 진심으로 제안한다. 그렇게 하면 크게 도움이 될 것이다. 그러나 반드시 주의해야 한다. 쁘라나야마는 매우 강력하기 때문에 어떠한 육체적 불균형을 지닌 사람들은 전문가의 안내 없이 절대 쁘라나야마를 시도해서는 안 된다. 이것은 특히 고령자나 관상동맥 질환이 있는 사람들에게 해당된다. 또한 쁘라나야마를 시작한 후 어떠한 이상 징후들이 보이면 바로 중단하고 전문가의 안내를 받아야 한다.

쁘라나야마 행법들은 반드시 천천히 그리고 점진적으로 익혀야 하며, 나디 쇼다나의 발전은 장기간에 걸쳐서 이루어져야 한다. 앞서 배운 기술들을 완전히 익힐 때까지 새로운 단계로 조급하게 넘어가지 않는다. 만약 이러한 주의사항들을 지킨다면 쁘라나야마의 수련은 많은 혜택들을 줄 것이다.

나디 쇼다나 쁘라나야마(Nadi Shodhana Pranayama)

뿌라까(pooraka 들숨), 안따르 꿈바까(antar kumbhaka 들숨 후 멈추기), 레차까(rechaka 날숨), 그리고 바히랑가 꿈바까(bahiranga kumbhaka 날숨 후 멈추기)에 대한 기본적인 호흡 조절은 쁘라나야마 수행의 성공적인 수련을 위한 가장 중요한 전제조건들이다. 다음에 소개되는 나디 쇼다나의 각각의 행법들을 애쓰지 않고 숨 가쁨이 전혀 느껴지지 않을 때까지 점진적으로 수련한다. 수련을 하다가 어떠한 어려움에 봉착한 경우에는 실력 있는 요가 스승의 조언을 얻을 수 있을 때까지 수련을 멈춘다. 나디 쇼다나는 힘들이지 않고 올바르게 수련된다면 몸을 정화하고 마음을 고요하게 하는 쁘라나야마들 가운데 가장 뛰어나다.

나디 쇼다나 쁘라나야마(심령통로 정화 호흡)

행법 1: 준비수련

편안한 명상 자세로 앉는다. 싯다아사나/싯다 요니 아사나 혹은 빠드마 아사나가 좋다.

두 눈을 감고 몸 전체를 알아차린다.

머리와 척추를 곧게 세운다.

몸 전체를 이완하고 두 눈을 감는다.

이제 몸 안에서 일어나고 있는 자연스런 호흡 과정에 주의를 옮긴다.

들어오고 나가는 숨 하나하나를 알아차린다.

오른손 검지와 중지를 미간 중앙에 놓으며 나사그라 무드라를 한다. 왼손은 친 무드라, 혹은 갸나 무드라를 해서 무릎에 놓는다.

양쪽 콧구멍으로 숨을 들이쉰다. 엄지로 오른쪽 콧구멍을 막는다.

왼쪽 콧구멍으로 다섯 번 숨을 천천히 들이쉬고 내쉰다. 들이쉬고 내쉬기의 비율은 자연스럽게 해야 한다. 각 호흡을 알아차린다.

다섯 호흡 후 오른쪽 콧구멍을 막고 있던 엄지의 압박을 풀고 약지로 왼쪽 콧구멍을 눌러 공기의 흐름을 막는다. 호흡속도는 정상으로 유지하면서 오른쪽 콧구멍으로 다섯 번 숨을 들이쉬고 내쉰다. 오른손을 내리고 양쪽 콧구멍으로 함께 다섯 번 숨을 들이쉬고 내쉰다. 이것이 1회이다. 2~3분간 5회 수련한다. 15일간 수련 후 행법 2로 넘어간다.

행법 2: 콧구멍 교대 호흡

이 행법에서는 들숨과 날숨의 길이가 통제된다.

오른쪽 콧구멍을 닫고 왼쪽 콧구멍으로 숨을 들이쉰다. 동시에, 숨 들이쉬기가 편안하게 끝날 때까지 마음속으로 "1 옴, 2 옴, 3 옴"을 센다. 이를 기본 셈으로 한다. 약지로 왼쪽 콧구멍을 막고, 오른쪽 콧구멍을 닫고 있던 엄지의 압박을 푼다. 오른쪽 콧구멍으로 숨을 내쉬는 동안 "1 옴, 2 옴, 3 옴"을 동시에 센다. 들숨과 날숨의 시간을 똑같게 해야 한다. 같은 수를 유지하며 오른쪽 콧구멍으로 숨을 들이쉬고 왼쪽 콧구멍으로 숨을 내쉰다. 이것이 1회이다. 10회 수련한다.

비율과 시간: 2, 3일이 지난 후 들숨과 날숨의 길이를 한 개씩 늘린다. 들숨과 날숨의 수가 24:24에 도달할 때까지 애쓰지 않고 계속 한 개씩 그 수를 늘려간다. 자연스런 호흡량 이상으로 억지로 호흡하지 않는다. 만

약 약간의 불편함이라도 느껴지면 그 수를 줄인다.

이 비율을 완벽하게 한 후 들숨과 날숨의 비율을 1:2로 바꿀 수 있다. 예를 들면 넷을 세는 동안 숨을 들이쉬고, 여덟을 세는 동안 숨을 내쉰다. 들숨과 날숨의 호흡수가 12:24가 될 때까지 한다. 이 행법을 완전히 쉽게 할 수 있을 때 행법 3으로 넘어간다.

행법 3: 안따르 꿈바까와 함께하기

이 행법에서는 안따르 꿈바까(들숨 후 멈추기)가 소개된다.

다섯을 세면서 왼쪽 콧구멍으로 숨을 들이쉬고 양쪽 콧구멍을 닫고 다섯을 세는 동안 폐에 공기를 유지한다.

폐에 있는 공기를 유지하기 위해 성문(聲門)은 약간 수축될 수 있다.

오른쪽 콧구멍을 열고 약간 숨을 들이쉰 다음 다섯을 세면서 숨을 내쉰다.

다섯을 세면서 오른쪽 콧구멍으로 들이쉬고 양쪽 콧구멍을 닫은 채로 다섯을 세는 동안 그 숨을 유지한다.

왼쪽 콧구멍을 열고 약간 숨을 들이쉰 다음 다섯을 세면서 숨을 내쉰다.

이것이 1회이다. 10회 수련한다.

비율과 시간: 숨을 들이쉬고, 멈추고, 내쉬는 동안 엄격한 비율을 유지하는 것은 극도로 중요하다. 그 비율은 오랜 기간 동안 숨을 멈추는 능력이 발전하면서 변화할 것이다. 1:1:1의 비율로 호흡하는 것을 완전히 익힌 다음 1:1:2의 비율로 올린다. 예를 들면 다섯을 세는 동안 숨을 들이쉬고, 다섯을 세는 동안 그 숨을 멈추고, 열을 세는 동안 그 숨을 내쉰다. 몇 주간 수련을 한 후, 이 비율이 완전히 편안해졌을 때 1:2:2의 비율로 한다. 다섯을 세면서 숨을 들이쉬고, 열을 세면서 숨을 멈추고, 열을 세면서 숨을 내쉰다.

이 비율을 완전히 익힌 후 점차적으로 들숨에 한 개, 들숨 후 멈추기에 두 개, 날숨에 두 개씩 더해감으로써 그 수를 늘려나간다. 1회의 호흡수는 6:12:12이다. 이것을 완전하게 할 수 있고 어떠한 불편함도 없을 때 호흡수를 7:14:14로 늘린다. 1~2년에 걸쳐 점차적으로 호흡수를 24:48:48로 늘린다. 그 후에는 비율을 1:3:2, 그다음에는 1:4:2로 한다. 그다음 행법 4로 넘어간다.

행법 4: 안따르 꿈바까 그리고 바히르 꿈바까와 함께하기

이 행법에서는 바히르 꿈바까(Bahir Kumbhaka 날숨 후 멈추기)가 소개된다.

왼쪽 콧구멍으로 숨을 들이쉬고 행법 3에서처럼 숨을 안에 보유한다. 그다음 오른쪽 콧구멍으로 숨을 내쉰다.

숨을 내쉰 후 폐에 공기가 가능한 많이 빠졌을 때 양쪽 콧구멍을 닫고 그 정해진 숨의 길이만큼 숨을 멈춘다.

날숨 후 멈출 때 성문이 살짝 수축될지도 모른다.

폐와 성문의 잠금을 풀기 위해 숨을 들이쉬기 바로 전에 오른쪽 콧구멍을 통해 살짝 숨을 내쉰다.

오른쪽 콧구멍으로 천천히 숨을 들이쉰 다음 그 숨을 안에 보유하고, 그 다음 왼쪽 콧구멍으로 내쉰다.

양쪽 콧구멍을 닫은 채로 다시 그 정해진 숨의 길이에 맞춰 숨을 멈춘다. 이것이 1회이다. 5회 수련한다.

비율과 시간: 들숨, 들숨 후 멈추기, 날숨, 날숨 후 멈추기에 대한 비율은 1:4:2:2로 시작해야 한다. 들이쉬는 숨의 길이를 5에서 6, 6에서 7 등으로 천천히 늘려 나가야 한다. 그리고 숨을 내쉬고 멈추는 시간은 알맞게 조절되어야 한다.

고급 수련: 나디 쇼다나는 잘란다라 반다, 물라 반다 그리고 웃디야나 반다와 함께 수련될 수 있다. 먼저 들숨 후 멈추기와 잘란다라 반다를 함께 하는 것만을 수련한다. 이것이 완벽해지면 잘란다라 반다와 날숨 후 멈추기와 함께 한다. 그다음 들숨 후 멈추기를 하는 동안 잘란다라 반다와 물라 반다를 함께 하고, 그다음에 날숨 후 멈추기를 하는 동안 그 두 반

다를 함께 한다. 이것이 완전히 습득되었을 때 웃디야나 반다는 날숨 후 멈추기를 할 때만 적용한다.

횟수: 매일 5~10회 혹은 10~15분씩

효과: 나디 쇼다나는 육체적 건강과 정신적인 활력을 확실하게 해준다. 쁘라나의 막힘들을 없애고, 이다 나디와 삥갈라 나디를 균형 있게 하여 수슘나 나디가 흐를 수 있게 한다. 수슘나 나디는 심오한 명상 상태와 영적인 각성으로 우리를 인도해준다.

수련 참고: 많은 수련자들은 호흡의 길이를 재기 위해 **옴 나마 쉬바야**(Om Namah Shivaya)나 가야뜨리(Gayatri) 같은 만뜨라를 특정 횟수 반복해서 암송하기도 한다. 이는 반복(japa)의 이로운 점들과 쁘라나야마의 효과들을 통합하고 수련도 수월하게 만든다. 안따르 뜨라따까나 치다까샤 다라나 같은 집중된 형태의 명상을 하기 전에 하면 가장 효과적이다.

웃자이 쁘라나야마(심령 호흡)

간단한 형태의 케차리 무드라를 수련한다.

목구멍에 있는 성문을 수축한다.

이러한 환경에서 호흡을 하면 아주 부드럽게 코 고는 소리가 자동적으로 목구멍 근처에서 나와야 한다. 그것은 마치 잠자는 아기의 소리 같다. 수련자는 자신이 코가 아니라 목구멍을 통해서 숨을 쉬고 있는 것을 느낀다.

이 수련은 오랫동안 그리고 거의 모든 명상 행법을 하는 동안 할 수 있다. 다만 귀에 들리는 만뜨라의 반복을 필요로 하는 명상 행법에서는 하지 않는다.

효과: 웃자이 쁘라나야마는 아주 간단한 호흡법이지만 쁘라나적인 몸에 대한 강력하고 미묘한 효과를 준다. 이 호흡법은 명상 수련에 아주 유용하다. 왜냐하면 마음에 큰 평온함을 가져다주기 때문이다. 웃자이 쁘라나야마를 수련할 때 목구멍에 있는 경동맥동(頸動脈洞)들에 약한 압박이

가해지고 결국 그것은 혈압을 낮춘다. 이는 결과적으로 긴장과 마음속의 번뇌들을 감소시킨다. 이런 식으로 웃자이 쁘라나야마는 명상 수련에 도움이 된다.

수련 참고: 웃자이 쁘라나야마는 일반적으로 케차리 무드라와 함께 수련한다. 이는 목구멍이 따갑게 되는 경향을 최소화하도록 돕는다.

바스뜨리까 쁘라나야마(풀무 호흡)

행법 1: 기본 방법

안정적인 명상 자세로 앉는다. 양손은 갸나 무드라 혹은 친 무드라를 한다. 두 눈을 감고 완전히 이완한다. 척추는 완벽하게 곧게 세우고 머리는 흔들림이 없으며 가운데 오도록 한다. 코로 깊게 숨을 들이쉬고 강하게 내쉰다. 즉시 숨을 들이쉬고 같은 세기의 힘으로 내쉰다. 10번의 호흡을 센다. 이것이 1회이다. 10회까지 수련한다.

수련 참고: 리듬감 있게 호흡하면서 점차적으로 속도를 높인다. 들숨과 날숨을 같게 한다.

행법 2: 왼쪽, 오른쪽 그리고 양쪽 콧구멍

편안한 명상 자세로 앉는다.

오른쪽 엄지로 오른쪽 콧구멍을 닫고 나사그라 무드라(134쪽을 본다)를 한다.

왼쪽 콧구멍을 통해 천천히 숨을 들이쉰다.

그다음 행법 1에서처럼 들숨과 날숨을 빠르게 쉬기 시작한다.

20까지 호흡수를 센다.

마지막 날숨은 조금 더 강하고 길게 연장하듯이 쉰다.

왼쪽 콧구멍을 닫는다. 오른쪽 콧구멍을 열고 오른쪽으로 깊고 천천히 숨을 들이쉰다.

20까지 세면서 오른쪽 콧구멍을 통하여 빠르게 숨 들이쉬기와 내쉬기를 시작한다.
오른쪽 콧구멍을 통해 호흡한 후 나사그라 무드라를 풀고 무릎에 손을 내려놓는다.
양쪽 콧구멍으로 호흡하며 같은 과정을 반복한다.
이것이 왼쪽 콧구멍, 오른쪽 콧구멍 그리고 양쪽 콧구멍으로 구성된 1회 호흡이다.
5회 수련한다.

행법 3: 안따르 꿈바까와 함께하기

왼쪽 콧구멍으로 바스뜨리까를 시작한다. 30회 동안 계속한다.
그다음 왼쪽 콧구멍으로 깊게 숨을 들이쉬고, 양쪽 콧구멍을 닫는다. 편안하게 할 수 있는 상태로 최대한 오래 숨을 멈춘다.
왼쪽 콧구멍으로 완전히 숨을 내쉰다.
왼쪽 콧구멍을 닫고 오른쪽을 연다. 빠른 호흡을 30회 한다. 오른쪽 콧구멍으로 깊게 숨을 들이쉰 다음, 양쪽 콧구멍을 닫는다. 숨을 가능한 한 오래 멈춘다.
오른쪽 콧구멍으로 완전히 숨을 내쉰다. 나사그라 무드라를 풀고 양쪽 콧구멍으로 바스뜨리까를 30회 한다.
마지막 숨을 내쉰 다음, 다시 양쪽 콧구멍으로 숨을 가득 들이쉬고 편안하게 할 수 있는 상태로 최대한 오래 숨을 멈춘다. 다시 양쪽 콧구멍으로 숨을 내쉰다.
이것이 완전한 1회 호흡이다.
10회까지 한다.
무리하지 않는다.

행법 4: 안따르 꿈바까와 잘란다라 반다를 함께하기

행법 3을 수련한다. 호흡수를 40까지 늘린다.

안따르 꿈바까를 하는 동안 잘란다라 반다를 수련한다.

왼쪽, 오른쪽 콧구멍을 통한 꿈바까의 길이를 같게 한다. 최대 10회를 수련한다.

행법 5: 안따르 꿈바까, 잘란다라 반다 그리고 물라 반다

행법 4를 수련한다. 호흡수를 50까지 늘린다. 물라 반다를 잘란다라 반다와 함께 포함시킨다. 꿈바까의 시간을 늘린다. 10회까지 수련한다.

행법 6: 바히르 꿈바까와 마하 반다를 함께하기

호흡수는 100까지 늘릴 수 있다.

바히르 꿈바까를 안따르 꿈바까 대신 수련할 수 있다. 가능한 한 오래 멈춘다.

마하 반다를 꿈바까를 하는 동안 할 수 있다. 즉 잘란다라 반다, 웃디야나 반다 그리고 물라 반다를 함께 한다.

10회 수련한다.

주의: 어지럽거나 땀이 나는 것은 수련이 부정확하게 행해지고 있다는 증거이다. 과도하게 땀을 흘리는 것, 안면 근육의 일그러짐, 그리고 몸의 격렬한 진동을 피하라. 이것들 또한 잘못된 수련을 의미한다. 전체 행법을 하는 동안 이완해야 한다. 초보자는 수련에 주의 깊게 임해야 하며 전문가의 안내를 받는 것이 좋다.

금기: 고혈압, 현기증, 순환계 질환, 어떠한 관상동맥 질환이나 호흡기 질환들을 갖고 있는 사람은 바스뜨리까를 해서는 안 된다.

효과: 바스뜨리까는 명상을 위한 중요한 호흡법 가운데 하나다. 이 호흡법이 산소 생성 과정을 통해 마음과 신경계를 정화시키고 단련시키기 때문이다. 바스뜨리까는 마음을 내향화하고 한곳에 집중시키므로 명상하기 바로 전에 아주 유용하게 사용된다.

수련 참고: 바스뜨리까 쁘라나야마를 한 후에는 바로 자빠, 치다까샤 다라

나, 안따르 모우나 같은 명상 수련이 이어져야 한다.

참고: 바스뜨리까(bhastrika)는 말 그대로 대장장이가 쇠를 달굴 때 쓰는 '풀무'를 의미한다.

까빨바띠 쁘라나야마(앞뇌 정화 호흡)

행법 1: 기본 방법

손은 갸나 혹은 친 무드라를 한 채 안정된 명상 자세로 앉는다.

눈을 감고 몸 전체를 이완한다.

내쉬는 숨에 중점을 두며 연속적으로 빠른 호흡을 한다. 즉 1초당 한 호흡이 되는 속도로 하며 10번 한다.

내쉬는 숨은 강하고 힘 있게 해야 하고 들이쉬는 숨은 마치 저절로 움직이듯이 완전히 자동적이 되어야 한다.

이 행법이 편안해지면 호흡수를 20회까지 늘린다.

행법 2: 안따르 꿈바까와 함께하기

기본 방법에서처럼 20번 빠르게 쉰다.

마지막 날숨에 숨을 가득 들이쉬고 편안한 만큼 가능한 오래 숨을 보유한다. 그다음 완전히 내쉰다.

5회 수련한다.

행법 3: 안따르 꿈바까, 잘란다라 반다 그리고 물라 반다와 함께하기

행법 2를 반복한다. 그러나 안따르 꿈바까를 하는 동안 잘란다라 반다와 물라 반다를 수련한다. 억지로 하지 않는다. 1회당 호흡수를 30번까지 늘리고 그다음 50번까지 늘린다. 10회까지 수련한다.

행법 4: 바히르 꿈바까와 마하 반다를 함께하기

호흡을 50번 한다.

숨을 천천히 깊게 들이쉬고, 숨을 완전히 내쉰다. 그리고 마하 반다를 수련한다. 의식을 치다까샤에 두고 유지한다.

치다까샤의 앞, 옆, 뒷벽들 그리고 또한 바닥과 천장을 알아차린다.

편안하게만 할 수 있다면 가능한 한 오래 이 태도를 유지한다.

그다음 마하 반다를 풀고, 숨을 가볍게 내쉬고 천천히 들이쉰다.

필요하다면 자연스런 호흡을 1~2회 하고 나서 반복한다.

처음에는 2회만 수련한다.

10회까지 수련한다.

주의: 까빨바띠는 바스뜨리까 쁘라나야마를 배운 후에 해야 한다. 이 호흡은 매우 강력한 행법이므로 무리하지 않도록 주의한다.

금기: 고혈압, 현기증, 관상동맥 질환, 호흡기계 질환, 관련된 어떠한 형태의 질병이 있는 사람들은 까빨바띠를 수련해서는 안 된다.

효과: 이 호흡은 명상을 위한 가장 좋은 준비 단계의 행법들 가운데 하나다. 수련자가 완전하게 마음속 모든 생각과 환영들을 제거하고 자발적이고 전적으로 내면을 향할 수 있게 만든다. 까빨바띠를 수련한 후에는 어떠한 명상을 하든지 그 효율성이 높아질 것이며, 수련자가 의식의 미묘한 영역까지 오를 수 있도록 최대한 도움이 될 것이다. 그러나 이 힘이 단점이 될 수도 있으므로 많은 주의를 기울여 배우고 수련해야 한다.

주의: 매일 까빨바띠 수련이 끝난 후 치다까샤 다라나를 최소 10분 수련한다.

참고: **까빨**(kapal)은 산스끄리뜨로 '두개골' 혹은 '이마'라는 뜻이며 **바띠**(bhati)는 '빛' 혹은 '광채'라는 의미이다. '통찰력' 혹은 '지식'을 뜻하기도 한다. 따라서 까빨바띠는 대뇌의 전두엽이 밝고 명료한 상태가 되도록 하는 수련이다.

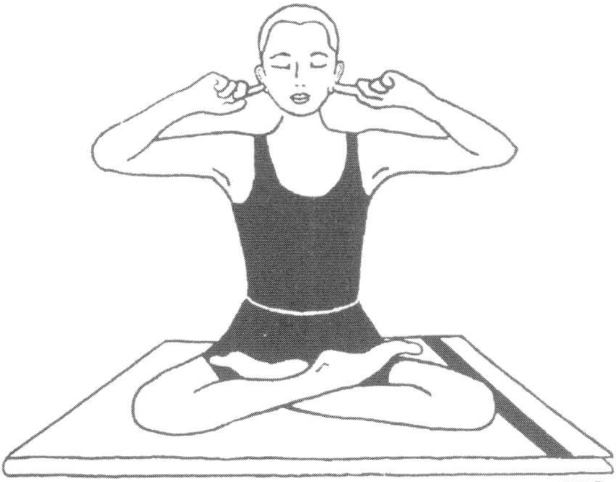

브라마리 쁘라나야마(벌소리 호흡)

손은 갸나 무드라 혹은 친 무드라를 한 채 명상 자세로 앉는다.

양쪽 콧구멍으로 숨을 가득 들이쉰다.

숨을 안에 보유한 채 잘란다라 반다와 물라 반다를 한다.

다섯을 세는 동안 그 숨과 반다들을 유지한다.

그다음에 반다를 풀고 두 손을 귀 높이까지 올린다.

검지로 귓구멍을 막는다. 다른 손가락은 살짝 구부려 쥐고 팔꿈치는 바깥으로 뻗는다. 윗니와 아랫니는 살짝 떨어뜨린 채 입을 다문다.

벌처럼 윙윙거리는 소리를 길고 지속적으로 내면서 천천히 숨을 내쉰다. 그 진동들을 느낀다. 머릿속의 이 소리에만 주의를 기울인다. 숨을 내쉰 다음에는 손을 내리고 숨을 들이쉰다. 이 수련을 반복한다.

5회 수련하는 것을 시작해서 매일 1회씩 더해간다.

주의: 브라마리 쁘라나야마는 절대로 배를 바닥에 대고 엎드려서 수련해서는 안 된다. 성문에 많은 긴장을 줄 수 있기 때문이다.

효과: 브라마리 쁘라나야마는 수련자 내면의 미묘한 소리들, '나다(nada)'에 대한 알아차림을 일깨우고 자극한다. 이는 뇌에 가해지는 긴장을 완

화시키고 분노, 불안, 짜증을 없애주고 혈압을 낮춰준다.

참고: 브라마리(bhramari)는 말 그대로 '벌' 이라는 뜻이다. 이것은 주로 심령의 소리 요가인 나다 요가(nada yoga) 수련에서 사용되는 윙윙하는 쁘라나야마이다.

이 수련들에 대한 더 많은 정보를 얻기 원한다면 비하르 요가학교에서 출판한 《아사나 쁘라나야마 무드라 반다》와 《쁘라나 쁘라나야마 쁘라나 비드야》를 참고한다.

명상 수련

13
자빠 요가

요가의 모든 시스템은 우리를 쁘라띠야하라로 인도하고 궁극적으로 사마디에 이르게 한다. 그 가운데 자빠 요가는 언제 어디서든 누구나 수련할 수 있는 가장 쉽고 안전한 수행법이다. **자빠**(japa)는 '순환'을 의미하는데, 자빠 요가는 의식의 순환을 통해 자아와 가장 높이 고양된 존재와 합일하는 것을 의미한다.

자빠 요가를 수련하려면 첫째, 만뜨라가 필요하다. 만뜨라는 인간의 정신적·심령적 의식에 영향을 주는 소리의 진동 그룹이다. 전통에 따르면 꿈이나 구루에게서 만뜨라를 받는 것이 가장 좋다고 한다. 중요한 것은 만뜨라에 대한 인상이 마음에 충분히 새겨져야 한다는 점이다. 만뜨라를 바깥으로, 속으로 말할 때, 영창할 때, 소리의 진동이 인간 내면에 어떤 형상을 만들어내는데, 이것은 내적·심령적 상징이 물리적으로 현시된 것이다.

둘째, 대부분의 자빠 요가에는 말라 또는 염주가 필요하다. 말라는 주로 108개의 작은 구슬을 엮은 것인데, **브라흐마그란티**(brahmagranthi), 즉 창조의 매듭이라 불리는 특별한 매듭으로 각각의 구슬을 분리해놓았다. 말라의 한쪽에는 **수메루**(sumeru), 또는 말라의 정점이라 불리는 한 개의 특별한 구슬이 있다. 이는 연속적인 말라 고리의 출발점이 된다. 종종 현대의 자빠 수행자들에게는 수메루 구슬의 중요성이 간과되는데, 이 구슬의 역할은 매우 중요하다. 자빠 요가를 수행하다보면 종종 만뜨라로부터 마음이 멀어질 수 있다. 또 초보 수련자의 경우에는 허튼 생각이 들고, 고급 수련자의 경우에는 무의식, 의식의 방황으로 방해받을 수 있다. 이때 무의식적이고 자연스럽게 말라를 돌리다보면 수메루 구슬에 도착하면서 의식을 손과 입의 자빠로 되돌릴 수 있다.

자빠에는 만뜨라에 집중된 의식이 지속적으로 순환하기 때문에 마음이 집중되고 이완이 되어 가장 효과적으로 명상할 수 있는 육체적 · 정신적 상태에 이르게 해준다. 부수적으로 짚고 넘어갈 것은 수련자가 자빠를 수행하면서 만뜨라에 반복해서 집중하는 것에 큰 부담을 가져선 안 된다는 점이다. 만뜨라의 반복은 안에서 흘러나오는 것처럼 자연스러워야 하며, 마음은 이 자발적인 과정을 무관심한 관찰자처럼 지켜봐야만 한다. 자빠 수련 중에 아마도 틀림없이 다른 생각이 들어올 것이다. 그렇더라도 수련자의 알아차림은 자신을 무심히 지켜보는 관찰자처럼 느끼면서 생각이 왔다가 갈 때 이들을 지켜보아야만 한다. 그러나 이 생각들 때문에 수련이 흐트러지지 않아야 하며 바깥 생각들을 지켜보면서 수련을 계속해야만 한다.

자빠의 종류

자빠는 아래와 같이 다시 네 종류로 세분된다.

1. **바이카리**(baikhari 들을 수 있는): 초보자는 바이카리 형태, 즉 들을 수 있는 자빠를 수행해야만 한다. 가청의 자빠는 소리를 내면서 생기는 진동으로 뇌를 점차 차분하게 만들고 충전을 해준다. 몇 주간 바이카리를 수련하고 나면 마음이 잠잠해진다. 자빠 수련을 하면 심령적 상징을 개념화하는 것이 쉬워지는 심령 상태가 된다. 특별한 대상을 갖고 명상을 하고 싶은데 잘 되지 않는다면 들을 수 있는 자빠, 즉 바이카리를 1시간 정도 한 후에 명상을 해보라.
2. **우빤슈**(upanshu 속삭이는): 우빤슈는 수련자만 들을 수 있도록 만뜨

라를 속삭이는 것이다. 입술의 움직임은 있으나 소리는 거의 들리지 않는다. 이는 바이카리보다 더 미묘해서 마음을 마나식 자빠로 데려간다. 우빤슈 자빠는 특정한 목적으로 만뜨라를 하루에 8시간에서 10시간 수련하려는 사람에게 적합하다. 만뜨라 과학인 만뜨라 샤스뜨라에 따르면 우리는 만뜨라로 운명적 실수까지도 바로잡을 수 있다. 사실이든 아니든, 사람들은 이를 믿고 육체적 목적을 위해서 특정한 만뜨라들을 반복하기도 한다.

3. **마나식**(manasik 정신의): 마나식 자빠는 바이카리와 우빤슈에 정통한 수련자에게 적합하다. 차분한 마음을 갖지 못하면 이 상급 수련을 지속적으로 수행할 수 없다. 마나식 자빠는 가장 미묘하며 가장 많이 알려진 자빠로, 수행할 준비가 된 수련자에게는 가장 강력하고 효과적이다. 수많은 현인과 경전들이 꾸준하게 헌신적으로 마나식 자빠를 수행하면 충분히 깨달음을 얻을 수 있다고 말한다.
4. **리킷**(likhit 쓰여진): 리킷은 다른 자빠를 웬만큼 성공적으로 집중해서 수행할 수 있는 수련자에게 적합하다. 리킷 자빠 수련은 공책에 빨강, 파랑 또는 녹색 잉크로 만뜨라를 수백 번 적는 수련이다. 글자는 가능한 작게 균형과 아름다움에 집중하면서 최대한 정성을 기울여 적어야 한다. 글자가 작을수록 집중은 더 깊어진다. 만뜨라를 적으면서 자연스레 마음속으로 반복하게 되기 때문에 리킷 자빠는 늘 마나식 자빠와 함께 수련된다.

만뜨라를 갖고 있으면서 가장 좋은 방법으로 수련을 하려면 바이카리 3, 우빤슈 2, 마나식 1로 나누어 수련하라. 힌두교의 전통에 따르면 만뜨라를 사사한 사람은 평생에 걸쳐 이를 수련해야 한다. 자빠 요가는 시간이 오래 걸리지만 확실한 수련법이다. 이는 모든 종류의 수련들을 향상시켜주고, 영적인 삶의 여정에서 수련자가 흔들리지 않고 안정감을 유지할 수 있게 해준다.

자빠 아누스타나

아누스타나(anusthana)는 절대적인 단련을 하면서 특정한 행동을 하겠다는 결심을 하고, 행동을 수행하며 지켜보고 그리고 완성시키는 것을 의미한다. 아누스타나는 자빠와 항상 붙어 다니므로 자빠 아누스타나로도 불린다. 자빠 아누스타나는 주로 두 가지 목적으로 수련된다. 하나는 영적으로 진전하고 싶을 때 육체적 · 정신적 · 심령적 수양을 통해 자아를 정화하는 것이며, 다른 하나는 의식의 육체적 차원에서 이기적인 목적을 성취하기 위해 수련한다.

바이카리 자빠 아누스타나는 종종 많은 사람들이 그룹으로 모여 함께 제창하며 수련하기도 한다. 만뜨라 제창은 강력한 에너지를 만들어내는데, 인도의 어떤 곳에서는 수년 간 쉬지 않고 함께 만뜨라를 제창하기도 한다. 1943년부터 리쉬께쉬에서는 매년 매일 24시간씩 단 1분의 쉼도 없이 마하 만뜨라인 '**하레 라마, 하레 끄리슈나**(Hare Rama, Hare Krishna)'를 제창한다. 만뜨라 영창은 강력한 기류로 짜인 분위기를 창조한다.

자빠 아누스타나는 인도에서도 굉장히 유명하며, 마음이 흔들리는 사람에게 가장 좋은 아누스타나이다. 슈라반(shravan)의 달에 전 세계의 힌두교인들은 빌바(bilva) 나무의 잎사귀를 따서 그 위에 만뜨라를 적는다. 빌바 나뭇잎에는 각각 세 장의 작은 잎사귀가 있는데, 사람들은 주로 '**옴 나마 쉬바야**(Om Namah Shivaya)'를 붉은 가루반죽으로 적어 신에게 바친다. 이렇게 하루 종일 만뜨라를 적는 수행이 한 달간 계속된다.

구루 만뜨라를 이용한 마나식 자빠 아누스타나는 영적인 삶을 추구하는 사람들에게 가장 대중적이고 효과적인 아누스타나이다. 이 수련을 시작하기 전에, '나는 하루에 10800 만뜨라를 10일 동안 하겠다.'와 같이 자신에게 맞는 목표를 세워야만 한다. 말라를 곁들여 매일 빠짐없이 목표를 성취하기 위해 숫자를 세어나가는 것도 중요하다.

수미라니(sumirani) 자빠는 수메루 구슬 없이 연속적인 27개의 구슬을 가진 말라와 함께 수련하는 것이다. 이 아누스타나는 특정한 기간 동안, 매일 24시간씩, 자는 중에도 말라를 놓지 않고 계속하는 것이 중요하다. 수미라니 자빠 아누스타나의 목적은 만뜨라를 반복하는 것이 아니라, 27개의 구슬 말라를 돌리는 흐름과 함께 만뜨라가 자연스럽게 흘러나오도록 하는 것이다.

만뜨라

전 세계의 다양한 종교에서 쓰이는 만뜨라의 목록은 부록에 실려 있다.

자빠를 위한 규칙과 제안

- 어느 만뜨라 또는 신의 이름을 선택해도 좋다. 구루에게서 사사한다면 더욱 좋다. 만뜨라가 없다면 보편적이고 모두에게 적합한 만뜨라 **옴**을 써도 좋다. 만뜨라를 매일 108번부터 1080번까지, 즉 1번에서 10번을 말라와 함께 반복한다.
- 구루 만뜨라에는 108개의 구슬과 수메루 구슬이 있는 루드락샤 말라나 뚤시 말라를 사용해야 한다. 딴뜨릭 만뜨라에는 크리스털 말라를 사용해도 좋다.
- 구슬을 굴릴 때는 두번째와 새끼손가락이 말라에 닿지 않게 주의하며, 오른손 중지와 엄지를 사용해야 한다.
- 자빠는 차분히 빠드마아사나 또는 싯다아사나/싯다 요니 아사나와 같은 명상 아사나로 앉아 수련하는 것이 좋다. 오른손은 말라를 바닥으로 늘어뜨린 채 쥐고 오른쪽 무릎 위에 가볍게 놓거나 가슴 앞에 둔다. 말라를 가슴 앞에 두는 경우, 어깨에 천 주머니를 메고 말라를 지탱하거나 목 주위에 헝겊 끈을 걸어 손목을 지탱해줄 수 있다.
- 말라는 다른 사람들에게 보여서는 안 된다. 사용하지 않을 때는 천이나 실크 주머니에 보관하여 해지지 않게 한다.
- 말라를 굴리면서 마지막 수메루 구슬을 지나쳐서는 안 된다. 수메루에 다다르면 말라를 반대 방향으로 굴려야 한다.

· 마음속으로 얼마동안 자빠 수련을 하는 것도 좋다. 마나식 자빠를 하는 중에 마음이 흔들린다면 잠시 바이카리 자빠를 하다가 마나식 자빠로 돌아가는 것도 좋다.
· 만뜨라의 모든 글자를 너무 빠르거나 느리지 않게 정확하게 발음해야 한다. 다만 마음이 흔들릴 때는 잠시 빠르게 만뜨라를 읊는 것이 좋다.
· 세속적인 목적을 갖고 자빠를 행해서는 안 된다. 마음을 비우고 만뜨라의 힘을 차분히 느끼는 것이 중요하다.
· 당신의 구루 만뜨라를 다른 사람이 알아서는 안 된다.
· 어떤 일을 하든 마음속 자빠의 흐름을 항상 유지해야 한다.
· 가능하다면 수련 중에는 북쪽이나 동쪽을 향하는 것이 좋다.
· 자빠는 숨겨져 있는 무의식적인 요소들, 마음속 두려움이나 갈망 등을 이미지나 생각의 형태로 표면으로 끌어온다. 이들이 마음에 떠오르면 동요하지 않는 관찰자로서 지켜보며, 자빠의 흐름을 놓치지 말아야 한다.

자빠의 반복은 삼스까라(samskara 과거의 인상)나 바사나(vasana 미래에 대한 소망)를 자연스럽게 없애면서 칫따 슛디(chitta shuddhi), 즉 마음 정화의 상태에 이르게 한다. 삼스까라나 바사나를 비우지 않으면 후에 큰 방해가 되기 때문에 칫따 슛디는 영적 삶의 고급 단계에서 굉장히 중요하다.

요가에서 불순함과 무지, 그리고 산만함은 가장 큰 장애물이다. 이 장애물을 제거하는 가장 좋은 방법이 지속적으로 흔들림 없이 만뜨라를 알아차리는 자빠 요가이다. 자빠 요가에서는 강제나 긴장, 집중이 필요 없다. 지속적이고 이완된 자빠 알아차림만이 자연스럽게 마음이 밖으로 향하려는 경향에서 벗어나게 할 수 있다.

본성은 우리가 흔히 느끼는 걱정과 흥분, 긴장과는 달리 사마디, 순수의식, 고요함, 침착함, 평정이다. 비유하자면 우리는 마치 겹겹의 때와 먼지가 낀 거울과 같다. 거울을 닦으라. 본성이 드러날 것이다. 모든 것을 비추는 것은 본성이다. 마음의 동요가 불행과 콤플렉스를 일으킨다. 이런 것들은 해가 될 뿐이다. 수련으로 마음을 고요하게 하고 순수하게 하라. 진아를 경험하라.

명상할 때 마음을 강요하지 말고 집중에 대한 부담을 비워야 한다. 명상에 필요한 것은 편안한 알아차림이다. 집중이 아니다. 오직 알아차리려 할 뿐이다. 다시 말해 우리에겐 하나로 집중된 알아차림이 있다. 다른 생각들과 싸우거나 억제하려고 애쓰지 마라. 동요하지 않는 관찰자로 남아 있으라.

만뜨라 명상을 하다보면 떠오르는 삼스까라가 너무 단순해서 도대체 왜 떠오르는 것인지 의아할 때가 있다. 이것은 만뜨라에 대한 알아차림이 피상적이기 때문이다. 만뜨라에 대한 알아차림이 더 깊어져서 모든 주의를 쏟을 수 있다면 더 깊은 곳에 있는 더 중요한 생각들이 떠오를 것이다. 대개 이것들은 의식이 하나로 집중되어 몇 분간 생각이 비워진 후에 나타난다. 마음을 비우고 자빠 수련을 하다보면 모든 것이 저절로 일어나게 될 것이다. 집중이 흐트러지는 것에 대해 걱정하지 마라. 자빠와 만뜨라 알아차림을 하다보면 모든 것이 제 때에 올 것이다.

14
만뜨라 싯디 요가

만뜨라 싯디 요가(Mantra Siddhi Yoga)는 사실 꾼달리니 요가를 위한 준비 수련으로 수련자를 일깨워 차끄라를 알아차리게 함으로써 그 위치를 정확하게 잡을 수 있게 해준다.

아래의 수련은 모두 13장에서 언급한 다양한 자빠 요가를 토대로 하고 있다. 이 그룹의 수련들은 방해받지 않은 상태로 만뜨라 싯디를 일주일에서 한 달가량 진지하게 수련한 상급 수련자들에게 효과가 큰 특별한 아누스타나를 경험할 수 있게 해준다. 이런 수련을 만뜨라 싯디 요가라고 하는데, 심령 센터들을 정화하고 자극하는 데 효과적으로 활용된다.

행법 1: 마니뿌라 숫디

1단계: 마니뿌라 자각

명상 자세로 앉는다.

마니뿌라 차끄라에 주의를 집중한다. 마니뿌라 영역으로 숨이 들어오고 나가는 것을 알아차린다.

호흡으로 배가 부풀었다가 꺼지는 것을 느낀다. 집중하지 마라. 다만 알아차린다.

10분간 계속한다.

2단계: 만뜨라 자각

마니뿌라 차끄라에서 자연스럽게 들어오고 나가는 숨을 계속해서 알아차린다.

숨이 들어오고 나갈 때 마음속으로 **옴**을 반복한다.

10분간 계속한다.

행법 2: 아나하따 슛디

1단계: 아나하따 자각

명상 아사나로 앉아 아나하따 차끄라를 알아차린다.

아나하따 영역으로 숨이 들어오고 나가는 것을 알아차린다.

10분간 계속한다.

2단계: 만뜨라 자각

자연스러운 숨결을 따라 배가 부풀었다가 꺼지는 것을 알아차린다. 수축하는 가슴에 둔다. 숨이 들어오고 나갈 때 마음속으로 **옴**을 반복한다.

행법 3: 비슛디 슛디

1단계: 심령 호흡을 하며 옴 자각

명상 아사나로 앉는다.

심령 호흡이 몸에서 들어오고 나가는 것을 알아차린다.

숨을 들이쉴 때마다 심령 호흡이 자동으로 위쪽으로 올라가고 숨을 내쉴 때마다 아래로 내려가게 될 것이다.

이 호흡이 목을 통과하며 위로 아래로 지나가는 것을 알아차린다. 그때 나오는 부드러운 **옴** 소리를 듣는다.

5분간 계속한다.

2단계: 전면 통로에서 만뜨라 자각

이제 들숨에 배꼽 근처에서 목까지 올라가는 호흡과 만뜨라를 자각한다.

날숨에 호흡과 만뜨라가 배꼽으로 다시 돌아갈 것이다.

3단계: 비슛디에서 브루마디야로 자각

이제 숨과 만뜨라가 비슛디에서부터 코끝 바로 뒷부분에 위치한 뇌의 기저에 있는 알 수 없는 한 점으로 올라가는 것을 자각한다. 그때 숨과 만뜨라가 비슛디로 돌아오게 될 것이다. 그런 다음 숨과 만뜨라가 다시 알 수 없는 한 지점으로 올라간다.

5분간 계속한다.

4단계: 배꼽에서 브루마디야로 자각

이제 들숨에 만뜨라와 숨이 배꼽부터 비슛디를 거쳐 뇌의 기저에 있는 알 수 없는 한 점으로 흐르는 것을 알아차린다.

날숨에 숨과 만뜨라가 비슛디를 거쳐 배꼽으로 돌아오는 것을 알아차린다.

10분간 계속한다.

행법 4: 삥갈라 슛디와 이다 슛디

명상 아사나로 앉는다.

마음속으로 호흡이 오른쪽, 삥갈라 콧구멍을 통과하도록 지시한다.

숨이 오른쪽 콧구멍을 통해 들어오고 나가는 것을 알아차리며 들숨과 날숨에 만뜨라 **옴**을 암송한다.

호흡을 150부터 0까지 거꾸로 센다.

왼쪽, 이다 콧구멍에도 같은 방법으로 반복한다.

행법 5: 아눌로마 빌로마

명상 아사나로 앉는다.

깊고 자연스럽게 호흡한다.

숨을 왼쪽, 이다 콧구멍으로 들이마시고, 오른쪽, 삥갈라 콧구멍으로 내쉰다.

이는 오로지 의지력만으로 교대가 일어날 것이다. 이것은 심령적으로 교대 호흡을 하는 것이다.

이제 오른쪽 콧구멍을 통해 들이쉬고 왼쪽으로 내쉰다.

다시 왼쪽, 이다 콧구멍으로 들이쉰다.

이런 방법으로 교대 호흡을 계속하며 동시에 호흡 속 **옴** 소리를 알아차린다.

108 호흡 동안 수련한다.

호흡을 세는 용도로 오른손에 말라를 쥐고 할 수도 있다.

행법 6: 쁘라나 슛디

명상 아사나로 앉는다.

깊고 자연스럽게 호흡한다.

양쪽 콧구멍으로 들이마시면서 두 줄기의 숨이 눈썹 중앙, 뜨리꾸띠(trikuti)에서 만나는 것을 알아차린다.

V자 모양의 움직임은 원뿔모양의 정신적 통로를 통해 이루어진다(4장 참고).

뜨리꾸띠에서 양 콧구멍을 향해 다시 V자 모양을 그리듯 숨을 내쉰다.

이제 호흡 알아차림과 함께 만뜨라 **옴** 알아차림을 더하여 수련한다.

행법 7: 박 슛디(Vak Shuddhi)

1단계: 마니뿌라에서의 옴 영창

이 수련을 하는 동안 내내 안정된 명상 아사나로 앉는다.

깊고 자연스럽게 숨을 들이마신다.

긴 날숨과 함께 가능한 들을 수 있게 깊고 낮은 **옴** 소리를 영창한다.

옴 만뜨라의 에너지가 마니뿌라 주변을 퍼져나가는 것을 느낀다.

15분 동안 계속한다.

2단계: 지속적인 옴 영창

깊게 들이마신다.

1초간 숨을 내부에 참는다.

숨을 내쉴 때 **옴**을 힘들지 않는 한도에서 최대한 많이 연속해서 영창한다.

옴 옴 옴 옴…… 영창하며 리듬을 만들어낸다.

숨을 들이쉴 때는, **옴**을 마음속으로 반복하면서 **옴**의 흐름이 끊어지지 않게 한다.

15분간 계속한다.

행법 8: 뜨리꾸띠 산다남

맥박이 칠 때마다 만뜨라 **옴**이 뜨리꾸띠에서부터 퍼져 나오는 것을 느낀다.

뜨리꾸띠와 그 부근에서 진동하는 나디와 만뜨라를 지속적으로 끊어지지 않게 자각한다.

15분간 계속한다.

행법 9: 차끄라 숫디

구슬이 11개 있는 말라와 21개 있는 말라 하나를 준비한다. 21개의 구슬이 있는 2개의 수미라니(sumirani) 말라에 매듭을 지어 사용해도 좋다.

안정된 명상 자세로 앉는다.

21개 구슬의 말라를 오른손에 쥐고, 11개 구슬의 말라를 왼손에 쥔다.

자각을 물라다라 차끄라에 집중한다.

물라다라 차끄라에서 느리고 깊은 **옴**의 파동을 느낀다. 차끄라를 내부에서부터 두드리는 것과 같은 파동을 느낀다.

만뜨라와 함께 물라다라를 21번 진동시킨다. 진동마다 오른쪽 손의 말라 구슬을 넘긴다.

이제 물라다라에서 스와디스타나로 의식을 옮기고 만뜨라와 함께 파동을 21번 느낀다.

같은 방법으로 마니뿌라, 아나하따, 비숫디, 아갸, 빈두, 사하스라라 차끄라를 진동한다.

사하스라라의 21번째 진동이 끝나면 왼쪽 손의 말라 구슬을 하나 넘기며 다시 물라다라로 되돌아온다.

왼쪽 손의 말라가 끝에 다다를 때까지 차례차례 총 11회를 반복한다.

차끄라 슛디 명상은 총 45분 정도 걸린다.

15
아자빠 자빠

자빠는 만뜨라의 지속적인 반복으로 알려져 있다. 자빠가 의식적인 노력 없이 자연스럽게 반복될 때 아자빠(자발적인) 자빠가 되는데, 자빠가 입에서 흘러나오는 것이라면 아자빠 자빠는 마음에서 우러나오는 것이다.

아자빠 자빠(Ajapa Japa)는 수련자가 몸 또는 환경과 같은 가장 기본적인 것들을 알아차리는 것에서 시작하여 높은 단계의 명상에 이를 수 있게 해주는, 그 자체로 하나의 완전한 수련이다. 충분한 알아차림으로 수련하면 깊이 감춰져 있던 소망, 두려움, 복잡한 마음이 표면화될 것이다. 수련자는 여러 달 동안 조금씩 이런 일이 일어날 때, 이전에 깊이 감춰져 있던 삼스까라와 바사나를 그저 무심한 관찰자의 태도로 지켜봐야 한다. 이런 과정을 통해 아자빠 자빠는 마음의 모든 긴장을 풀어주고 몸과 마음의 병을 일으키는 뿌리 깊은 원인을 제거해준다.

아자빠 자빠는 중뇌에 있는 핵을 활성화시키는 신경망에 직접적인 영향을 주며, 모든 명상 아사나에 적합하다. 의자에 앉아 있거나 샤바아사나로 누워서 수련하는 것 역시 효과적이지는 않지만 가능하다. 일단 수련을 시작했으면 움직이지 않는다.

아자빠 자빠는 모든 만뜨라와 함께 수련이 가능하며, 호흡과 자연스럽게 어우러지는 **소함**(Soham) 만뜨라가 보편적으로 사용된다. 그러나 많은 수행자들이 구루 만뜨라를 사용해 효과를 봤다고 전하기도 한다. 몇몇 수행자는 가야뜨리 만뜨라를 들숨에 절반, 날숨에 절반 나누어 반복하기도 한다.

초급 아자빠 자빠: 앞 통로 순환

아자빠 자빠의 초급 단계에서 수행자는 배꼽에서 목 사이에 있는 몸 앞부분의 심리적인 통로에 흐르는 쁘라나의 흐름을 느끼려고 해야 한다. 숨을 들이쉬는 동안 배꼽에서 목으로 쁘라나가 올라오는 것을 느끼고, 숨을 내쉴 때 쁘라나가 목에서 배꼽으로 내려가는 것을 느낀다. 수련자는 초기에 상상을 많이 할 필요가 있다. 이를 위한 한 가지 방법은 배꼽에서 목까지 연결된 유리관으로 물이 오르고 내리는 것을 상상하는 것이다. 아니면 숨을 들이쉬는 동안에 배꼽에서 숨이 들어오고 숨을 내쉴 때 배꼽으로 돌아온다고 상상하는 것도 좋다.

행법 1: 앞 통로와 소함 자각

편안한 명상 자세로 앉는다.
눈을 감고 갸나 무드라나 친 무드라를 한다.
척추를 곧게 세운다.
몇 분 동안 심신을 편안하게 이완한다.
최소한 명상을 하는 동안에는 모든 골칫거리와 걱정거리들을 잊는다.
고요함, 차분함, 평화를 느낀다.
숨이 자연스럽게 들어오고 나가는 것을 의식한다.
배꼽에서 목으로 앞 통로를 통해서 숨이 움직이는 것을 느낀다.
숨을 들이쉴 때는 배꼽에서 목으로 올라온다.
숨을 내쉴 때는 목에서 배꼽으로 내려온다.
호흡을 온전히 알아차린다.
한 번의 숨도 자각하지 않고 지나가게 해서는 안 된다.

호흡이 깊고 편안하게 한다.
이와 같이 몇 분간을 수련한다.
이제는 마음속으로 호흡이 들어오고 나갈 때 동시에 **소함** 만뜨라를 한다.
숨을 들이쉬는 동안에 **소**(So) 소리를 내면 심리적인 통로에서 쁘라나가 올라온다.
숨을 내쉬는 동안에 **함**(Ham) 소리를 내면 심리적인 통로에서 쁘라나가 내려간다.
쁘라나의 움직임과 만뜨라를 온전히 알아차린다.
매일 이런 식으로 수련을 계속한다. 이렇게 한 주 정도를 한 다음에 행법 2로 넘어간다.

행법 2: 함소 자각

행법 1에서와 같은 과정을 반복하되 숨과 함께하는 만뜨라의 순서가 바뀌게 된다.
즉 숨을 내쉴 때는 **함** 만뜨라를 하면서 시작하고, 들이쉴 때 **소**를 한다.
만뜨라는 이제 **함소**가 될 것이다.
각각의 **함소**를 한 다음에는 짧은 멈춤이 있게 될 것이다.
알아차림이 계속되어야 한다는 것을 명심한다.
이렇게 한 주 정도를 매일 수련한다. 그런 다음에 행법 3으로 간다.

행법 3: 소함-함소 순환

편안한 명상 자세를 하고 앉는다.
눈을 감고 갸나 무드라 또는 친 무드라를 한다.
몸과 마음을 편안하게 이완한다.
배꼽에서 목으로 숨을 들이쉬고 내쉰다.
몇 분 동안 이 과정을 온전히 알아차린다.
이제는 숨이 들어올 때 **소** 만뜨라를, 숨이 나갈 때 **함** 만뜨라를 함께한다.

이 단계에서 두 만뜨라와 하나로 어우러진 의식이 계속 이어져 **소**는 **함**과 하나로 스며들고 **함**은 **소**와 함께 하나로 스며든다.

따라서 끝없는 원이 된다. **소함-소함-소함**.

함의 진동을 길게 늘여 숨이 들어올 때 **소**의 진동과 하나로 만나게 한다.

소의 진동을 길게 늘여 **함**의 진동과 만나게 한다.

소함과 **함소**를 중간에 끊임이 없이 계속해서 반복한다.

수련하는 동안 이러한 방식으로 계속한다.

행법 4: 소함-함소의 자발적 교대

이 단계에서는 행법 1, 2, 3이 모두 자발적으로 교대한다.

편안한 명상 자세로 앉아서 자연스럽게 들어오고 나가는 숨을 알아차린다.

자신을 온전히 편안하게 한다.

숨을 들이쉴 때 **소** 만뜨라를 하면서 쁘라나가 배꼽에서 목으로 앞 통로를 따라 위쪽으로 이동하는 것을 느낀다. 숨을 내쉴 때 **함** 만뜨라를 하면서 쁘라나가 목에서 배꼽으로 앞 통로를 따라 아래로 하강하는 것을 느낀다.

우선 **소함**의 사이클을 만들면서 숨을 알아차린다.

몇 분 동안을 이렇게 한다.

그런 다음 **함소**를 계속하는 것으로 알아차림을 바꾼다.

얼마간 그렇게 하다보면 **소**와 **함**의 끝이 이어지는 것을 알게 될 것이다.

소함-소함-소함-소함-소함을 순환하면서 호흡을 계속한다.

자발적으로 스스로의 과정이 만들어지게 한다.

그 스스로의 흐름에 따라 세 개의 만뜨라 사이를 알아차림이 움직여 갈 때 그저 지켜보는 자가 되라.

수련하는 동안 이런 방법으로 계속한다.

행법 5로 나아가기 전에 이런 방식으로 며칠을 계속 수련한다.

행법 5, 6, 7, 8: 웃자이와 케차리의 결합

이것들은 정확하게 행법 1~4까지 똑같은데 다만 여기서는 웃자이와 케차리 무드라를 더하여 수련하는 것이 다르다.

이것들을 충분히 수련하여 능숙해진 다음에 아자빠 자빠의 중급 수련으로 나아간다.

클래스 수련

초급 아자빠 자빠

1단계: 준비

빠드마아사나, 싯다아사나/싯다 요니 아사나 혹은 수카아사나를 하고 앉으십시오.

이 과정에서는 아자빠 자빠라는 중요한 수련을 하게 될 것입니다.

자빠라는 말은 반복한다는 뜻입니다.

아자빠 자빠라는 말은 억지로 집중하지 않고 반복하는 것, 혹은 자발적으로 반복하는 것을 의미합니다. 내면의 마음을 만뜨라와 접촉하게 하는 여러 수행법이 있는데 만뜨라는 **옴**일 수도 있고 **소함**일 수도 있습니다.

여기서는 **소함** 만뜨라를 활용할 것입니다.

사(Sah)는 그분, 최고자를 의미하며, **아함**(aham)은 개개의 영혼인 나를 뜻합니다.

나는 그것이라는 것을 자신에게 다시 기억시키는 것입니다.

만뜨라는 숨 그 자체가 본래로 갖고 있는 소리이기도 합니다. **소**는 들어오는 숨이고 **함**은 나가는 숨입니다.

이 수련은 끄리야 요가나 꾼달리니 요가의 다른 부분들의 기초를 마련해줍니다.

첫 단계는 주의가 필요합니다.

숨을 알아차리십시오. 그리고 얼마 동안 숨을 알아차리지 못하고 있었음을 알아차리십시오.

당신은 밤새 숨을 알아차리지 못했습니다.

알아차림의 센터는 목 안에 있습니다. 비숫디 차끄라의 앞부분인 비숫디 끄셰뜨람입니다.

숨은 보통으로 쉬지만 코로 하지 않습니다. 밤에 저절로 마치 코를 고는 것처럼 목구멍에서부터 되어야 합니다.

작은 소리가 들려야 합니다. 그러나 숨은 섬세해야 합니다.

눈을 감고 모든 육체적인 움직임을 멈추십시오.

몸 전체를 알아차리십시오.

몸 전체를 알아차리고 있다면 매우 고요해질 것입니다.

목에, 비숫디 차끄라의 앞부분에 집중하거나 알아차리십시오.

당신은 숨을 느낄 수 있지만, 다른 사람이 들을 수 있을 정도로 거칠지는 않아야 합니다.

숨이 스스로 알아서 조정하여 자발적으로 움직이게 하십시오.

숨을 알아차리십시오.

목은 계속해서 알아차려야 하는 부분입니다.

목 안에서 이루어지고 있는 숨을 느끼는 것이 주의를 보내야 할 대상입니다.

'나는 숨을 들이쉬고 있음을 알고 있다. 나는 숨을 내쉬고 있음을 알고 있다' 는 생각을 하십시오.

각각의 호흡을 알아차려야 합니다.

안으로 들어가지 마십시오.

마음이 방황을 하면 하게 하십시오. 그러나 알아차리십시오.

기억하십시오. '나는 숨을 들이쉬고 있음을 안다. 나는 숨을 내쉬고 있음을 안다' 는 것을.

알아차려야 하는 센터는 비숫디입니다.

2단계: 앞 통로 호흡

이제는 암시보다 더 명료해져야 합니다. '나는 숨을 들이쉬고 있다. 나는 숨을 내쉬고 있다.' 자신에게 암시합니다. '나는 숨이 올라가고 내려가는 것을 느낀다, 나는 알고 있다.'

안으로 들어가지 마십시오.

공중에 떠 있지 말고 나오십시오.

앞쪽으로 떨어지거나 옆으로 비껴나지 마십시오.

마음이 텅 비게 하지 말고 마음이 외부로 움직이게 하십시오.

숨이 오르고 내리는 것을 자신이 알고 있다는 것을 알아차리십시오.

이 수련의 두번째 단계는 내려가는 숨 올라가는 숨을 알아차리는 것입니다.

몸을 흔들거나 갑자기 움직이지 않습니다. 길을 잃지 않도록 하십시오.

알아차림을 알아차리십시오.

몸을 움직이지 않겠다고 마음먹으십시오.

자신이 충분히 깨어 있는 것처럼 마음을 확장시키십시오.

자신이 알아차리고 있음을 알고 있습니다.

명상과 집중의 깊이에서는 알아차림이 있습니다.

'그래, 나는 잠자고 있지 않음을 확신한다. 나는 온전히 깨어 있음을 확신한다.'

내려가고 올라가는 숨, 배꼽, 마니뿌라 끄셰뜨람과 목, 비슛디 끄셰뜨람 사이.

두 지점 사이에서 단 1초라도 의식을 잃지 않도록 하십시오.

오르고 내리는 숨을 알아차리십시오.

수뜨라는 숨을 알아차리는 것입니다.

배꼽에서 올라옴을 알아차리고 목에서 내려감을 알아차리십시오.

궤도와 길은 심령적인 길입니다.

길은 심령을 위한 것입니다.

깨어 있으십시오. 바람이 자는 곳에서 불꽃이 시종일관 움직이지 않는 것처럼.

심리적인 숨이 오르고 내리는 것을 알아차리십시오.

수련하면서 소리를 들으십시오. 이것이 중요합니다.

3단계: 소함 자각하기

이제는 3단계입니다.

배꼽에서 목 사이로 심령적인 숨 알아차림을 움직여 갑니다.

길은 심령적인 통로입니다.

당신의 숨이 내려감을 알아차리고 있음을 아십시오.

내면의 의식을 확장시키십시오.

당신은 내적으로 깨어 있어야만 합니다.

마니뿌라로…… 내려간다…… 나는 안다.

비슛디로…… 올라간다…… 나는 안다.

알아차린다는 것을 알아차리십시오.

5분 동안 정확하게 하면 몸은 의지력에 의해서 조정됩니다. 알아차림은 내면화되고 각성되어 마치 주화를 세고 있는 듯하거나 복잡한 교통 상황에서 운전하는 것 같을 것입니다.

의식의 움직임을 알아차리십시오.

내 말을 이해한다면 자신의 인성에 대한 더 깊은 알아차림을 계발하고 있는 것입니다.

당신은 알아차림을 보는 자입니다.

석상처럼, 움직이지 않는 돌처럼. 단단하게 있으십시오.

배꼽에서 목까지 심령적인 통로에 대한 개념이 더욱 명료해집니다.

그보다 더 알아야 하는 중요한 것은 자신이 그것을 알아차리고 있다는 사실입니다.

이렇게 오르고 내리는 과정에서 **소함** 소리의 알아차림을 계발해야만 합니다.

올라가는 소리는 **소**이고,

내려가는 숨 알아차림은 **함**입니다.

소함하십시오…….

마음이 흩어지면 그 사실을 아십시오.

그 진실을 숨기지 마십시오.

당신은 마음의 행동을 알아차리는 수련을 하고 있는 것입니다.

자신이 하고 있는 것을 아십시오.

석상처럼 움직이지 않습니다.

소함은 마음을 매우 빨리 고요하게 해주는 아주 강력한 만뜨라입니다.

반면에 그만큼 빨리 잠들게 하기도 합니다.

4단계: 함소 자각

이제는 알아차림을 **함소**로 바꾸십시오.

목에서 배꼽으로 **함**을 알아차리십시오. 배꼽에서 목으로 **소**를 알아차리십시오.

함소를 계속해서 알아차리십시오.

함소 하나하나마다 충분히 알아차리십시오. '나는 안다. 나는 안다.'

이것이 지속적으로 유지되어야 하는 함소에 대해 알아야 할 전부입니다.

중요한 것은 **함소**의 형태로 움직임을 알아차리는 것입니다.

당신의 마음과 의식을 계속해서 알아차리십시오.

마음이 도망가지 않도록 하십시오.

나는 여러분 마음이 **함소** 알아차림에서 멀리 벗어난 지점에 있다는 것을 알고 있습니다.

물바가지를 깊은 우물 속으로 내려 보낼 때 밧줄에 단단히 매달듯이 같은 방식으로 **함소**에 단단히 매달리는 것이 필요합니다. 그렇지 않으면 마음이 미끄러져 벗어날 것입니다.

함소라는 중심 포인트에 대한 알아차림이 매우 강력해야 합니다.

몸에 어떤 일이 일어나는가는 그리 중요하지 않습니다. 왜냐하면 마음이 잡고 있기 때문입니다.

자신을 잘 제어하여 중심 포인트에 단단하게 잡고 있을수록 더 좋은 경험이 뒤따라오게 될 것입니다.

수련하는 내내

'내가 **함소**를 알아차리고 있나?

안에서 확장된 의식이 있나?

넓고 즐겁고 고요한가?'

하고 자문하십시오.

5단계: 소함-함소 자각

이제 다음 단계입니다.

여기서는 어떤 규칙이나 체계가 없습니다.

얼마든지 **소함**을 알아차리십시오. 그러다가 바꾸고 싶을 때 **함소**를 하고 싶은 만큼 하십시오.

규칙은 없으나 무엇인가를 알아차림이 있어야 합니다.

곧고 단단하게 자세를 유지하십시오.

교대로 수련해도 좋으나 억지가 되어서는 안 됩니다.

주의 깊게 치다까샤에 떠오르는 비전을 지켜보십시오.

깨어 있으십시오. 세심하게 깨어 있으면서 비전을 지켜보십시오. 풀 한 포기든 망고나무든 아름다운 보트나 동물, 아니면 텅 비어있음이든, 그것이 무엇이든 알아야만 합니다.

동시에 **소함** 또는 **함소**와 끊어지지 않고 연결되어 있어야만 합니다.

무엇이 되었든 자신이 좋아하는 것을 하십시오. 하나의 수련이나 방법 체계에 고착되지 않아야만 합니다. 마음은 기울이되 이완이 되어 있어야 합니다.

이것이 알아차림의 한 면입니다.

다른 한 면은 '치다까샤에서 내가 무엇인가를 보고 있나?' 입니다.

새, 풀, 배…… 당신은 이완된 상태에서 의식을 **소**와 **함**에도 몰두합니다.

당신은 스크린을 지켜보려 하고 있습니다.

생각을 따르기보다는 정신적인 이미지를 따르려고 하십시오. 생각을 그림으로 바꾸십시오.

의지력으로 몸을 움직이지 않게 유지하십시오.

소와 **함**과 함께 움직이되 눈앞의 비전을 지켜보십시오.

이 수련을 잘 해낼 수 있다면 안따르 모우나와 명상이 당신에겐 쉽게 될 것입니다.

마음속으로 형태를 보는 능력을 계발하십시오.

타오르는 불이나 장미를 생각한다면 그것을 볼 수 있게 될 것입니다.

다른 무엇인가를 하면서도 만뜨라에 대한 알아차림을 유지하십시오.

내면의 이미지를 계속해서 지켜보십시오……. '내가 보고 있나? 내가 봤었나?'

6단계: 숨 세기

이제 1에서 20이나 30까지 수를 셉니다.

각각의 수를 알아차리십시오. 1, 2, 3, 4, 5…….

올라가고 내려가는 호흡 수련을 계속하십시오.

계속해서 알아차림을 유지하는 것이 중요합니다.

실수 없이 부지런하게 의식을 갖고 수를 세십시오.

주의 깊게 수를 세십시오. 올라가고 내려가는 호흡의 과정에 대해 의식적으로 수를 세십시오.

몸을 잘 조절하십시오.

몸과 심령적인 통로와 수 세는 것을 기억하십시오.

수를 세었다면 '나는 세고 있다' 는 것을 알아야만 합니다.

마음이 늘어지지 않게 하십시오. 오히려 긴장함이 더 좋습니다.

이제 올라가고 내려가는 숨에 **소함**을 함께합니다.

올라갈 때 **소**, 내려갈 때 **함**입니다.

배꼽에서 목까지 숨에 대한 알아차림과 **소함**에 대한 알아차림이 있어야 합니다.

중심 포인트를 명심하십시오.

위로 올라가는 움직임의 의식이 **소**, 그리고 내려가는 움직임은 **함**입니다.

이제 나와 함께 **옴** 영창을 3회 하십시오.

눈을 뜨고 몸을 편안히 하십시오.

하리 옴 땃 삿

중급 아자빠 자빠: 척추 통로 순환

이 수련에서는 더 큰 상상력이 요구된다. 자신이 하고 있는 모든 활동에 대해 충분한 알아차림이 계속되어야 한다는 것을 명심한다. 알아차림이 가장 중요하다. 명상을 하면서 명상하고 있다는 것을 잊어버리면 결코 그 명상에서 성공할 수 없기 때문이다. 그러므로 하고 있는 모든 것을 언제나 알아차려야 한다. 시각화하고 있는 것, 숨 쉬는 것 등등을 충분히 알아차린다. 마음이 방황하고 있다면 방황하고 있음을 알아차린다. 똑같이 집중하고 있다면 자신이 집중하고 있다는 것을 알아차린다.

이 수련에서는 배꼽에서 목 사이의 쁘라나 흐름을 경험하는 대신 수슘나 나디를 통해 흐르는 쁘라나의 흐름을 느끼도록 한다. 각 차끄라를 통해 움직이는 쁘라나를 느껴야만 한다. 차끄라는 물라다라, 스와디스타나, 마니뿌라, 아나하따, 비슛디, 아갸이다.

행법 1: 척추 통로 자각

편안하게 명상 자세로 앉아서 눈을 감는다.

몇 분 동안 몸과 마음을 이완한다.

케차리 무드라를 하고 웃자이 쁘라나야마를 하면서 느린 호흡의 리듬을 알아차린다.

전체를 알아차린다.

내쉬는 동안에 쁘라나가 아갸에서 차례대로 각 차끄라를 통과하면서 물라다라 차끄라로 이동하는 것을 느낀다.

처음에는 차끄라의 위치를 상상해야만 할 것이다.

들이쉬는 동안 물라다라에서 아갸로 쁘라나가 이동하는 것을 느낀다.

교대로 아갸와 물라다라에 닿게 될 때 잠시 동안 숨을 멈추고 그 차끄라에 집중한다.

이런 식으로 5분 정도 계속한다.

그런 후 쁘라나의 움직임과 만뜨라를 융합한다.

쁘라나가 올라갈 때 **소**의 진동을 느낀다.

쁘라나가 내려갈 때 **함**의 진동을 느낀다. 척추 기둥의 모든 차끄라를 통과하여 이동하는 진동들을 느낀다.

각각의 올라가고 내려가는 끝에서, 아갸와 물라다라에서 잠시 동안 알아차림을 유지한다.

하고 있는 모든 것을 알아차린다.

수련하는 내내 이런 식으로 계속한다.

이 방법을 완전하게 해냈으면 다음으로 넘어간다.

행법 2: 소함 순환

이것은 행법 1과 같다. 다만 들숨과 날숨 사이에 연속이 있으나 날숨과 들숨 사이에는 없다는 차이가 있다. 그래서 만뜨라는 수련하는 동안 **소함**, **소함**, **소함**으로 계속될 것이다.

며칠 이렇게 한 다음에 행법 3으로 넘어간다.

행법 3: 함소 순환

이 단계는 들숨과 날숨 사이에 약간의 끊어짐이 있다. 그러나 날숨과 다음에 이어지는 들숨 사이는 연결된다.

그러므로 만뜨라는 **함소**, **함소**, **함소**가 된다.

이것에 숙달이 되면 행법 4를 한다.

행법 4: 계속적인 순환

소함-소함-소함의 만뜨라를 하면서 들숨 날숨 들숨이 연속적이다.
며칠 동안 수련한 다음 행법 5를 한다.

행법 5: 소함-함사의 자생적 교대

이 단계에서는 **소함**에서 **함사**로 **소함-함사**로 저절로 이동해 가는 일이 일어날 것이다.
이것이 숙달되면 아자빠 자빠의 완성 수련으로 나아간다.

하리 옴 땃 삿

상급 아자빠 자빠

중급 아자빠 자빠와 매우 비슷하며 방법도 똑같이 다섯 가지이다. 유일하게 다른 것이 하나 있다면 이 수련에서는 숨이 더 길고 더 느리다는 점과 심령적인 통로가 물라다라에서 머리 꼭대기에 있는 사하스라라까지 모든 통로로 확장된다는 점이다. 다른 모든 점에서는 중급 아자빠 자빠의 5단계와 같은 방법으로 수련되어야 한다.

클래스 수련

상급 아자빠 자빠

1단계: 준비

명상 자세를 하고 앉아서 갸나 무드라나 친 무드라를 하십시오.
눈을 감고 모든 육체적인 활동은 멈추십시오.
몸을 바르게 곧추 세우고 아자빠 자빠에 대한 지침을 들으십시오.
케차리 무드라는 어머니입니다. 아기들은 어머니 무릎 위에서 삽니다.
이와 똑같이 요기는 할 수 있는 한 언제나 케차리 속에서 살 수 있습니다.

케차리 무드라와 관련을 맺는 것은 필수입니다. 그것이 당신 존재의 통합된 부분이 되게 하십시오.

이제 혀, 혀끝, 입천장에 주의를 집중하십시오.

케차리 수련을 처음 할 때는 몸이 자신만의 한계를 갖고 있다는 것을 기억하십시오.

설령 그렇게 하고 싶을지라도 하루 종일 케차리를 할 수는 없습니다.

날이 가고 달이 가면 오랫동안 할 수 있게 될 것입니다.

바닥의 물라다라에서 꼭대기 사하스라라까지 척추 통로를 따라 오르고 내리는 것을 느끼는 방식으로 웃자이 호흡과 함께 수련을 하십시오.

웃자이를 할 때의 소리는 깊이 잠들었을 때 내는 소리와 같습니다.

중간에 끊어지지 않고 계속되어야 합니다.

보일러에서 나가는 수증기 소리와도 같습니다.

숨을 들이쉴 때 물라다라에서 올라가고, 숨을 내쉴 때 사하스라라에서 내려오는 작고 섬세한 통로나 혹은 빛으로 된 실오라기 같은 것으로 척추 통로를 상상하십시오.

입을 다물고 웃자이를 시작하십시오.

2단계: 척추 통로로 호흡하기

척추를 따라 웃자이 호흡을 알아차립니다.

사하스라라에서 물라다라로 물라다라에서 사하스라라로.

이 통로로 숨을 쉬면서 깊이 잠들었을 때처럼 소리를 내십시오.

얼마 후에 희미해지고 미묘하게 되더라도 소리를 의식적으로 만들어내십시오.

때때로 케차리가 풀어질 것입니다. 엄마의 무릎에서 떨어지듯이.

그러나 엄마의 무릎으로 다시 올라가듯이 다시 케차리를 합니다.

호흡의 힘이 아직은 증가되지 않아야 합니다. 그렇지 않으면 목이 너무 건조해질 것입니다.

케차리를 유지함으로써 얼마 후에 목에 물을 대는 내분비 샘들이 흐르게 될 것이며 건조함이 사라지게 될 것입니다.

척추 기둥은 그 안에 척수, 위대한 신경 수슘나를 갖고 있습니다.

수슘나가 잠자거나 잠복 상태일 때는 하나의 단순한 신경에 불과하지만 그것이 깨어나면 빛의 통로, 가득 찬 빛의 흐름이 됩니다.

웃자이 호흡 의식이 상상의 도움을 받아 척추를 따라서 통과하게 하십시오.

척추를 따라서 호흡이 사하스라라로 올라가고 물라다라로 내려가는 것을 분명하게 느끼십시오.

그것이 지금 수련해야만 하는 것입니다.

3단계: 소함 자각

올라가는 들숨과 함께 **소**, 내려가는 날숨과 함께 **함**.

이렇게 5분 동안 수련하십시오.

이것이 **소함**이라는 숨의 음악을 알아차리는 방법입니다.

소함을 알아차리는 것이 흩어지지 않도록 척추를 따라서 웃자이 호흡을 하십시오.

소함 자각은 의식의 강력한 형태입니다.

낮이든 밤이든 어느 때나 자유로울 때는 언제나 척추를 따라서 **소함**을 알아차리십시오.

그것은 힘을 갖게 당신의 의식에 작용할 것입니다.

소함 알아차림은 케차리 무드라를 하거나 하지 않거나 끊어지지 않아야만 합니다.

요기는 의식의 더 깊은 지평을 정화하기 위해서 밤낮으로 **소함** 알아차림을 유지하려고 해야만 합니다. 어느 때라도 아사나로 앉아서 눈을 감고 모든 움직임을 멈추고 **소함** 알아차림에 불을 켜십시오.

4단계: 함소 자각

이제 **함소** 알아차림으로 바꾸십시오.

자빠에서 만뜨라를 하는 것과 같지만 말라 없이, 말라 대신에 숨으로,

손 대신에 척추 기둥으로 하는 **소함**입니다.

이런 심령적인 알아차림을 잘 따라간다면 많은 일들이 내면의 지평에서 행해질 것입니다.

5단계: 소함-함소의 자생적 교체

소함…… **함소**-사하스라라에서 물라다라로 올라갔다가 내려오십시오.

함을 말할 때 몸 전체가 이완이 되게 하십시오.

소를 말할 때 의식이 꼭대기로 올라가게 하십시오.

함에서 깊이 물라다라로 내려가십시오. 어떤 때는 그 경험이 매우 기이할 것입니다.

소에서 하늘까지 올라가십시오.

하루 중 어느 때라도 하십시오. 아침, 점심, 저녁마다 경험이 다를 것입니다. 최소한 5분, 최고로는 30분 정도 수련하십시오.

다양한 시간대에서 수련되어야 한다는 것을 명심하십시오. 점심, 저녁, 목욕 전후, 너무 덥거나 너무 추울 때, 상쾌하거나 너무 피곤할 때, 몸이 굽어 있을 때나 늘어나 있을 때, 준비가 되어 있거나 그렇지 않거나 항상 하십시오.

삼스까라의 영역을 계발하기 위해서 수련해야 합니다.

만일 요기가 주의 깊고 특별하다면 하루에 5분간 20회를 할 수도 있습니다. 약 100분, 2시간 정도입니다.

당신이 진정으로 **소함-함소**를 수행한다면 다른 유형의 삼스까라를 계발해서 까르마가 스스로를 드러낼 기회를 주는 것입니다.

이제 눈을 뜨고 몸을 편안히 하십시오.

아자빠 자빠의 수련을 마칩니다.

하리 옴 땃 삿

16
요가 니드라

요가 니드라(Yoga Nidra)는 심령적인 수면을 의미한다. 그것은 수면과 깨어 있음의 경계에서 잠들지 않은 수면의 상태로 내면에 대한 자각이 있고, 잠재의식과 보다 더 높은 수준의 의식이 연결된 상태이다. 요가 니드라 수련의 초기 단계에서는 말하는 사람 혹은 내레이터가 필요하다. 가능하면 테이프에 지시내용을 녹음해두는 것도 좋은 방법인데, 나중에는 이를 기억하게 되어 혼자 수련할 수 있다.

요가 니드라는 깊은 이완의 상태를 가져오고, 수면으로 가는 사전단계로 활용된다. 대부분의 사람들은 자신이 어떻게 잠을 자는지 알지 못한다. 그들은 어떤 문제에 대해서 생각하거나 어떤 불안에 대해 기도하면서 잠이 든다. 잠자는 동안에도 그들의 마음은 계속 달리고 몸은 긴장한다. 그러다 보니 무기력하고 불안정한 느낌으로 잠에서 깨어나서도 30분 정도는 졸고 있다. 사람들은 잠자는 것에 대한 과학적인 방법을 배워야 한다. 이를 위해서는 잠자기 직전에 요가 니드라를 수련하면 된다. 몸과 마음 전체가 이완되어 잠이 깊어지므로, 더 적은 수면 시간으로도 충분하게 되어 상쾌하고 활력 있게 깨어나게 된다.

요가 니드라를 하는 동안 몸의 육체적인 센터들은 내면을 향하게 되는데, 이것이 쁘라띠야하라다. 마음이 하나의 센터에 고정되면 피와 에너지가 그곳으로 흐르고 그곳에서 감각 회수가 일어난다. 깊은 이완상태가 되어 긴장은 없어지고, 마음이 깨끗이 비워지며, 생각은 좀더 강력해진다. 심령적인 수면상태에서 우리는 내면의 인격과 만나게 되어 자기 자신과 다른 사람들에 대한 태도를 변화시킬 수 있다. 이는 자기성찰의 한 방법으로 태고 시대부터 요기들은 내면의 자아와 대면하기 위해 요가 니드라를 사용했다.

요가 니드라를 수련하는 동안 결심 혹은 상깔빠를 하게 되는데, 그것은 당신에게 매우 중요한 어떤 것이어야 한다. 결심은 잠재의식 속에 각인될 수 있는 도덕적 의미를 담은 짧은 문장이다. 요가 니드라의 수용적인 상태에서는 이러한 자기암시가 매우 강력하다. 그러한 결심은 당신의 삶 전체를 변화시킬 수 있다. 충분히 확신을 가지고 결심을 반복하면 반드시 이루어질 것이다. 이런 방법으로 당신은 오래된 습관을 변화시키고 정신적인 병을 치료할 수 있다. 상깔빠는 '나는 좀 더 자각하겠다.' 와 같은 영적인 목표가 될 수도 있다. 수련하는 동안 상깔빠 혹은 결심을 여러 번 반복하는데, 여러 날 동안 요가 니드라 시간에 반복해야 한다. 요가 니드라 직후, 눈을 뜨기 전에 결심 혹은 상깔빠를 되풀이한다.

요가 니드라에서 마음은 다음의 지시에 따라 완전히 회수되어야 한다. 그것은 빠르게 되어야 하고, 예민한 주의가 요구된다. 일상의 수련에서, 잠들기 위한 수단으로 요가 니드라를 사용하는 것이 아니라면 수련 내내 계속해서 알아차림 상태로 있어야 한다. 무엇보다 잠들지 않아야 한다. 단어 자체를 해석하거나 이해하려고 하지 말고, 그것을 기억하려는 노력도 하지 않아야 한다. 그것은 당신의 마음을 지치게 하고 잠들게 할 것이다.

샤바아사나로 머리를 평평하게 하고 바닥에 누워 요가 니드라를 수련한다. 몸은 똑바로 하고 머리와 일직선이 되도록 한다. 두 다리는 살짝 벌리고 두 팔은 몸통 옆에 두고 손바닥이 위로 향하게 한다. 완전히 고요하게 눕는다. 옷도 느슨하게 해서 몸이 완전히 이완되도록 한다. 요가 니드라가 시작되면 몸은 움직이지 말아야 한다. 위는 가득 차지 않도록 하고, 수련하는 동안 내내 눈을 감고 있어야 한다.

요가 니드라 단계

다음은 요가 니드라의 대략적인 단계이다. 순서와 내용에 변형이 있을 수 있다.

1. 결심 혹은 상깔빠를 만든다.
2. 호흡 자각
3. 몸의 76개 부위를 따라 진행하는 의식순환. 마음을 센터에서 센터로 빠르게 움직인다. 이 단계를 1번에서 5번 반복한다. 잠재의식이 이동 순서에 사용되기 때문에 몸의 부위별 진행 순서를 변경해서는 안 된다.
4. 무거움과 가벼움, 냉과 열, 고통과 쾌락 같은 느낌에 대한 기억 혹은 자각.
5. 심령 중추와 상징에 대한 개념적인 자각.
6. 결심 혹은 상깔빠 반복. **초자아**(아뜨만)와의 합일을 자각.
7. 일상적인 의식으로 서서히 되돌아와서 천천히 팔다리를 움직인다. 급하게 하지 않는다.

클래스 수련

1. 짧은 수련

준비: 모든 몸의 움직임을 멈추고 요가 니드라 수련을 준비하십시오.

결심: 결심을 만들고 자신에게 3번 되풀이하십시오. (잠시 멈춤)

이완: 이제 몸을 이완하되, 깨어 있습니다.

육체적인 몸의 모든 부위를 이완하고 이완의 자각을 유지하십시오.

이완은 완전하고 일관되게 합니다.

마음, 몸, 감각, 모든 개인성, 존재 전체, 몸, 감각들, 느낌들, 감정들, 마음, 지성, 이 모든 것이 밤에 깊은 잠을 자는 동안처럼 이완의 상태로 있어야 합니다.

깨어 있으면서 지시를 잘 따를 수 있도록 스스로 준비하십시오.

몸 전체에 집중하십시오. 멈추지 않고 지속적으로 알아차리십시오. 몸 전체를 순일하게 알아차리십시오.

몸/바닥 접촉: 지금 바닥에 누워 있는 몸에 집중하십시오. 바닥과 닿아 있는 팔다리 각 부위로 주의를 보내십시오.

오른쪽 발뒤꿈치와 바닥이 만나는 곳에 집중하십시오.

바닥과 닿아 있는 팔다리 각 부위 한 지점에서 다른 지점으로 의식을 옮기십시오.

오른쪽 발뒤꿈치, 왼쪽 발뒤꿈치, 오른쪽 종아리, 왼쪽 종아리, 오른쪽 오금, 왼쪽 오금, 오른쪽 엉덩이, 왼쪽 엉덩이, 오른쪽 견갑골, 왼쪽 견갑골, 오른손, 왼손, 오른쪽 팔꿈치, 왼쪽 팔꿈치, 머리 뒤쪽, 머리 뒤쪽.

이제 몸과 바닥이 서로 만나는 지점에만 집중하십시오. 몸과 바닥이 서로 만나는 것을 알아차리십시오. 멈추거나 움직이지 말고 계속하십시오.

바닥과 만나는 지점들을 명확하고 분명하게 느끼며 수련을 계속합니다.

계속하십시오. ……계속하십시오. ……계속하십시오.

팔다리와 바닥이 만나는 지점을 순일하게 알아차리십시오.

계속합니다. ……계속.

바닥과 만나는 지점에 완전하고 순일한 알아차림을 계속 유지하고 강화시키십시오.

당신의 모든 알아차림의 빛을 바닥과 팔다리가 만나는 지점에 집중하십시오.

수련을 강화시키고, 만나는 지점을 명확하게 느끼고 있다는 것을 확신하십시오.

계속하십시오. 그것은 중력의 연결선입니다.

다음으로 두 눈꺼풀이 만나는 부위에 집중하십시오. 두 눈이 닿는 눈꺼풀이 만나는 부위에만 집중하십시오. 알아차림을 강화하고 그 부위를 명확하게 느끼십시오.

이제 윗입술과 아랫입술이 만나는 부위에 집중하십시오.

입술과 입술이 만나는 선에만 집중하십시오.

알아차림을 강화하고 그 부위를 명확하게 느끼십시오.

호흡: 호흡을 자각하십시오.

심령적인 나디 쇼다나를 수련합니다. 1, 2, 3, 4 숫자를 세면서 각 콧구멍으로 번갈아 호흡하고, 5 숫자와 함께 양쪽 콧구멍으로, 6, 7, 8, 9와 함께 각 콧구멍으로, 10과 함께 양쪽 콧구멍으로 호흡하십시오. 이렇게 30까지 계속하십시오.

1, 1, 2, 2, 3, 3, 4, 4, 5, 5, 6, 6, 7, 7, 8, 8, 9, 9, 10, 10, 11, 11, 12, 12, 13, 13, 14, 14, 15, 15, 16, 16, 17, 17, 18, 18, 19, 19, 20, 20, 21, 21, 22, 22, 23, 23, 24, 24, 25, 25, 26, 26, 27, 27, 28, 28, 29, 29, 30, 30.

약 2분 동안 강한 알아차림으로 계속하십시오. (잠시 멈춤)

결심: 다시 결심을 3번 반복하십시오.

마무리: 이제 거울 속의 얼굴을 보듯이 자신의 얼굴을 시각화하십시오.

바닥에 누워 있는 몸 전체를 바라보십시오.

천천히 눈을 뜨고 일어나 앉으십시오.

요가 니드라 수련을 마칩니다.

하리 옴 땃 삿

2. 긴 수련

준비: 이제 심령적인 이완이 시작됩니다.

눈을 부드럽게 감고 몸을 편안하게 하십시오.

필요하다면 잠시 동안 몸을 움직여 자세를 다시 조정할 수 있습니다.

수련이 끝날 때까지 눈을 뜨지 마십시오.

모든 지시를 육체적으로가 아니라 정신적으로 받아들이십시오.

지적으로 분석하거나 지적으로 이해하지 않도록 하십시오.

자동으로 지시를 따라야만 합니다.

육체적으로는 물론, 정신적이고 심령적으로 이완되어야 합니다.

수련 내내 깨어 있어야 합니다. 잠들지 마십시오.

이완이 깊어지면 잠이 오기 쉽습니다. 계속해서 '나는 깨어 있다. 나는 깨어 있다. 나는 깨어 있다.' 라고 생각하면서 완전히 깨어 있도록 노력하십시오. 이완하는 동안 계속해서 완전히 깨어 있도록 하며 자신의 의식 상태를 확인하십시오.

수련하는 동안 때로는 이해할 수도 있고, 이해하지 못할 수도 있습니다.

하지만 그것은 중요하지 않습니다. 지시 목소리를 그대로 따르십시오.

매일 심령적인 잠의 수련을 시작할 때 최소한 7분에서 10분을 육체적으로 조용하고 안정되도록 합니다.

갑작스럽게 수련을 시작하지 마십시오. 대신 다음의 방법으로 마음에서 의식을 계발하십시오.

'이제 나는 심령적인 잠을 수련하겠다. 이 심령적인 잠의 수련에서 내내 깨어 있을 것이다.'

그리고 밤에 침대에서 완전히 이완했던 경험을 계발하십시오. 마음속으로 자신에게 반복하십시오.

'내 마음은 자유롭다. 내 몸은 자유롭다. 나는 이완을 준비하고 있다. 나는 지시를 듣고 있다.'

이 방법으로 매일 약 10분 동안 심령적인 이완을 준비하십시오.

때로는 생각이 일어나고 방해한다고 해도 문제되지 않습니다.

이제 머리에서 발끝까지 육체적인 몸에 대한 자각을 계발하십시오. 그리고 마음속으로 옴이라고 말합니다.

몸 전체를 온전히 알아차리십시오.

몸 전체를 온전히 알아차리십시오.

몸 전체를 온전히 알아차리십시오.

몸 전체를 온전히 알아차리십시오.

결심: 이제 결심을 만들 시간입니다.

하나의 결심을 결정해야만 합니다.

결심을 하나 발견하십시오.

스스로 결심을 확고히 하십시오.

결심을 만드는 것에 서두르지 마십시오. 그러나 한 개의 결심을 스스로 발견하도록 노력하십시오.

결심은 매우 간단해야 합니다.

간결한 결심, 간결한 결심, 간결한 결심.

한 개의 결심을 찾아내십시오.

한 개의 결심을 찾아내십시오.

심령적인 잠 수련 동안 만든 결심은 실현될 것입니다.

지적인 알아차림이 사라지고 단순한 알아차림이 표현될 때 마음은 수용적이 되어 결심할 수 있게 됩니다.

결심은 길지도 모호하지도 않고 매우 명확하고 직접적이며 짧아야 합니다.

흙을 준비하고 씨를 뿌리는 것과 같은 방법으로 결심의 씨를 뿌리십시오.

오늘 결심을 만들어낼 필요는 없지만 스스로 한 개의 결심을 발견해야 합니다.

가장 쉬운 것과 실용적인 것이어야 합니다.

스스로 결심을 발견하면 성과가 나올 때까지 매일 반복하십시오. 수련하는 동안, 심령적인 잠이 시작될 때와 끝날 때 한 번씩 결심을 두 번 반복합니다.

심령적인 잠에서 만든 결심은 삶에서 반드시 이루어지게 됩니다.

어떤 의심도 없이 열매를 맺게 될 것입니다.

마음으로 확신할 수 있다면 어떤 것도 할 수 있습니다.

지적인 성격이 줄어들고 없어지면 잠재의식의 성격이 드러납니다. 그리고 당신이 한 결심이 실현되고 이루어지게 됩니다. 결심을 한 다음, 육체적인 몸으로 알아차림을 이동하십시오. 그리고 '나 있음, 나 있음' 아니면 '내 몸, 내 몸' 하면서 머리에서 발끝까지 몸 전체를 알아차리십시오.

한 번에, 한 눈길로, 한 생각으로, 몸 전체를 생각하십시오.

한 생각으로 몸 전체를 생각하십시오.

한순간에 몸 전체의 알아차림을 계발하십시오.

'나는 내 몸이다, 나는 내 몸이다' 마음속으로 이렇게 생각하고 몸 전체에 대한 알아차림을 계속 계발하십시오.

'나는 지시를 듣고 있다, 나는 자고 있지 않다, 나는 졸리지 않다, 나는 외부 소리를 의식하지 않는다, 나는 이완되어 있고 어떤 순간에 잠들 수 있겠지만 나는 깨어 있어야만 한다.' 고 생각하십시오.

심령적인 잠의 첫번째 수련을 시작합니다.

의식순환: 몸의 각 부위를 따라 수행하는 의식의 순환입니다.

마음속으로 각 특정 부위의 이름을 되풀이하고, 길지 않은 잠시 동안 단지 몸의 그 부분만을 자각하십시오.

예를 들어 내가 '오른손 엄지손가락' 이라고 말하면, 움직이지는 않지만 마음속으로 '오른손 엄지손가락' 이라고 말합니다. 그런 뒤 다음 부위로 이동하십시오.

내가 몸의 각 다른 부위로 의식을 이끌 것입니다. 속도는 다소 빨라질 것입니다.

계속해서 깨어 있도록 하십시오. 너무 강하게 집중하지는 않습니다. 단지 알아차림을 계발하고 지시에 따라 가능한 빠르게 마음을 몸의 각 부위로 이동하십시오.

어떤 순간 속도를 따라갈 수 없더라도 문제되지 않습니다. 다음 부위로 넘어가면 됩니다.

첫번째 라운드에서는 천천히 지시하고, 다음에는 빨라질 것입니다.

특정 기관의 이름을 마음속으로 말해야 한다는 것을 이해하십시오.

오른쪽: 마음속으로 말하십시오. 오른손 엄지손가락, 둘째손가락, 셋째손가락, 넷째손가락, 다섯째손가락, 손바닥, 손목, 팔꿈치, 어깨, 겨드랑이, 허리, 허벅지, 무릎, 종아리, 발목, 발뒤꿈치, 발바닥, 오른쪽 발가락, 첫째, 둘째, 셋째, 넷째, 다섯째.

왼쪽: 왼쪽으로 이동합니다. 왼손 엄지손가락, 둘째손가락, 셋째손가락, 넷째손가락, 다섯째 손가락, 손바닥, 손목, 팔꿈치, 어깨, 겨드랑이, 허리, 허벅지, 무릎, 종아리, 발목, 발뒤꿈치, 발바닥, 왼쪽 발가락, 첫째, 둘째, 셋째, 넷째, 다섯째.

오른쪽 역방향: 오른쪽 발가락으로 마음을 가져가십시오. 바닥에서 시작합니다. 오른쪽 발가락, 첫째, 둘째, 셋째, 넷째, 다섯째, 발바닥, 발뒤꿈치, 발목, 종아리, 무릎, 허벅지, 허리, 겨드랑이, 어깨, 팔꿈치, 손목, 손바닥, 오른손 엄지, 둘째손가락, 셋째, 넷째, 다섯째.

왼쪽 역방향: 왼쪽 발가락으로 가십시오. 왼쪽 발가락, 첫째, 둘째, 셋째, 넷째, 다섯째, 발바닥, 발뒤꿈치, 발목, 종아리, 무릎, 허벅지, 허리, 겨드랑이, 어깨, 팔꿈치, 손목, 손바닥, 왼손 엄지, 둘째손가락, 셋째, 넷째, 다섯째.

오른쪽: 다시 오른쪽입니다. 위에서 아래로. 오른손 엄지, 둘째손가락, 셋째, 넷째, 다섯째, 손바닥, 손목, 팔꿈치, 어깨, 겨드랑이, 허리, 허벅지, 무릎, 종아리, 발목, 발뒤꿈치, 발바닥, 오른쪽 발가락, 첫째, 둘째, 셋째, 넷째, 다섯째, 발바닥, 발뒤꿈치, 발목, 종아리, 무릎, 허벅지, 허리, 겨드랑이, 어깨, 팔꿈치, 손목, 손바닥, 오른손 엄지, 둘째손가락, 셋째, 넷째, 다섯째.

왼쪽: 왼쪽 위로 이동하십시오. 왼손 엄지, 둘째손가락, 셋째, 넷째, 다섯째, 손바닥, 손목, 팔꿈치, 어깨, 겨드랑이, 허리, 허벅지, 무릎, 종아리, 발목, 발뒤꿈치, 발바닥, 왼쪽 발가락, 첫째, 둘째, 셋째, 넷째, 다섯째, 발바닥, 발뒤꿈치, 발목, 종아리, 무릎, 허벅지, 허리, 겨드랑이, 어깨, 팔꿈치, 손목, 손바닥, 왼손 엄지, 둘째손가락, 셋째, 넷째, 다섯째.

뒷부분 전체: 몸의 뒷부분으로 가십시오. 뒷부분으로 가십시오. 마음을 바닥

과 닿아 있는 머리 뒷부분으로 가져가십시오. 머리 뒷부분, 바닥과 닿아 있는 머리 뒷부분. 오른쪽 견갑골, 왼쪽 견갑골, 척추, 오른쪽 엉덩이, 왼쪽 엉덩이, 오른쪽 궁둥이, 왼쪽 궁둥이, 오른쪽 허벅지 아래, 왼쪽 허벅지 아래, 오른쪽 종아리, 왼쪽 종아리, 오른쪽 발목, 왼쪽 발목, 오른쪽 발뒤꿈치, 왼쪽 발뒤꿈치.

역방향: 오른쪽 발목, 왼쪽 발목, 오른쪽 종아리, 왼쪽 종아리, 오른쪽 허벅지 아래, 왼쪽 허벅지 아래, 오른쪽 궁둥이, 왼쪽 궁둥이, 오른쪽 엉덩이, 왼쪽 엉덩이, 척추, 오른쪽 견갑골, 왼쪽 견갑골, 머리 뒷부분. 오른쪽 견갑골, 왼쪽 견갑골, 척추, 오른쪽 엉덩이, 왼쪽 엉덩이, 오른쪽 궁둥이, 왼쪽 궁둥이, 오른쪽 허벅지 아래, 왼쪽 허벅지 아래, 오른쪽 종아리, 왼쪽 종아리, 오른쪽 발목, 왼쪽 발목, 오른쪽 발뒤꿈치, 왼쪽 발뒤꿈치, 오른쪽 발목, 왼쪽 발목, 오른쪽 종아리, 왼쪽 종아리, 오른쪽 허벅지 아래, 왼쪽 허벅지 아래, 오른쪽 궁둥이, 왼쪽 궁둥이, 오른쪽 엉덩이, 왼쪽 엉덩이, 척추, 오른쪽 견갑골, 왼쪽 견갑골, 머리 뒷부분.

앞부분 전체: 머리 꼭대기 앞부분으로 갑니다. 머리 꼭대기로 갑니다, 정수리, 머리 꼭대기, 정수리, 정수리, 이마, 오른쪽 눈썹, 왼쪽 눈썹, 미간, 오른쪽 눈, 왼쪽 눈, 오른쪽 콧구멍, 왼쪽 콧구멍, 오른쪽 뺨, 왼쪽 뺨, 오른쪽 귀, 왼쪽 귀, 윗입술, 아랫입술, 턱, 목구멍, 오른쪽 가슴, 왼쪽 가슴, 가슴 전체, 배꼽, 위 복부, 아래 복부, 오른쪽 복부, 왼쪽 복부, 오른쪽 골반, 왼쪽 골반, 오른쪽 사타구니, 왼쪽 사타구니, 오른쪽 허벅지, 왼쪽 허벅지, 오른쪽 무릎, 왼쪽 무릎, 오른쪽 발가락, 왼쪽 발가락.

역방향: 왼쪽 발가락, 오른쪽 발가락, 왼쪽 무릎, 오른쪽 무릎, 왼쪽 허벅지, 오른쪽 허벅지, 왼쪽 사타구니, 오른쪽 사타구니, 왼쪽 골반, 오른쪽 골반, 왼쪽 복부, 오른쪽 복부, 아래 복부, 위 복부, 배꼽, 가슴 전체, 왼쪽 가슴, 오른쪽 가슴, 목구멍, 턱, 아랫입술, 윗입술, 왼쪽 귀, 오른쪽 귀, 왼쪽 뺨, 오른쪽 뺨, 왼쪽 콧구멍, 오른쪽 콧구멍, 왼쪽 귀, 오른쪽 귀, 미간, 왼쪽 눈썹, 오른쪽 눈썹, 이마, 정수리, 머리 꼭대기, 머리 꼭대기, 머

리 꼭대기 앞부분, 미간, 미간, 미간.

'나는 잠을 자지 않는다, 나는 깨어 있다. 나는 잠을 자지 않는다, 나는 깨어 있다. 나는 잠을 자지 않는다, 나는 깨어 있다.'

내부 부위: 이제 몸의 내부 부위들입니다. 마음을 혀, 이, 입천장, 혀, 이, 입천장으로 가져갑니다. 호흡과 함께 코 안쪽 부분, 뇌 안쪽 부분, 커다란 뇌, 목구멍으로 열려 있는 코의 안쪽 구멍, 바람이 통과하는 목구멍, 오른쪽 폐, 왼쪽 폐.

호흡과 함께 폐를 느끼십시오. 숨으로 폐를 채우면서 폐를 느낍니다, 오른쪽 폐, 왼쪽 폐.

심장, 심장 박동소리에 집중하면서 심장을 느끼십시오. 심장을 느끼는 가장 쉬운 방법입니다. 마음을 심장으로 가져가십시오. 심장 속 박동소리로 가져가십시오. 마음을 심장으로 가져가십시오.

이제 식도로 가십시오. 입에서 위로 음식을 나르는 통로, 식도, 음식을 나르는 통로, 그것은 척추와 같은 것입니다. 식도를 통해서 위로 음식이 내려갑니다. 호흡과 함께 식도를 느끼십시오.

위, 간, 간, 위, 신장, 신장, 신장, 복부 안쪽 전체.

다시 위쪽부터 시작합니다, 뇌, 뇌, 뇌, 콧구멍, 혀, 이, 입천장, 오른쪽 고막, 왼쪽 고막, 혀, 이, 입천장, 목구멍, 식도, 오른쪽 폐, 왼쪽 폐, 심장, 위, 간, 신장, 복부 전체, 복부 전체.

주요 부위들: 이제 몸의 주요 부위들로 가십시오. 오른쪽 다리, 왼쪽 다리, 양쪽 다리 전체. 오른팔, 왼팔, 양팔 전체, 몸 뒷부분 전체, 앞부분 전체, 머리, 몸 전체, 몸 전체를 시각화하십시오. '몸 전체' 라고 말하면서 몸 전체를 시각화하십시오. '몸 전체' 라고 말하면서 몸 전체를 시각화하십시오. '몸 전체' 라고 말하면서 몸 전체를 시각화하십시오. 알아차림을 강화시키십시오. 몸 전체, 몸 전체, 몸 전체, 몸 전체.

척추: 이제 바닥의 척추 안으로 마음을 가져가십시오. 바닥의 척추로 마음을 가져가십시오. 당신이 자고 있는지, 깨어 있는지, 소진되었거나 졸리

지 않은지 체크하십시오. '나는 깨어 있다' 라고 말하십시오.

회음부 안쪽 척추 맨 아래쪽으로 가십시오. 마음을 회음부로 가져가십시오. 속으로 '회음부' 라고 말하며 그것을 떠올리십시오. 척추 밑바닥에서 약간 높은 곳에 있는, 척추가 끝나는 부위로 가십시오. 배꼽 뒤로 가십시오. 배꼽 뒷부분의 척추 안쪽으로 가십시오. 심장 뒷부분의 척추 안쪽으로 가십시오. 목으로 가십시오. 더 작은 뇌 안에 있는 척추의 꼭대기로 가십시오. 머리 꼭대기, 정수리로 가십시오. 다시 뒤쪽으로 가십시오. 정수리, 머리 꼭대기, 머리 뒷부분, 목, 심장 뒷부분, 배꼽 뒷부분, 척추 밑바닥, 회음부. 다시 회음부로 가십시오. 회음부, 척추 맨 아랫부분, 척추 밑바닥, 배꼽 뒷부분의 척추 안쪽, 배꼽 뒷부분, 심장 뒷부분, 심장 뒷부분, 목, 목, 머리 뒷부분, 머리 뒷부분, 머리 꼭대기, 머리 꼭대기, 머리 꼭대기, 정수리, 정수리, 머리 꼭대기, 머리 꼭대기.

머리 뒷부분, 목 뒷부분, 심장 뒷부분, 심장 뒷부분, 배꼽 뒷부분, 배꼽 뒷부분. 척추 밑바닥, 척추 밑바닥, 회음부, 회음부.

'나는 깨어 있다. 나는 깨어 있다. 나는 깨어 있다. 나는 의식한다. 나는 의식한다. 나는 의식한다.'

몸/거울 자각: 거울 속의 자신을 보는 것처럼 몸 전체를 바라보십시오. 큰 거울이 앞에 있는 것처럼 자신의 몸을 바라보십시오. 거울 속에 비친 자신의 몸을 바라보십시오. 몸을 바라보십시오. 거울 속에 비친 자신의 몸을 바라보십시오.

몸을 보십시오. 몸을 하나의 대상으로 보십시오. 머리, 팔, 가슴, 다리, 옷, 지시자가 보고 있는 것처럼 모든 것을 보십시오. 지시자가 보고 있는 것처럼. 지시자가 보고 있는 것처럼. 똑같은 방법으로 당신은 자신을 하나의 대상으로 보아야 합니다. 거울을 보십시오. 심령적인 거울 속의 자신을 보십시오. '거울 속에 비친 몸, 내 몸, 거울 속에 비친 몸, 내 몸.'

시각화: 이제 지시자가 말하는 모든 것에 집중하십시오. 깨어 있으십시오. 지시자가 말하는 많은 것들을 마음속으로 똑같이 따라 말하면서 하나

씩 그것의 영상을 계발하십시오.

말해지는 것들의 영상을 계발할 수 있다면 그 시간 동안 이완이 완전하다는 것을 의미합니다. 반면에 시각화할 수 없다면 조금 더 수련이 필요하다는 뜻입니다.

호수 위의 파란색 연꽃, 호수 위의 파란색 연꽃, 호수 위의 파란색 연꽃.

타고 있는 촛불, 타고 있는 촛불, 타고 있는 촛불.

졸린 경험, 졸린 경험.

열기의 경험, 열기의 경험.

무거운 경험, 무거운 경험, 무거운 경험.

빨간 역삼각형, 빨간 역삼각형, 빨간 역삼각형. 타고 있는 불꽃, 타고 있는 불꽃, 타고 있는 불꽃.

열기의 경험, 열기의 경험.

눈 덮인 산, 눈 덮인 산.

활짝 펼쳐진 풍경, 활짝 펼쳐진 풍경, 활짝 펼쳐진 풍경, 활짝 펼쳐진 풍경.

별, 하늘의 별, 별의 조그만 점, 분홍색 장미, 꿀벌, 꿀벌, 꿀벌. 하늘에 날아다니는 커다란 새, 날고 있는 새, 날고 있는 새.

호수 위의 떠다니는 배, 떠다니는 배, 떠다니는 배, 떠다니는 배.

별이 빛나는 하늘, 별이 빛나는 하늘, 별이 빛나는 하늘.

무거움의 느낌, 무거움의 느낌, 무거움의 느낌.

자신의 숨, 자신의 숨, 자신의 숨.

어두운 밤, 어두운 밤.

호수 위의 파란 연꽃, 호수 위의 파란 연꽃.

퍼붓는 소나기, 폭우, 폭우.

푸른 나뭇잎, 푸른 나뭇잎.

정원, 정원, 노란 꽃들, 노란 꽃들, 분홍색 장미, 분홍색 장미, 푸른 잔디, 푸른 잔디, 수영장, 수영장, 푸른 잔디, 커다란 정원.

역삼각형, 호랑이, 호랑이, 호랑이.

몸 전체, 몸 전체, 몸 전체.

심령적인 거울 속 자신의 몸 전체를 바라보십시오.

모든 노력을 이완하고, 자신의 마음을 밖으로 이끌어내어 마음이 외부로 향하도록 만드십시오. 주위 환경을 알아차리십시오.

나는 요가 니드라를 하고 있다. 나는 요가 니드라를 수련하고 있다. 나는 조용히 누워 있다.

결심: 이제 다시 결심을 할 시간입니다. 결심을 만들고 반복하십시오. 처음에 했던 결심을 그대로 반복하십시오. 잠재의식이 결심하도록 노출되어 있습니다.

마무리: 이제 눈을 감은 채로 몸을 움직여 일어날 준비를 하십시오. 눈은 계속 감은 채로 몸을 움직이십시오. 일어날 준비를 하십시오.

이제 일어나서 눈을 뜨십시오.

하리 옴 땃 삿

3. 완전한 수련

준비: 요가 니드라 준비를 합니다.

덮을 것과 베개를 잘 맞게 하고, 전체 요가 니드라 수련 시간 동안 어떤 육체의 불편함도 없도록 합니다.

몸의 자세, 베개, 나머지 모든 것을 잘 조절하십시오.

지금은 적절하게 몸을 움직일 수 있지만 마지막으로 잘 조정한 다음에는 요가 니드라가 끝날 때까지 몸을 움직여서는 안 됩니다. 움직여서는 안 됩니다. 어떤 육체적인 움직임도 안 됩니다.

절대 움직여서는 안 됩니다. 마지막으로 몸을 잘 조절하십시오.

육체적인 몸에 집중하십시오. 몸에 집중하십시오. 몸 전체에 집중하십시오.

머리끝에서 발끝까지 몸 전체를 알아차리십시오.

머리끝에서 발끝까지 당신의 몸 전체를 알아차리십시오.

몸 전체, 몸 전체, 몸 전체가 알아차림의 대상이어야 합니다. 몸 전체를 알아차리십시오.

당신은 몸 전체를 알아차리고 있습니다. 머리끝에서 발끝까지 육체적인 몸, 다리, 팔, 몸통, 가슴 각 부위가 아니라 몸 전체에 대해 자각해야 합니다. 몸을 전체적으로 알아차리십시오. 완전하고 끊임없는 몸의 자각.

당신이 요가 니드라를 수련하고 있다는 것을 자각하며 '나는 자각하고 있다, 나는 요가 니드라를 수련할 것이다, 나는 자각하고 있다, 나는 요가 니드라를 수련할 것이다, 나는 자각하고 있다, 나는 요가 니드라를 수련할 것이다.' 라고 마음속으로 말하십시오.

이렇게 계속 생각하며 당신이 요가 니드라를 수련할 것이라는 점을 확실히 알아차리십시오.

지금 그렇게 알아차리십시오.

이완: 정신적으로 몸을 이완하십시오, 정신적으로 자신을 이완하십시오, 마음을 이완하십시오. 자연스럽게 호흡하고, 나디 쇼다나 기본에 따라 코로 자연스럽게 호흡하는 것에 집중하면서 존재 전체가 이완되도록 하십시오.

양쪽 코를 번갈아 가며 호흡하십시오. 자연스럽게 양쪽 코를 번갈아 가며 호흡하십시오.

완전한 알아차림, 콧구멍 속에 대한 완전한 알아차림으로 호흡합니다.

왼쪽 콧구멍을 통해 들이쉬고, 오른쪽 콧구멍을 통해 내쉽니다. 다시 오른쪽 콧구멍으로 들이쉬고 왼쪽 콧구멍으로 내쉽니다.

호흡을 이완하십시오. 자연스러운 호흡, 호흡에 집중하십시오.

심령적인 호흡을 계속하십시오.

존재 전체가 완전히 이완되도록 하십시오.

육체적인 몸뿐만 아니라, 생각하는 과정만이 아니라 몸, 감각, 호흡, 마음, 알아차림에 대한 완전한 이완이 일어나게 하십시오. 마음과 의식은 호흡을 통해 들어오고 나갑니다.

이 수련을 통해 자신을 완전히 이완할 수 있을 때 육체적인 의식 변화와 정신적인 알아차림의 커다란 변화를 발견하게 될 것입니다.

언제든지 이 방법으로 호흡하고, 양쪽 콧구멍을 통해 자연스럽게 호흡하는 것에 집중하면 존재 전체가 이완될 것입니다.

완전히 깨어 있는지, 나의 말을 듣고 있는지, 잠을 자는 것은 아닌지 자신을 확인하십시오.

결심: 상깔빠, 결심은 간단하고 짧고 명확한 언어로 하고, 솔직한 표현으로 믿음을 가지고 하십시오.

요가 니드라 앞과 뒤에 만든 결심은 반드시 삶에서 진실이 되고 현실이 됩니다.

삶에서 어떤 것도 실패할 수 있지만 요가 니드라 앞뒤에 했던 결심은 그렇지 않습니다.

요가 니드라를 시작할 때와 끝날 때 같은 언어로 동일한 결심을 하십시오. 동일한 이해와 배경으로 결심을 매일 반복하십시오.

요가 니드라 마지막에 같은 결심을 되풀이하는 것을 부드럽게 기억합니다. 눈을 뜨고 요가 니드라를 끝내기 전에 반복합니다.

결심, 상깔빠는 시작할 때 세 번, 끝날 때 세 번 반복합니다. 반복하십시오, 계속 반복하십시오.

의식순환: 이제 요가 니드라를 시작합니다.

육체 센터들에서 의식을 순환하십시오.

가능한 빠르게 한 지점에서 다른 지점으로 알아차림을 이동시킵니다.

한 지점에서 다른 지점으로 순환하는 것입니다.

물론 그 지점을 마음속으로 말해야 합니다.

오른쪽: 오른쪽 엄지손가락, 손가락 끝, 손톱, 첫번째 관절과 엄지의 뿌리.

둘째손가락, 손가락 끝, 손톱, 첫번째 관절, 두번째 관절, 둘째손가락 뿌리.

셋째손가락, 손가락 끝, 손톱, 첫번째 관절, 두번째 관절, 셋째손가락 뿌리.

넷째손가락, 손가락 끝, 손톱, 첫번째 관절, 두번째 관절, 넷째손가락 뿌리.
다섯째손가락, 손가락 끝, 손톱, 첫번째 관절, 두번째 관절, 다섯째손가락 뿌리.
손등, 손바닥, 손바닥의 궁들, 금성, 달, 수성, 태양, 토성, 목성, 화성, 손바닥 중앙.
손목, 아래팔, 아래팔의 안쪽, 팔꿈치, 팔꿈치 안쪽, 위팔, 위팔의 안쪽, 어깨, 겨드랑이, 가슴의 오른쪽, 허리, 엉덩이, 오금 힘줄, 허벅지, 무릎, 무릎 뒤쪽, 종아리, 정강이.
오른쪽 발, 발목, 발뒤꿈치, 발바닥 중앙, 발 볼, 발등, 발가락들, 엄지발가락, 발가락 끝, 발톱, 첫번째 관절, 엄지발가락의 뿌리.
둘째발가락, 발가락 끝, 발톱, 첫번째 관절, 두번째 관절, 둘째발가락 뿌리.
셋째발가락, 발가락 끝, 발톱, 첫번째 관절, 두번째 관절, 셋째발가락 뿌리.
넷째발가락, 발가락 끝, 발톱, 첫번째 관절, 두번째 관절, 넷째발가락 뿌리.
다섯째발가락, 발가락 끝, 발톱, 첫번째 관절, 두번째 관절, 다섯째발가락 뿌리.

왼쪽: 왼쪽 엄지손가락, 손가락 끝, 손톱, 첫번째 관절과 엄지의 뿌리.
둘째손가락, 손가락 끝, 손톱, 첫번째 관절, 두번째 관절, 둘째손가락 뿌리.
셋째손가락, 손가락 끝, 손톱, 첫번째 관절, 두번째 관절, 셋째손가락 뿌리.
넷째손가락, 손가락 끝, 손톱, 첫번째 관절, 두번째 관절, 넷째손가락 뿌리.
다섯째손가락, 손가락 끝, 손톱, 첫번째 관절, 두번째 관절, 다섯째손가락 뿌리.
손등, 손바닥, 손바닥의 궁들, 금성, 달, 수성, 태양, 토성, 목성, 화성, 손바닥 중앙.
손목, 아래팔, 아래팔의 안쪽, 팔꿈치, 팔꿈치 안쪽, 위팔, 위팔의 안쪽, 어깨, 겨드랑이, 가슴의 왼쪽, 허리, 엉덩이, 오금 힘줄, 허벅지, 무릎, 무릎 뒤쪽, 종아리, 정강이.
왼쪽 발, 발목, 발뒤꿈치, 발바닥 중앙, 발 볼, 발등, 발가락들, 엄지발가락, 발가락 끝, 발톱, 첫번째 관절, 엄지발가락의 뿌리.

둘째발가락, 발가락 끝, 발톱, 첫번째 관절, 두번째 관절, 둘째발가락 뿌리.

셋째발가락, 발가락 끝, 발톱, 첫번째 관절, 두번째 관절, 셋째발가락 뿌리.

넷째발가락, 발가락 끝, 발톱, 첫번째 관절, 두번째 관절, 넷째발가락 뿌리.

다섯째발가락, 발가락 끝, 발톱, 첫번째 관절, 두번째 관절, 다섯째발가락 뿌리.

뒷부분: 오른쪽 견갑골, 왼쪽 견갑골, 오른쪽 궁둥이, 왼쪽 궁둥이, 등의 오른쪽, 등의 왼쪽, 척추, 목, 뒷부분 전체.

앞부분: 사하스라라, 이마, 오른쪽 눈썹, 왼쪽 눈썹, 미간, 오른쪽 관자놀이, 왼쪽 관자놀이, 오른쪽 눈, 왼쪽 눈, 오른쪽 눈꺼풀, 왼쪽 눈꺼풀, 오른쪽 뺨, 왼쪽 뺨, 오른쪽 귀, 왼쪽 귀, 코, 코끝, 윗입술, 아랫입술, 양쪽 입술, 혀, 턱, 목구멍.

오른쪽 가슴, 왼쪽 가슴, 양쪽 가슴, 가슴 가운데 오목한 곳, 심장, 위, 배꼽, 복부, 오른쪽 다리, 왼쪽 다리, 오른쪽 팔, 왼쪽 팔, 머리, 몸통.

몸 전체, 몸 전체, 몸 전체, 몸 전체, 몸 전체, 몸 전체, 몸 전체.

의식을 체크하십시오, 나의 말을 듣고 있는지 확인하십시오.

잠들지 마십시오, 깨어 있으십시오.

감각 자각

무거움: 무거움의 느낌을 일깨웁니다, 무거움을 느끼십시오.

오른손 엄지, 둘째손가락, 셋째, 넷째, 다섯째손가락에서 무거움의 느낌을 자각합니다. 손바닥, 손목, 팔꿈치, 어깨, 겨드랑이, 허리, 엉덩이, 오금 힘줄, 허벅지, 무릎, 종아리, 발뒤꿈치, 발바닥, 오른쪽 발가락들, 첫째, 둘째, 셋째, 넷째, 다섯째.

무거움의 느낌을 일깨웁니다, 무거움을 일깨우십시오.

왼손 엄지, 둘째손가락, 셋째, 넷째, 다섯째 손가락에서 무거움의 느낌을 자각합니다. 손바닥, 손목, 팔꿈치, 어깨, 겨드랑이, 허리, 엉덩이, 오금 힘줄, 허벅지, 무릎, 종아리, 발뒤꿈치, 발바닥, 오른쪽 발가락들, 첫째, 둘째, 셋째, 넷째, 다섯째.

무거움의 느낌을 일깨웁니다, 무거움을 일깨우십시오.

오른쪽 견갑골, 왼쪽 견갑골, 오른쪽 궁둥이, 왼쪽 궁둥이, 오른쪽 등, 왼쪽 등, 척추, 등 전체에서 무거움의 느낌을 알아차리십시오.

무거움의 느낌을 일깨우십시오, 무거움을 일깨우십시오.

오른손 엄지, 둘째손가락, 셋째, 넷째, 다섯째 손가락에서 무거움의 느낌을 자각하십시오. 손바닥, 손목, 팔꿈치, 어깨, 겨드랑이, 허리, 엉덩이, 오금 힘줄, 허벅지, 무릎, 종아리, 발뒤꿈치, 발바닥, 오른쪽 발가락들, 첫째, 둘째, 셋째, 넷째, 다섯째.

왼손 엄지, 둘째손가락, 셋째, 넷째, 다섯째손가락에서 무거움의 느낌을 자각하십시오. 손바닥, 손목, 팔꿈치, 어깨, 겨드랑이, 허리, 엉덩이, 오금 힘줄, 허벅지, 무릎, 종아리, 발뒤꿈치, 발바닥, 오른쪽 발가락들, 첫째, 둘째, 셋째, 넷째, 다섯째.

무거움의 느낌을 일깨우십시오, 무거움을 일깨우십시오.

오른쪽 견갑골, 왼쪽 견갑골, 오른쪽 궁둥이, 왼쪽 궁둥이, 오른쪽 등, 왼쪽 등, 척추, 등 전체에서 무거움의 느낌을 알아차리십시오.

무거움의 느낌을 일깨우십시오, 무거움을 일깨우십시오.

오른다리, 왼다리, 양쪽 다리 모두, 오른팔, 왼팔, 양팔 모두, 머리, 몸통에서 무거움의 느낌을 알아차리십시오.

무거움의 느낌을 일깨우십시오, 무거움을 일깨우십시오.

몸 전체에서 무거움의 느낌을 자각합니다, 몸 전체에서, 몸 전체에서 무거움, 몸 전체에서 무거움, 몸 전체에서 무거움, 몸 전체에서, 몸 전체에서, 몸 전체에서.

알아차림을 확인하고, 잠자고 있지 않은지 확인하십시오.

잠자고 있지 않은지, 나의 말을 듣고 있는지, 깨어 있는지 확인하십시오.

가벼움: 가벼움의 느낌을 알아차리십시오, 가벼움의 느낌을 알아차리십시오, 가벼움의 느낌을 알아차리십시오.

가벼움의 느낌을 일깨우십시오. 오른손 엄지, 둘째손가락, 셋째, 넷째, 다섯째손가락에서 가벼움의 느낌을 일깨우십시오. 손바닥, 손목, 팔꿈치, 어깨, 겨드랑이, 허리, 엉덩이, 오금 힘줄, 허벅지, 무릎, 종아리, 발뒤꿈치, 발바닥, 오른쪽 발가락들, 첫째, 둘째, 셋째, 넷째, 다섯째.

가벼움의 느낌을 일깨우십시오, 가벼움을 일깨우십시오. 왼손 엄지, 둘째손가락, 셋째, 넷째, 다섯째손가락에서 가벼움의 느낌을 일깨우십시오. 손바닥, 손목, 팔꿈치, 어깨, 겨드랑이, 허리, 엉덩이, 오금 힘줄, 허벅지, 무릎, 종아리, 발뒤꿈치, 발바닥, 오른쪽 발가락들, 첫째, 둘째, 셋째, 넷째, 다섯째.

가벼움의 느낌을 일깨우십시오, 가벼움을 일깨우십시오.

오른쪽 견갑골, 왼쪽 견갑골, 오른쪽 궁둥이, 왼쪽 궁둥이, 오른쪽 등, 왼쪽 등, 척추, 등 전체에서 가벼움의 느낌을 일깨우십시오, 가벼움을 일깨우십시오.

오른손 엄지, 둘째손가락, 셋째, 넷째, 다섯째손가락에서 가벼움의 느낌을 자각합니다. 손바닥, 손목, 팔꿈치, 어깨, 겨드랑이, 허리, 엉덩이, 오금 힘줄, 허벅지, 무릎, 종아리, 발뒤꿈치, 발바닥, 오른쪽 발가락들, 첫째, 둘째, 셋째, 넷째, 다섯째.

왼손 엄지, 둘째손가락, 셋째, 넷째, 다섯째손가락, 손바닥, 손목, 팔꿈치, 어깨, 겨드랑이, 허리, 엉덩이, 오금 힘줄, 허벅지, 무릎, 종아리, 발뒤꿈치, 발바닥, 오른쪽 발가락들, 첫째, 둘째, 셋째, 넷째, 다섯째.

가벼움의 느낌을 일깨우십시오, 가벼움을 일깨우십시오.

오른쪽 견갑골, 왼쪽 견갑골, 오른쪽 궁둥이, 왼쪽 궁둥이, 오른쪽 등, 왼쪽 등, 척추, 등 전체에서 가벼움의 느낌을 알아차립니다.

가벼움의 느낌을 일깨우십시오, 가벼움을 일깨우십시오.

오른다리, 왼다리, 양쪽 다리 모두, 오른팔, 왼팔, 양팔 모두, 머리, 몸통에서 가벼움의 느낌을 일깨우십시오.

가벼움의 느낌을 일깨우십시오, 가벼움을 일깨우십시오.

몸 전체에서 가벼움의 느낌을 알아차립니다. 몸 전체에서, 몸 전체에서 가벼움, 몸 전체에서 가벼움, 몸 전체에서 가벼움, 몸 전체에서, 몸 전체에서, 몸 전체에서.

잠을 자고 있지 않은지, 나의 말을 듣고 있는지, 깨어 있는지 확인하십시오. 의식을 체크하십시오.

뜨거움: 의지를 깨우고 뜨거움을 경험하십시오, 뜨거움을 상상하십시오. 뜨거운 경험을 기억해내고, 오른쪽 발바닥에 뜨거움을 덧붙이십시오. 오른쪽 발바닥, 왼쪽 발바닥, 왼쪽 발바닥, 오른쪽 손바닥, 오른쪽 손바닥, 왼쪽 손바닥, 왼쪽 손바닥, 입술, 입술, 오른쪽 눈, 오른쪽 눈, 왼쪽 눈, 왼쪽 눈, 오른쪽 귀, 오른쪽 귀, 왼쪽 귀, 왼쪽 귀.

몸 전체에서 뜨거운 느낌을 자각합니다, 몸 전체에서, 몸 전체에서.

몸 전체에 뜨거움의 경험을 덧붙여 그 느낌이 실제처럼 됩니다.

뜨거움이 무엇인지 마음속으로 경험해야 합니다. 오른쪽 발바닥에서 뜨거움의 느낌을 경험하고, 일깨웁니다. 오른쪽 발바닥, 왼쪽 발바닥, 왼쪽 발바닥, 오른쪽 손바닥, 오른쪽 손바닥, 왼쪽 손바닥, 왼쪽 손바닥, 입술, 입술, 오른쪽 눈, 오른쪽 눈, 왼쪽 눈, 왼쪽 눈, 오른쪽 귀, 오른쪽 귀, 왼쪽 귀, 왼쪽 귀.

몸 전체가 뜨거워진 것을 느끼십시오. 거의 땀이 날 정도로, 거의 땀을 흘립니다.

의지를 깨우고 뜨거움을 경험하십시오. 뜨거움의 경험을, 몸 전체에서 뜨거움의 감각을 경험하십시오. 몸 전체에서, 몸 전체에서.

깨어 있다는 것을 확인하십시오. 잠을 자지 마십시오. 당신은 나의 말을 듣고 있습니다.

차가움: 차가움의 경험, 차가움의 경험을 깨우십시오. 몸에서 차가움의 경험을 깨우십시오, 몸에서 차가움의 경험을 깨우십시오, 몸에서 차가움

의 경험을 깨우십시오.

겨울에 차가운 바닥 위를 걷고 있다고 상상합니다. 몸이 어떻습니까?

차가움의 경험이 깨어납니다. 차가움, 차가움. 오른쪽 발바닥에서 차가움을 느끼십시오. 오른쪽 발바닥, 왼쪽 발바닥, 왼쪽 발바닥, 척추, 척추, 코 끝, 코 끝, 사하스라라, 사하스라라.

몸 전체가 점점 더 차가워지는 것처럼 몸 전체에서 차가움을 느끼십시오.

몸 전체가 점점 더 차가워지는 것처럼 몸 전체에서 차가움을 느끼십시오.

마치 추운 겨울 밤에 아무것도 덮지 않은 채 밖에서 잠을 자는 것처럼.

얼마나 춥습니까?

차가움의 경험을 기억해내고 몸 전체에 그것을 덧붙이십시오.

속으로 '나는 싸늘하다, 나는 춥다.' 라고 말하십시오.

그런 다음 다시 오른쪽 발바닥에 차가움을 깨우려고 노력하십시오. 오른쪽 발바닥, 왼쪽 발바닥, 왼쪽 발바닥, 척추, 척추, 코 끝, 코 끝, 사하스라라, 사하스라라, 몸 전체, 몸 전체에서 차가움, 몸 전체에서 차가움, 몸 전체에서 차가움.

몸 전체가 차가움을 경험하는 것을 느낍니다. 차가운 경험을 기억해내서, 마음과 몸에 그 느낌을 덧붙이십시오.

고통: 고통의 느낌을 기억하십시오. 어떤 고통이라도 명확하게 기억하십시오, 어떤 고통이라도 명확하게 기억하십시오.

의지를 일깨우고 고통을 느끼십시오, 의지를 일깨우고 고통을 느끼십시오. 거기에 마음을 덧붙여 그 고통을 느끼십시오. 고통을 기억하고 그 고통을 느끼십시오, 고통을 기억하고 그 고통을 느끼십시오. 너무 강력하게 고통을 느껴 실제로 고통을 경험하십시오.

마음을 빠르게 그 지점으로 가져가서 그것을 느끼십시오. 고통의 느낌, 자각이 깊어지도록 하고 마음이 내면을 향하도록 하십시오. 마음과 의지를 모아 고통을 경험하십시오.

몸의 특정 부위나 몸 전체의 고통의 느낌이 예리하게 느껴지게 됩니다.

알아차림을 강화해서 빠르게 마음을 안으로 향하도록 하십시오.
의지의 에너지 조각들을 모아 고통을 경험하십시오.

쾌락: 그런 다음 쾌락의 감각을 잘 들여다보며 쾌락의 느낌을 경험하십시오.
기억할 수 있는 쾌락, 경험할 수 있는 쾌락, 쉽게 덧붙일 수 있는 쾌락.
아마도 맛의 감각에 속하는 쾌락, 듣고 보는 감각에 속하는 쾌락.
어떤 쾌락이라도 좋습니다, 쾌락에 대한 집중. 그것이 너무 강렬해서 쾌락의 느낌과 경험이 진짜가 되고 현실이 됩니다.
자각을 깊이 가져가고 의지를 다해 쾌락을 느낍니다, 경험했거나 경험하고자 하는 쾌락.
마음 앞에 즉시 그 쾌락을 가져와 집중해서 쾌락의 경험과 하나가 되십시오.
깊이 들어가, 흩어져 있던 의지의 에너지 조각을 모아서 그 의지가 쾌락을 느끼도록 알아차림이 깊어지게 하십시오.
자각을 체크하십시오. 당신은 깨어 있습니까? 잠자고 있습니까? 내 말을 듣고 있습니까?

시각화

심령적 중추들: 육체적 몸에서 심령적인 중추의 발견입니다.
물라다라 차끄라는 배설기관과 비뇨기관 사이의 바닥 부분에 위치합니다. 자궁 바로 아래입니다.
그 위에 스와디스타나가 있습니다. 척추의 가장 아랫부분입니다.
그 위 배꼽 바로 뒤에 위치한 척추에 마니뿌라가 있습니다.
그 위에 아나하따가 있습니다. 가슴에서 앞쪽 오목한 곳과 일직선상의 척추에 위치합니다.
그 위에 뇌의 구조가 시작하는 목 부분에 비슛디가 있습니다.
그 위 하부 뇌에 아갸 차끄라가 있습니다. 최상의 뇌가 시작하는 부위로부터 척추의 더 높은 끝의 척추 부분입니다.

그 위, 힌두 브라흐민이 머리카락 다발을 두는 부위인 머리 꼭대기에 빈두가 있습니다.
머리의 정수리에 사하스라라가 있습니다.
그것들에 집중해서 그 부분들을 건드립니다.
사하스라라, 빈두, 아갸, 비슛디, 아나하따, 마니뿌라, 스와디스타나, 물라다라.
물라다라, 스와디스타나, 마니뿌라, 아나하따, 비슛디, 아갸, 빈두, 사하스라라.
사하스라라, 빈두, 아갸, 비슛디, 아나하따, 마니뿌라, 스와디스타나, 물라다라.
물라다라, 스와디스타나, 마니뿌라, 아나하따, 비슛디, 아갸, 빈두, 사하스라라.
사하스라라, 빈두, 아갸, 비슛디, 아나하따, 마니뿌라, 스와디스타나, 물라다라.
물라다라, 스와디스타나, 마니뿌라, 아나하따, 비슛디, 아갸, 빈두, 사하스라라.
사하스라라, 빈두, 아갸, 비슛디, 아나하따, 마니뿌라, 스와디스타나, 물라다라.
물라다라, 스와디스타나, 마니뿌라, 아나하따, 비슛디, 아갸, 빈두, 사하스라라.
사하스라라, 빈두, 아갸, 비슛디, 아나하따, 마니뿌라, 스와디스타나, 물라다라.
물라다라, 스와디스타나, 마니뿌라, 아나하따, 비슛디, 아갸, 빈두, 사하스라라.
사하스라라, 빈두, 아갸, 비슛디, 아나하따, 마니뿌라, 스와디스타나, 물라다라.

심령적인 상징들: 이 센터들의 심령적 상징들에 집중합니다. 내가 심령적인

상징들을 되풀이하면 스스로 그 중심을 발견해야 합니다.

한 마리 뱀이 붙어 있는 붉은 역삼각형, 꼬리를 치켜올리고, 삼각형 외부로 약간 튀어나온, 삼각형 외부로 튀어나와 내려진 머리, 3과 1/2을 감은 분홍색, 송곳니에서 뿜어져 나오는 불꽃.

그런 다음 무의식, 회색의 졸린 빈 공간.

그런 다음 열기가 느껴지는 밝은 노란색 연꽃.

그런 다음 하나의 쓸쓸한 램프의 조그만 불꽃.

그런 다음 차가운 감각과 넥타방울.

그런 다음 졸리고 도취된 기분.

그런 다음 무한한 꽃잎의 연꽃, 매우 무겁고 많은 머리들보다 훨씬 무거운, 무한한 꽃잎의 붉은 연꽃. 그것의 중심에 계란형 모양의 쉬바링감이 있습니다.

그것들을 다시 반복하십시오. 붉은 역삼각형, 3과 1/2을 감은 뱀, 분홍색 뱀, 무의식, 밝은 노란색 연꽃, 램프의 외로운 불꽃, 차가움과 넥타방울, 반의식 상태, 초승달과 달빛의 밤, 쉬바링감이 위에 있는 매우 무겁고 무한한 꽃잎의 연꽃.

신속한 이미지: 이제 내가 호명하는 것들의 이미지를 알아차리십시오.

쉬바링감, 서 있는 그리스도, 깜박거리는 램프, 큰 망고나무, 큰 야자나무, 도로 위에 움직이는 차, 타고 있는 불, 색색의 구름들, 노란 구름, 흰 구름, 파란 구름, 서쪽에서 오고 있는 구름, 바람과 함께 빨리 움직이는 구름, 별이 빛나는 밤, 별이 빛나는 밤, 달빛의 밤, 달빛의 밤, 보름달, 서 있는 개, 누워 있는 고양이, 달리는 말, 달리는 영양, 움직이는 코끼리, 떠오르는 태양, 지고 있는 태양, 바다의 파도, 바다의 파도, 울리고 있는 교회 종소리, 교회 위 십자가, 교회에서 무릎 꿇고 있는 신부, 기도하는 신도, 날고 있는 비행기, 모래해변, 뜨거운 모래에 쉬고 있는 사람들, 붉은 삼각형, 금빛 거미줄.

다른 몸들: 옷을 입지 않고 누워 있는 자신을 바라보십시오, 옷을 입지 않고

바닥에 누워 있는 자신을 바라보십시오, 육체 밖에 있는 투명한 몸을 바라보십시오.

연기가 자욱한 세번째 몸을 보십시오, 네번째, 어둠에서 빛나는 몸을 보십시오.

뇌 속으로 깊이 들어가십시오, 뇌 속으로 깊이 들어가십시오.

조그만 황금 계란, 어둠 속에서 빛나는 특징을 지닌 조그만 크기의 황금 계란.

황금 새를 봅니다, 강둑, 떠다니는 배, 선원이 젓는 배, 수정 같은 물, 그 위에 잔물결, 큰 호수 위의 파란색 연꽃, 넓은 호수 위의 붉은 연꽃, 넓은 호수 위의 흰 연꽃, 넓은 호수 위의 노란색 연꽃, 오래된 집, 굴뚝에서 피어오르는 연기, 추운 겨울에 집에서 타고 있는 불, 악어, 큰 호랑이, 수정 같은 물에서 수영하는 물고기, 코끼리, 영양, 코브라, 호수 위의 파란색 연꽃.

투명한 몸: 이제 배꼽에서 나오는 황금색 끈, 배꼽에 붙어 있는 황금색 끈, 황금색 끈의 반대쪽 끝에 있는 투명한 몸, 투명한 몸.

육체로부터 투명한 몸을 보려고 노력하십시오, 투명한 몸으로부터 육체를 바라보십시오.

계속해서 그것을 바라보십시오, 계속해서 그것을 바라보십시오.

척추를 보십시오, 등뼈 안에 있는 척추. 위쪽으로 움직이며 척추 안에서 서서히 진행되는 감각. 외부에서 자신의 몸을 지켜보는 것처럼 자신의 몸을 지켜보십시오.

머리끝에서 발가락 끝까지 육체적인 몸을 바라보십시오, 머리끝에서 발가락 끝까지 육체적인 몸을 바라보십시오. 몸의 각 부위들을 보십시오.

몸의 모든 부위들, 머리, 몸통, 목, 오른팔, 왼팔, 오른다리, 왼다리, 몸 전체, 몸 전체.

몸 전체를 보십시오. 외부에서 몸 전체를 보는 것처럼 자신의 몸 전체를 바라보십시오.

그런 다음 육체적인 몸에서 황금색 끈의 끝을 보고 눈, 코, 귀 같은 어떤 특징도 없는 투명한 몸을 보십시오. 단순한 윤곽의 투명한 몸, 하늘이 보일 수 있는 투명한 몸을 바라보십시오.

육체적인 몸에서 투명한 몸을 보십시오.

투명한 몸에서 육체적인 몸을 보십시오, 투명한 몸에서 육체적인 몸을 보십시오, 투명한 몸에서 육체적인 몸을 보십시오.

마치 외부에서 당신의 육체적인 몸을 보는 것처럼, 마치 외부에서 당신의 육체적인 몸을 보는 것처럼 바라보십시오, 머리, 가슴, 복부, 양손, 양다리, 몸 전체, 몸 전체.

투명한 몸으로부터 육체적인 몸을 보는 것처럼 육체적인 몸을 보십시오, 투명한 몸으로부터 육체적인 몸을 보는 것처럼 육체적인 몸을 보십시오, 외부에서 보는 것처럼.

그런 다음 육체적인 몸에서 황금색 끈의 끝을 보고, 눈, 코, 귀의 특징이 없는 투명한 몸을 보십시오. 단순한 윤곽의 투명한 몸, 그 몸을 넘어 하늘이 보입니다.

여러 아사나를 하고 있는 자신을 바라보십시오. 요가 무드라, 샤샹까아사나, 숩따 바즈라아사나, 부장가아사나, 다누라아사나, 빠스치못따나아사나, 사르방가아사나, 할라아사나, 맛시야아사나, 시르샤아사나, 샤바아사나, 빠드마아사나, 치다까샤 명상을 수련하는 자신을 보십시오.

치다까샤에 집중하며 명상을 하고 있는 빠드마아사나를 한 자신을 바라보십시오. 명상하고 있는 요기, 색색의 사리를 입고 있는 산야신(sannyasin 출가자), 빠드마아사나를 하고 있는 붓다, 서 있는 그리스도, 무릎을 꿇고 있는 성모 마리아, 빛나는 십자가.

육체적인 몸으로 들어가십시오, 육체적인 몸으로 들어가십시오. 생명력을 발견하십시오, 생명력을 알아차리십시오.

쁘라나를 알아차리십시오. 생명력의 쁘라나, 열기로 그것을 경험하십시오.

오라: 얼굴 주변의 자신의 오라를 보십시오. 몸 안에서 나올 수도 있고 몸

바깥에서 나올 수도 있습니다. 자신의 오라를 발견하십시오. 노란색인가요? 녹색, 보라색, 흰색, 짙은 노란색, 타고 있는 노란색, 황금빛 노란색, 분홍색, 빨간색, 자주색, 갈색, 검정색인가요?

자신의 오라를 발견하고, 여러 각도에서 자신을 바라보십시오.

척추를 보고, 척추 안의 세 개의 나디를 보십시오. 빨간색, 흰색 그리고 파란색.

어디에 있는지 보십시오. 빨간색은 어느 쪽에 있는지, 흰색은 어느 쪽에 있는지, 파란색은 어느 쪽에 있는지 보십시오.

빈두로 가서 하나의 소리를 발견하십시오.

하나의 소리가 있습니다. 무한한 대양, 잔잔하고, 조용한, 코브라가 있는 어두운 녹색 정글, 사랑과 평화롭게 살고 있는 사자와 염소들, 작은 집 앞에 사마디 상태로 앉아 있는 현자(rishi).

옴: 옴을 경험하십시오. 어디에서든 옴을 영창하는 것을 경험하십시오, 어디에서든 옴을 영창하는 것을 경험하십시오.

옴의 형태에 집중하십시오, 옴의 형태에 집중하십시오, 옴의 형태에 집중하십시오.

옴을 영창하는 것을 들으십시오.

제단의 불을 알아차리십시오, 그 불에서 나오는 연기, 향의 냄새, 꽃들의 향기.

자신을 알아차리십시오, 자신을 발견하고 물어 보십시오. '내가 자신을 알아차리는가? 나는 잠들어 있는가? 나는 스와미지(Swamiji)에게 적절히 대응하는가?'

몸: 몸을 바라보십시오. 부분들과 몸 전체, 오른쪽 엄지손가락을 보십시오. 둘째손가락, 셋째, 넷째, 다섯째, 손바닥, 손목, 팔꿈치, 어깨, 겨드랑이, 허리, 엉덩이, 허벅지, 정강이, 무릎, 종아리, 발목, 발뒤꿈치, 발바닥, 오른쪽 발가락, 첫째, 둘째, 셋째, 넷째, 다섯째. 왼쪽 엄지손가락을 봅니다. 둘째손가락, 셋째, 넷째, 다섯째, 손바닥, 손목, 팔꿈치, 어깨, 겨드랑

이, 허리, 엉덩이, 허벅지, 정강이, 무릎, 종아리, 발목, 발뒤꿈치, 발바닥, 오른쪽 발가락, 첫째, 둘째, 셋째, 넷째, 다섯째.

머리꼭대기로부터 몸 전체를 보십시오, 머리꼭대기로부터 몸 전체를 보십시오. 얼굴, 코, 눈, 눈썹, 머리, 이, 몸, 위에서 아래로. 내가 그것을 보는 것처럼 명확하게, 외부에 있는 것처럼 당신의 몸을 보십시오.

감각: 이제 자신의 감각을 보십시오. 다섯 개의 까르멘드리야(karmendriyas)와 다섯 개의 갸넨드리야(jnanendriyas).

까르멘드리야, 즉 움직임의 감각기관들은 오른손, 왼손, 오른발, 왼발, 말하는 혀, 생식기관과 배설기관들.

이제 갸넨드리야, 즉 지식의 감각기관들, 오른쪽 눈, 왼쪽 눈, 오른쪽 귀, 왼쪽 귀, 코, 맛을 느끼는 혀, 몸 전체의 피부.

정신: 이제 정신을 알아차리십시오, 이제 정신을 알아차리십시오. 당신이 그것을 통해 알게 되는 정신, 알아차리는 능력을 알아차리십시오. 알아차림의 능력을 알아차립니다. 스스로를 알아차리십시오.

요가 니드라를 하고 있다는 자각을 계발하십시오. 당신이 요가 니드라를 수련하고 있다는 것을 알아차리십시오.

쁘라나: 자신의 안을 들여다보십시오. 자신의 안을 들여다보며 몸 안 쁘라나의 경험을 자각하십시오, 열기와 모든 움직임의 형태로.

황금계란: 다시 안을 들여다보며 의식의 존재를 알아차리십시오. 그것을 통해 요가 니드라를 수련하고 있습니다.

몸 안을 들여다보며 뇌의 중심에 있는 황금계란을 알아차리십시오. 몸 안을 들여다보며 뇌의 중심에 있는 황금계란을 알아차리십시오. 황금계란, 매우 작은, 매우 작은, 매우 작은, 사람에게 가장 높은 수준의 의식의 자리입니다.

황금계란, 크지 않고 작습니다. 사람에게 최상의 의식의 자리에 있습니다.

자신의 목격자가 되도록 하십시오, 자신의 목격자가 되도록 하십시오, 자신의 목격자가 되도록 하십시오.

스스로에게 말하십시오. '나는 이 몸이 아니다. 나는 이 감각들이 아니다. 나는 이 정신이 아니다. 나는 이 쁘라나가 아니다. 나는 이 생각들이 아니다. 나는 이 알아차림이 아니다, 나는 이 알아차림이 아니다. 나는 이 몸이 아니다. 나는 이 무거움이 아니다. 나는 고통이 아니다. 나는 추움이 아니다. 나는 마음이 아니다. 나는 까르마가 아니다. 이 몸, 감각, 마음, 알아차림, 쁘라나, 느낌, 경험, 육체적, 정신적, 심령적, 무의식적인 모든 것, 나는 그것이 아니다. 나는 불멸의 자아이다.'

다시 뇌 속으로 가서 당신 안에 있는 황금계란을 찾으십시오. 그것 안에 있는 자신을 바라보십시오.

그리고 다시 뇌 속으로 가서 황금계란 안을 보면서 그것과 함께 자신을 확인하십시오.

당신 안에 있는 황금계란을 찾고 그것으로서의 스스로를 바라보십시오.

다시 자신에게 말하십시오. '정신, 몸, 감각, 까르마, 자연, 육체적 · 정신적 · 심령적 · 무의식인 모든 것을 넘어서, 나는 이 황금계란의 형태로 있다.'

육체적인 몸을 알아차리십시오. 외부에서 보는 것처럼 육체적인 몸을 바라보십시오.

외부에서 보는 것처럼 육체적인 몸을 바라보십시오.

뇌 속으로 가서, 뇌 안으로 들어가, 뇌의 중심에 있으십시오. 집중해서 황금계란을 알아차리십시오. 밝게 빛나는 황금계란, 당신 안의 우주 의식입니다.

자신의 중심에 황금계란을 가져다 놓으십시오. 황금계란을 알아차리며, 자신에게 '나는 그것이다' 라고 말하십시오.

결심: 이제 결심을 세 번 반복하십시오. (잠시 멈춤)

마무리: 요가 니드라를 마칩니다.

하리 옴 땃 삿

17
안따르 모우나

산스끄리뜨어 **모우나**(mouna)의 의미는 '침묵' 이고 **안따르**(antar)는 '내면'을 뜻한다. 그러므로 이 수련의 이름은 '내면의 침묵' 이다. 안따르 모우나(Antar Mouna)는 수련자가 내면의 침묵뿐 아니라 일반적으로 침묵을 아는 것을 방해하는 내면의 소음까지도 알아차리도록 만드는 위대한 수행이다.

우리의 일상에서 우리의 마음은 거의 지속적으로 외부를 향해 있다. 우리는 단지 우리의 밖에서 무엇이 일어나는지만 보고 들을 뿐 우리의 내면 환경에서 벌어지고 있는 사건들에 대해서는 거의 이해하지 못한다. 안따르 모우나 수련은 이것을 전환하기 위해 만들어졌기 때문에 최소한 짧은 시간 동안이라도 우리는 마음의 작용들을 볼 수 있고 그것들을 이해할 수 있다. 현실에서 안따르 모우나는 자신을 알기 위해 단호한 결심을 한 어느 누구나 24시간 내내 자발적으로 수행할 수 있는 몇 안 되는 '지속적으로 할 수 있는 수행' 중 하나다. 내면의 환경, 생각들, 감정적인 반응들 등에 대한 알아차림을 유지함으로써 최대한도로 개인적인 발전을 가속화할 수 있다. 그것은 사람의 합리적이고 비합리적인 마음의 작용을 이해하게 할 뿐 아니라 다른 사람들을 반응하게 만드는 것이 무엇인지에 대해 이해하게 한다.

안따르 모우나라는 명상 수련을 위한 이 행법은 내면을 이해하는 이러한 지속적인 상태를 이루기 위한 그 첫걸음이다. 최대 하루에 한 시간 정도 수련할지라도 그것의 효과는 수련이 끝난 후에도 지속된다. 그리고 자동적으로 자신만의 '숨겨진 측면'을 알게 되며 또한 자신이 삶의 현상에 대해 어떻게 반응하는지 명백하고 정직하게 보기 시작할 것이다.

안따르 모우나의 수련은 몇 개의 단계로 세분화된다. 이 수련의 1단계는 당신을 둘러싸고 있는 외부 소리들과 현상들 모두를 알아차리는 것이다. 2단계는 모든 외부 자극들로부터 자신을 회수하고 마음의 작용들에 대해서만 알아차리는 것이다. 그것이 무엇을 생각하고 있는지, 그것이 어떻게 반응하고 있는지 그리고 어떤 이미지들이 그 잠재의식으로부터 나오는지 알아차린다. 3단계는 의식적으로 생각을 지어낸다. 저절로 일어나는 생각들을 알아차리고 소멸시키는 것이 4단계이다. 수련으로 가능한 마지막 단계인 5단계는 모든 생각의 억제와 제거 혹은 슌야(shoonya 空)의 알아차림이다. 6단계는 저절로 일어나는 명상의 상태이다.

안따르 모우나는 알아차림의 과정을 위한 완전한 수련 체계다. 그것은 어떻게 마음의 과정들을 아는지를, 어떻게 자신이 그것들을 조절할 수 있는지를 가르쳐준다. 내면의 침묵은 간단히 "내가 무슨 생각을 하고 있는가? 지금 나의 정신적 영역에는 무엇이 일어나고 있는가?"라는 질문을 해봄으로써 언제든지 수련할 수 있다. 그것을 수차례 매일 수련한다면 당신이 누구인지, 당신이 이곳에서 무엇을 하고 있는지 그리고 어디로 가고 있는지를 보여주고, 이 알아차림의 과정이 저절로 지속되며 자동적으로 일어나게 될 것이다. 이 수련에서 당신은 내면의 소음을 알아차림으로써 영원을 찬미하는 황금의 소리인 침묵의 목소리를 알게 될 것이다.

클래스 수련

1. 완전한 수련(1~5단계)

1단계: 외부 자극 자각

안따르 모우나 수련을 시작하십시오.

두 눈을 감으십시오. 눈은 수련 내내 감습니다.

아사나를 편안하게 하십시오. 자세도 안정감 있게 합니다. 두 눈을 감으십시오. 척추는 곧게 세우십시오.

'나는 내면의 침묵을 위해 준비가 되어 있다.' 이것이 마음가짐이 되게 하십시오.

예비 수련은 내면의 대상에 대한 알아차림이 아니라 외부의 감각적인 경험들에 대한 알아차림입니다. 즉 다양한 소리들, 여러 가지 느낌들, 여러 가지 감각적인 경험들에 대한 알아차림입니다.

외부의 소리와 느낌에 집중하십시오. 그것들이 집중에 방해가 될 것이라고 생각하지 마십시오.

완전한 집중, 외부에 대한 온전한 알아차림으로 마음에서 변화의 기운을 느낄 때까지 이 수련을 하십시오.

당신의 감각들과 싸우지 마십시오. 당신의 감각 표현들, 감각 경험들과 겨루지 마십시오. 그러나 알아차리십시오. 그것을 지켜보는 자가 되십시오.

당신은 알아차려야만 합니다.

당신은 또한 '나는 알아차리고 있다, 나는 듣고 있다, 나는 스승이 말하는 것을 듣고 있다.' 라는 알아차림을 일깨워야 합니다.

이런 식으로 마음과 감각들은 감각적인 경험들에 의해 방해받지 않도록 훈련되어야 합니다.

무슨 일이 있어도 소리, 맛, 감촉 혹은 그 어떤 것이라도 당신을 방해해서는 안 됩니다.

외부 소리를 듣거나 가려움, 게으름, 긁음 등 육체에서 일어나는 다양한 감각들을 경험하십시오. 그러나 그것들에 의해 방해받지 않도록 하십시오. 이 수행의 특이한 면은 라자 요가의 다섯번째 단계인 쁘라띠야하라로 알려져 있습니다.

《기따》의 두번째 장에서 스리 끄리슈나가 암시했듯이 쁘라띠야하라는 감각들의 제어를 의미합니다.

"마치 거북이가 껍질의 틀 안으로 자신의 몸을 끌어들이는 것처럼 동일한 방식으로 감각들은 제어되어야 합니다."

힘에 의해서가 아니라 각각 감각의 대상으로부터 회수되는 방식으로 하십시오.

그 감각들은 **드라슈따** 혹은 **삭쉬**(drashta or sakshi 지켜보는 자)의 태도에 의해 진정될 수 있는데, '나는 듣고 있는 그 경험을 지켜본다. 나는 소리를, 새의 음악을 알아차린다.' 라는 태도로 진정되어야 합니다.

'나' 는 이 과정에서 세번째입니다.

첫번째는 두 귀, 두번째는 경험의 대상인 소리, 새들의 음악, 세번째는 나, 바라보는 자, 감각 경험 과정을 바라보는 자인 나입니다.

이런 방법으로 분명하고 깊이 있게, 열심히 구분해 가며 안따르 모우나 첫번째 단계의 세 부분 알아차리기를 발전시키십시오.

경험자, 경험의 대상 그리고 그 둘을 바라보는 자.

그 주체와 대상, 두 귀와 소리, 두 눈과 형태, 피부와 촉감, 혀와 맛, 코와 냄새.

어떠한 혼란된 느낌도 없이 이것을 적절히 지켜보십시오.

이것은 감각 경험들의 내면화이고 당신은 언제든지 이것을 해야 합니다. 외부 경험들을 싫어할 것이 아니라 바라보는 자의 태도로, **드라슈따 바바**(drashta bhava)로 그것을 바라보십시오.

당신은 얼마 안 있어 안정감, 고요 그리고 평화의 기운이 도는 것을 발견하게 될 것입니다. 그때 비로소 명상을 위한 준비가 될 것입니다.

이것이 오늘의 과제입니다.

집에서 그것을 수련하십시오. 밤, 저녁 혹은 낮에, 차 혹은 인력거에서, 당신이 어느 곳에 있든지, 친구들과 함께 있든지 혼자 있든지 간에 수련을 하십시오.

고요함과 침묵을 기다리지 마십시오.

소음이 있을 것입니다. 방해물들이 있을 것입니다. 몸은 흔들릴 것입니다. 그렇더라도 반드시 안정되고 고요한 지켜보는 자의 다르마(dharma)를 발달시키십시오.

2단계: 저절로 일어나는 생각 과정 자각

안따르 모우나의 두번째 단계는 생각하는 과정을 알아차리는 것입니다.

생각들, 저절로 일어나는 생각의 과정, 멋대로 오고가는 생각들을 알아차리십시오.

일부러 생각의 흐름을 가져올 필요는 없습니다.

그것이 저절로 오게 하십시오. 그리고 저절로 사라지게 하십시오.

마음을 뚫고 지나가는 모든 생각을 고요히 지켜보는 자로 남아 있으십시오.

특정한 생각 하나를 알아차리면 마음에게 '그래, 나는 이것과 저것에 대해 생각하고 있다.' 고 말하십시오.

만약 마음에 아무 생각이 없다면 그 상태 또한 알아차리십시오.

심지어 초보자도 생각이 없는 단계에 이를 수 있습니다.

생각의 과정을 바라보십시오. 지나쳐가는 그 생각들을 분명하게 알아차리십시오.

과정 내내 깨어 있으십시오. 이 명상은 생각들을 확인하기 위한 것이 아니라 생각을 알아차리기 위한 것입니다.

이따금 마음이 딴 데 가 있으면 의식을 깨우고 자신에게 말하십시오.

'그래! 잠시 정신이 딴 데 가 있었다. 그 시간 동안 나는 이것과 저것을 생각하고 있었다.'

그리고 다시 저절로 일어나고 있는, 당신의 의식 차원에 나타나는 모든 생각을 알아차리십시오.

그것들은 좋은 생각일 수도 있고 나쁜 생각들일 수도 있습니다. 그러나 그 생각들은 밖에서 나오는 것이 아닙니다.

그것은 당신 내면 성격의 표현입니다. 당신 자신의 표현입니다.

첫번째 끄리야 수련에서 감각 경험들은 외부로부터 왔었습니다.
여기, 이번 끄리야에서 생각들은 당신의 내적 자아의 현시 혹은 표현입니다.
자신의 생각들을 볼 수 있을 때 자기 자신의 인격의 진의를 알 수 있습니다.
만약 나쁜 생각들이 의식적인 마음에 계속적으로 나타나지 않는다면, 당신은 해탈한 현자가 되었거나 여전히 그 잠재의식에 있는 생각들을 심하게 압박하고 있다는 것을 말해줍니다.
그러므로 자신이 수련자라는 것을 기억하십시오.
당신이 다라나를 수련하고 있다는 것을 기억하십시오.
당신이 쁘라띠야하라의 수련자임을 기억하십시오.
나쁜 생각들과 좋은 생각들이 올 것입니다.
그것들이 오게 하십시오. 그것들을 불러일으키십시오.
그들이 오면 바라보는 자로서 완전히 분리된 태도로 그들을 무심하게 바라보십시오.
이것이 안따르 모우나의 두번째 단계입니다.
그것은 라자 요가의 쁘라띠야하라 수련입니다.
라자 요가의 첫번째 단계는 야마이고, 그다음은 니야마, 아사나, 쁘라나야마 순서이며, 그다음이 쁘라띠야하라입니다.
쁘라띠야하라는 돌아옴을 뜻합니다. 쁘라띠야하라는 물러남을 의미합니다. 쁘라띠야하라는 회수를 의미합니다.
주의 깊게 들으십시오.
나쁜 생각들이 마음속에 들어올 때 막지 마십시오. 바로 주의를 환기시키십시오. 그리고 당신이 살인, 복수, 강도 기타 등등에 대해 생각하고 있음을 알아차리십시오.
만약 나쁜 생각들이 왔는데 그것을 한쪽 옆으로 치워둔다면, 그것을 살펴보지 않으려 한다면, 그것들을 억누른다면, 다음에 더 큰 힘으로 당신에게 올 것입니다.

3단계: 의지대로 생각 지어내고 버리기

하고 싶은 생각 하나를 마음속에 떠올리십시오.

저절로 오게 하지 말고 의지로 그것을 불러들이십시오.

잠시 그것에 대해 다시 생각해보십시오. 그리고 그것을 던져버리십시오.

저절로 생각들이 표현되고 나타나는 것을 허락하지 마십시오. 의지로, 자발적으로 하나의 생각을 떠올리십시오.

그것을 잠깐 유지해서 잘 본 후에, 그저 그것을 던져버리십시오.

그러나 만약 저절로 든 생각이 자신을 표현하기를 원한다면 좋든 나쁘든, 흥미가 있든 없든, 영감을 주든 아니든, 그것이 표현되는 것을 허락하지 말고 '아니다! 지금은 너를 원하지 않는다.' 라고 말하십시오.

그다음 다시 또 다른 생각 하나를 떠올립니다. 그것을 유지해서 잘 본 후 그냥 던져버리십시오.

그다음 세번째 단계로 나아갑니다. 하나의 생각을 떠올리십시오. 그것을 잠시 유지하십시오. 그것을 얼마간 다시 생각한 후 그것을 던져버리고 의지로 다른 생각으로 옮기십시오. 좋은 생각을 없애기는 어렵지 않으나 나쁜 생각을 없애는 것은 매우 힘듭니다.

나쁜 생각들이 하루 중 어느 때고 일단 마음속에 들어오면 그것을 없애기가 매우 어렵습니다. 그럴 때 정신을 다음처럼 단련해야 합니다.

나쁜 생각 하나를 떠올립니다. 그것을 약 1분간 곰곰이 생각해봅니다. 그런 다음 그것을 던져버립니다.

이렇게 한 달 정도 수련하면 마음은 잠재의식 깊은 곳으로부터 나오는 나쁜 생각들을 없애는, 분명히 던져버리는 습관이 생길 것입니다.

안따르 모우나에서 매우 중요하게 여기는 이 수련은 많은 사람들에게 알려져 있지 않습니다. 만약 나쁜 생각이 마음속에 들어왔을 때 그것들을 떨쳐버릴 수 있고 없애버릴 수 있다면 그것은 분명히 대단한 성취입니다.

그것은 정말 엄청난 성취입니다.
좋은 생각을 일깨우는 일은 영적 초보자에게 그리 큰 성취가 아닙니다. 그러나 나쁜 생각이 마음 표면에 나타났을 때 그것을 없애버릴 수 있는 것은 큰 성취입니다.

4단계: 저절로 드는 생각을 자각하고 없애기

이제 내면의 침묵 4단계에서 저절로 드는 생각들은 일깨우십시오. 저절로 드는 생각들을 허락하십시오.
생각들의 자발성을 허락하십시오.
3단계에서 했던 것처럼 의지대로 생각들을 가져오지 않습니다.
단지 생각들이 오게끔 하십시오. 그리고 그것들에 대해 잠시 생각하십시오.
그러나 제거할 시점이 왔을 때, 그 생각을 제거할 시점이 왔을 때는 그 생각을 의지대로 제거하십시오.
특정한 생각은 저절로 사라지지 않습니다.
들어올 때는 저절로 들어왔지만 나가는 것은 당신의 의지에 달려 있습니다.
이것이 네번째 단계입니다.
이 네번째 수련에서는 단지 나쁜 생각만 하라고 요구하지 않습니다.
잠재의식 속에 있는 좋은 생각과 나쁜 생각 모두 저절로 떠오르게 허락하십시오.
내면의 침묵은 라자 요가의 다섯번째 단계입니다.
그것은 쁘라띠야하라로 알려져 있습니다.
당신이 이 내면의 침묵을 완벽하게 할 때 다라나는 시작됩니다.
감각 대상들에서 자신의 감각을 제어할 수 없다면 명상은 불가능합니다.
어느 누구도 명상할 수 없습니다. 그 누구도 쁘라띠야하라 수련을 완벽하게 하지 않고 명상을 해서는 안 됩니다.
쁘라띠야하라가 완벽할 때 다라나는 시작되고 다라나가 완벽해야만 명상을 할 수 있습니다.

그리고 명상을 이해하는 그 순간, 사마디는 삶의 바로 그 문턱에 있습니다.

5단계: 내면의 공간 자각

이것은 안따르 모우나의 5번째 단계입니다.

이제 내면을 들여다보십시오.

내면의 공간을 알아차리십시오, 내면의 공간을 알아차리십시오, 내면의 공간을 알아차리십시오.

치다까샤를 알아차리십시오.

내면의 공간을 알아차리십시오. 색깔도 형태도 없는 당신 심령의 내면의 공간을 알아차리십시오. 그다음 생각들을 알아차리십시오.

어떤 생각을 하고 있다면, 만약 하나의 생각이 마음속으로 들어온다면 그것을 즉시, 살펴볼 것도 없이 던져버리십시오, 그것을 던져버리십시오.

자신을 완전히 깨어 있게 하십시오. 어떤 생각이 마음속으로 들어와도 그것을 즉각 제거해 버릴 정도로 깨어 있으십시오.

그 생각을 곱씹지 마십시오. 그것을 아예 인식하지 마십시오.

생각이 떠오르면 바로 밖으로 밀어내십시오.

이 단계는 생각 없음을 수련하는 단계입니다.

치다까샤에 들어오는 어떠한 생각도, 내면에서 어떤 생각이 현시되더라도 던져버리십시오.

만약 생각 대신에 모양과 영상이 의식 영역에 들어온다면 다른 방법을 채택해야 합니다. 형태를 사라지게 하는 방법을 써야 합니다.

가끔씩 내면의 공간을 들여다보십시오. 그 공간은 색깔과 형태가 없습니다.

그러나 어떤 경우에는 아이디어나 상상뿐만 아니라 선명한 꿈이나 영상처럼 선명한 형상들이 의식의 표면에 나타납니다.

한 마리 새나 여성, 혹은 한 그루의 나무나 풍경일 수도 있습니다. 이럴 때는 당신이 그린 그림 위에 물 한 방울이 떨어졌을 때 즉시 닦아내듯이 그것을 제거하기 위해 노력해야 합니다.
그리고 바로 얼마 안 있어 전체 그림이, 그 예술작품 전체가 사라졌음을 발견합니다.
그러므로 이 단계에서는 두 개의 수련이 있습니다. 하나는 내면의 공간을 알아차리는 것입니다. 당신은 내면의 공간을 알아차리십시오. 그리고 어떤 개념이 생각이나 형상의 형태로 들어오면 그것을 없애버리십시오. 생각이 없는 상태를 유지하십시오.
'나는 아무 생각도 하지 않겠다.' 라는 하나의 생각만을 유지하십시오.
이것이 진정한 내면의 침묵 상태입니다. 내면의 의식 표면에 떠오르려던 모든 생각은 즉시 없애버리고, 그것이 나타나는 것을 허락하지 마십시오.
의식의 표면을 흐르던 그 형상과 영상이 심령적 인격 안에 존재하는 무형(無形)의 치다까샤 속으로 정확하게 그리고 매우 적절하게 사라져버리게 하십시오.
'나는 어떤 생각도 원하지 않는다. 나는 어떤 생각도 원하지 않는다. 나는 어떤 생각도 원하지 않는다.' 라는 단 하나의 생각만 의식 속에 남겨두십시오. 단 하나의 생각은 '나는 아무 생각도 하지 않겠다.' 입니다.
내면의 침묵 첫번째 단계는 대략적으로 말하자면 절대적인 무관심과 바라보는 자로서의 태도로 감각 경험을 알아차리는 것입니다.
2단계는 자발적으로 들어오고 나가는 생각의 과정입니다.
3단계는 의지대로 생각하고, 의지대로 생각을 잘 보고, 의지대로 생각들을 버리기입니다.
4단계는 저절로 생각들이 들어오게 하고, 의지대로 그것들을 없애는 것입니다.
5단계는 생각하는 과정이 없습니다. 당신의 의식으로부터 나오는 모든 생각은 바로 처리됩니다. 마음이 생각하는 것을 허락해서는 안 됩니다. 마음이 그렇게 하려고 하면 그것을 멈추십시오.

이것이 내면의 침묵의 완전한 수련입니다.
눈을 뜨고 몸을 이완하십시오.

하리 옴 땃 삿

2. 짧은 수련(2단계)

편안하게 앉거나 누우십시오.
어떤 정신적 금기를 만들지 마십시오. 마음을 회수하려고도 하지 마십시오.
어떠한 경험도 싫어하지 마십시오. 어떠한 경험도 좋아하지 마십시오.
어떠한 경험에도 반응하지 마십시오.
어떤 바람직한 경험, 생각, 느낌에 반응하지 마십시오.
감각 능력들이 자유롭게 흐르게 하십시오.
방해물들에서 마음을 돌이키지 마십시오. 오히려 방해하는 생각, 소리, 어떤 종류의 방해물이든 그것을 따라가십시오.
생각들은 마음의 깊은 곳으로부터 자극을 받아 저절로 떠오릅니다.
자극이 없는 생각들, 혹은 외부 소리에서 오는 자극이 있는 생각들.
어떤 방해되는 소리도 경청하십시오. 그것을 따라가십시오. 알아차리십시오. 집중하십시오.
마치 뇌 한쪽 구석에서 바라보는 것처럼 바라보는 자로서 모든 생각들을 따라가십시오.
'나는 생각하고 있다…… 나는 듣고 있다…… 나는 이 감각을 느끼고 있다.'
듣는 것, 보는 것, 집중 과정을 바라보는 것을 계속하십시오.
깊은 과거 속에서 나타나는 자극이 없고 흔들림이 없는 생각들을 발견할 것입니다.
언뜻 보기에 혹은 눈 깜짝할 사이에 지나가는 무의미하고 시시한 생각들.

주의 깊게 바라보는 자가 아니라면 의식의 빠른 속도를 따라가는 것이 불가능할 것입니다.

자유로운 의식의 흐름을 따라가십시오.

자발적으로, 바람직한 것도, 바람직하지 않은 것도.

가끔씩 기억의 차단이 일어납니다. 그리고 어떤 생각도 들어오지 않을 수 있습니다.

그것은 의식이 자신을 현시하지 않음을 의미합니다.

마음은 지속적으로 생각을 합니다.

심지어 지금도 알아차리지 못할지라도 계속 생각하고 있습니다.

그 생각하는 과정을 덮고 있는 베일이 있습니다.

그것을 찢어버리십시오. 꼬리에 꼬리를 무는 생각을 알아내십시오.

그것들은 마치 번개처럼 과거, 현재, 다양한 관계들에 속해 있습니다.

하나의 생각이 떠오르면 보고, 마음속에 넣어놓으십시오.

당신이 기억하고 싶지 않은, 도망쳐버리고 싶은 많은 생각들을 그렇게 하십시오.

이것은 자연스러운 것입니다.

그런 생각에서 도망치고 싶은 것은 심리적인 본성입니다.

기억 혹은 과거. 모든 것은 억눌려 있습니다.

베일이 제거되면, 그것은 저절로 드러나고 그것이 자유롭게 작용할 때 기쁨과 행복이 있습니다.

떨어져 바라보기를 수련하는 동안 과거가 저절로 드러나게 되면 고통과 다른 반응들에서 자유롭게 됩니다.

가장 중요한 것은 자기 자신을 보는 것입니다.

하나, 자유를 허락하십시오.

둘, 자신을 보십시오.

물론, 나타나는 전 과정을 보십시오.

어떤 생각도 반대하지 마십시오. 망설이지 마십시오. 어떠한 죄책감으로 괴로워하지 마십시오.
자유롭게 생각하지만 알아차리며 바라봅니다.
당신은 생각 자체가 아니라, 생각을 바라보는 자입니다. 분명히 분리하십시오.
자신을 어떤 생각과도 연관 짓지 마십시오. 생각들을 바라보는 자로서, 경험들을 보는 자로 자신을 분리시키십시오.
당신은 생각이 아닙니다. 당신은 의식의 에너지가 아닙니다. 어떤 생각도 미워하지 마십시오. 어떤 생각도 사랑하지 마십시오. 어떤 생각도 좋아하지 마십시오. 어떤 생각도 싫어하지 마십시오. 그것들이 표현되도록 허락하십시오.
당신은 생각하고 있는 자신을 보고 있지 않습니다.
생각하는 자신을 보는 것은 어렵습니다.
무의식적으로 생각하는 것은 쉽습니다. 의식적으로 생각하는 것은 어렵습니다.
그 생각하는 과정은 저절로 일어납니다.
가끔씩 그 과정은 외적인 영향들에 의해 자극됩니다.
저절로 드는 생각들은 당신 성격의 바로 그 깊은 곳으로부터 나옵니다.
금지의 커튼을 걷으십시오. 생각들은 저절로 나옵니다.
그러나 만약 그것들이 저절로 오지 않는다면 우리가 생각하는 과정을 자극할 것입니다.
의식이 저절로 자유롭게 표현될 때, 금지의 커튼들이 완전히 혹은 부분적으로 걷혀졌을 때, 먼저 끔찍한 생각들이 나올 것입니다.
좋은 생각들은 나중에 올 것입니다.
만약 그것들이 초반에 나온다면, 그것은 당신의 사회적인 행동 혹은 환경 때문에 나오는 것입니다. 왜냐하면 당신이 착하고 자비롭도록 가르쳐졌기 때문입니다. 그러나 이것은 당신 의식의 진짜 모습이 아닙니다.
그것은 당신의 의식, 성격, 과거의 부정적인 얼굴입니다. 그것은 나와야만 합니다. 만약 그것이 생각들로 나타나지 않는다면 행동으로 나타납니다.

수줍어하거나 긴장하지 마십시오. 전 과정을 바라보는 자로 남아 있으십시오.

자신을 어떤 생각들과도 동일시하지 마십시오. 바라보는 자로 따로 남아 있으십시오.

그것은 수면이나 졸림의 느낌, 외부로부터의 어떤 생각, 혹은 지금 이 소리에 대한 생각일지 모릅니다.

항상 말하십시오. '나는 내가 듣는 것, 내 마음을 지나쳐가는 생각들, 어떤 것에 대한 느낌들 혹은 수련에 대한 생각을 지켜보는 자이다.'

어떤 생각이든, 아무리 어리석은 생각이라 할지라도 이를 지켜보는 자가 되십시오.

의식에서든, 잠재의식에서든 당신의 안과 밖에서 그 무엇이 벌어지든 끊임없이 알아차리십시오.

당신 안에서 의식을 지켜보는 자, 당신 안에서 생각을 바라보고 있는 깨어 있는 의식이 되십시오.

당신이 그 내면 의식에 더 다가갈수록 당신은 더욱 바라보는 그것이 됩니다.

바라보는 자의 형태로 내면 의식을 깨울 수 있다면, 마음속에 있는 어떤 것도 보게 될 것입니다.

심지어 눈 깜박하는 것, 몸을 긁는 것, 사소한 생각, 모든 것들을 알아차리게 될 것입니다.

내면의 의식을 깨어 있게 유지하십시오. 자신 안에서 일어나는 어떠한 현상도 놓치지 마십시오.

생각이 없습니다. 느낌이 없습니다. 의식, 무의식, 그리고 잠재의식이 펼쳐질 것입니다. 의식 전체가 열릴 것입니다.

내면의 의식을 지속적으로 유지하십시오. 그리고 당신 자신이 생각들,

느낌들, 감각들 그리고 과정들을 현시하십시오.

조금도 방심하지 말고 늘 정신을 바짝 차리십시오. 평화, 동요, 방해, 바람직한 혹은 바람직하지 않은 생각들을 주의 깊게 바라보십시오.

모든 느낌들, 생각들, 의식의 모든 범위를 바라보십시오.

마음은 어떤 것이든 이해할 수 있습니다. 항상 내면의 의식으로, 항상 바라보는 자로 있으십시오.

생각들이 기억의 차단으로 멈추어 아무것도 오지 않는다면, 아무것도 오지 않는 것을 바라보십시오.

어떤 고통스런 상황이 나타나더라도 바라보십시오.

보는 것, 듣는 것, 아는 것, 느끼는 것을 끊임없이 알아차리십시오.

이것은 자아 정화, 자아 바라보기, 그리고 자아 분석, 자유로운 마음, 깨어 있는 의식이라는 진정 경이로운 경험이 될 것입니다.

계속 생각하십시오, 계속 바라보십시오. 생각의 문을 여십시오. 잠재의식을 여십시오. 그것을 계속 바라보십시오.

이제 마음을 자유에서 거두십시오. 안따르 모우나 수련을 마칩니다.

하리 옴 땃 삿

18
내면 시각화

집중이란 무엇인가? 집중은 마음을 한곳으로 모으는 것이다. 즉 흔들림 없이 하나의 대상에 알아차림을 유지하는 능력이다. 완벽한 집중은 명상으로 나아가게 된다. 집중의 상태에서 마음은 집중하는 대상을 둘러싸고 있는 주변 사물이나 환경에 대한 알아차림이 없다.

집중은 왜 그렇게 강력할까? 보통사람의 마음과 전구를 비교하여 그 이유를 설명하는 것이 가장 좋을 듯하다. 전구에서 나오는 빛은 모든 방향으로 퍼져나간다. 즉 에너지가 흩어진다. 만일 누군가 전구로부터 1.5미터 정도 떨어져 있다면, 전구의 빛을 볼 수는 있지만 전구의 필라멘트에서 나오는 뜨거운 열은 느끼지 못한다. 마찬가지로, 보통사람의 마음도 잠재적 형태로 강력한 힘을 가지고 있지만 모든 방향으로 흩어져나간다. 마음은 어떤 대상에도 깊이 있게 머물지 못하고 다른 대상들로 잇달아 옮겨 다닌다. 보통사람들은 마음이 가지고 있는 힘을 활용하지 않는다. 과학이 한때 공상과학소설에서나 볼 수 있었던 대단한 것을 발견했는데 그것이 바로 레이저이다. 레이저는 하나의 근원에서 나오는 모든 빛을 한데 모이게 하여 한 방향으로 서로가 하나가 된 상태로 나가게 하는 방법이다. 그 빛들은 조화 속에서 진동한다. 그 빛의 원래 근원이 전구보다 더 커야 할 필요는 없지만 일단 레이저가 되면 3미터밖에 떨어져 있어도 몸을 태워 구멍을 낼 수 있을 것이다. 이것이 집중된 빛이다.

이와 똑같이, 비록 사람을 구멍 낼 수는 없겠지만 집중된 생각도 엄청난 힘을 갖고 있다. 집중된 생각은 높은 지각 능력을 발휘한다. 즉 현상 뒤에 숨어 있는 진실을 더 많이 보는 능력이 있다. 그것은 '불가능한' 많은 일들을 해내는 힘이다. 집중된 마음은 무엇이든 할 수 있다. 집중력을 발전시켜 본 사람들은 그것이 사실이라고 입을 모아 말한다. 또한 집중된 마음은 자동적으로 이완된 마음이 된다. 보통 독서를 통해 이런 경험을 할 수 있는데, 재미있는 책이나 무언가에 온전히 몰두하게 될 때 마음은 이완되어 고요한 상태가 된다.

집중은 목적 없이 사방으로 떠도는 마음을 막아주기 때문에 명상할 때 절대적으로 필요하다. 삶에서 하는 모든 것들을 위해서도 집중은 가장 중요하다. 집중이 없이는 아무것도 이룰 수 없다. 이 말의 진실을 알고 싶으면 주변을 둘러보기만 해도 된다. 집중된 마음을 가진 사람은 엄청난 능률로 모든 종류의 일을 해낼 수 있다. 뿐만 아니라, 집중된 마음으로 하는 일은 더욱 즐겁다. 집중할 수 없는 사람, 즉 일하면서 다른 것을 생각하는 사람은 실수를 자주 하고 일을 완수하는 데 불필요한 시간을 소비하며, 게다가 일을 해도 마음이 흐릿하여 즐거울 수가 없다. 그는 계속 시간이 느리게 간다고 생각하고, 식사시간을 기다리고 자신의 문제에 빠져 있기도 할 것이다. 집중은 명상을 위해서만이 아니라 일상생활에서도 필수적인 것이다.

여러 측면에서 보통사람의 마음을 새끼 고양이에 비유할 수 있다. 새끼 고양이는 실타래를 잠깐 쫓아다니다가 그것을 버리고 이내 자신의 꼬리를 잡고 논다. 아무런 이유도 없이 하던 짓을 멈추고 다른 방으로 달려가서 다른 장난을 계속한다. 일상에서 우리의 마음도 정확히 이와 같이 변덕스러운 방식으로 행동한다. 더욱 집중하기 위해서는 수련과 자기 자신의 변화에 대한 필요성을 인식하는 것 외에는 다른 방법이 없다.

집중을 통해서 모든 사물의 뒤에 있는 실재를 더 선명하게 보거나 지각할 수 있다. 마음은 언제나 변화무쌍한 현실의 그물망 속을 벗어나지 못한다. 마음은 하나의 대상에서 다른 대상으로 점프만 하고 실제로는 그 대상들 중 어느 하나도 제대로 보지 못한다. 하나의 대상에 집중할 때 마음은 그 관심을 가지는 대상으로 범위가 한정되는데, 이것은 그 대상과 엉키는 것을 끊어준다. 대상과 엉키게 되면 그것의 실재를 볼 수 없게 된다. 동시에 마음은 스스로 더욱 고요해지고, 또한 그렇게 빛으로 환해진 그 의식은 더욱 빛을 비추어 삶의 현상 속에 있는 보다 깊은 의미들을 더 잘 이해할 수 있게 된다.

이제 집중을 발전시킬 수 있는 다양한 수련에 대해 이야기해보자.

순수 시각화(다라나)

이것은 명상 수행 중 가장 일반적인 것으로 전 세계 수백만 명이 이것을 하고 있으며 모든 종교 체계에서 가장 중요한 부분이 되고 있다. 일반적으로 '집중' 으로 알려져 있는 이 행법은 여러 방식으로 행해지는데, 시각화하는 대상을 몸에 있는 많은 센터에 나타나 보이게 할 수 있다. 예를 들어 치다까샤, 흐리다야까샤, 다하라까샤(물라다라에 있는 공간), 차끄라의 모든 부분 등에 시각화를 할 수 있고, 또한 몸의 앞쪽과 바깥쪽에서 실물 크기의 형태로 시각화를 할 수도 있다.

집중은 수행자 자신의 몸의 여러 부분이나 몸에서 일어나는 물리적인 과정, 정지해 있는 몸, 몸의 이완이나 긴장에 대해서도 행해질 수 있다. 호흡 또한 많은 수행자에 의해서 집중의 대상으로 활용되는데, 만뜨라 싯디 부분에서 설명된 마니뿌라 슛디와 아나하따 슛디 같은 행법들이 있다.

요가에서는 거의 모든 대상이 집중을 위한 토대로써 활용된다. 한가지 중요한 점은 그 대상이 수행자에게 중요한 의미를 가져야 한다는 것이며, 매일 같은 대상을 활용해야 한다는 것이다. 그 대상이 저절로 수련자의 주의 안으로 다가올 수 있어야 하며, 대부분의 수련자들에게는 그 대상이 이쉬따 데바따(ishta devata)처럼 알려진 하나의 의미 있는 형태로 존재의 전체성을 상징하게 될 것이다.

집중의 대상들

어떤 이들에게는 명상 중에 쓸 수 있는 대상이 비전이나 꿈의 형태로 저절로 나타나기도 한다. 이것이 최상이다. 그러나 대부분의 사람은 자신에게 맞는 형태를 찾기가 어렵다. 그래서 이런 사람들에게 도움을 주기 위해 아래의 목록을 준비했다. 이 목록은 단지 예를 든 것일 뿐 사실 적절한 대상은 무한히 많다. 경관, 향, 소리, 상징 등 모든 것이 시각화에 활용될 수 있다.

자신을 위한 상징을 열성적으로 찾고 있다면 아래의 목록을 신속하게 읽어내려 가라. 아마도 그중에서 하나의 상징이 들어맞을 수 있다. 비록 이 목록에서 적당한 상징을 찾지 못한다하더라도 아래의 많은 아이디어가 틀림없이 기억이나 상상력을 유발시킬 것이며, 대부분 그렇듯이, 완벽한 이완의 순간에 저절로 마음속으로 올바른 상징이 떠오르도록 도와줄 것이다.

신, 성인, 사람과 신체의 부분: 비슈누, 브라흐마, 쉬바, 뜨리무르띠, 라마, 라다, 아름다운 시따, 음악을 연주하는 사라스와띠, 빠르바띠, 마차에 앉아 있는 아르주나, 사라다, 양 날개를 펼치고 있는 가루다 새, 꾼띠, 가네샤, 도술을 부리는 신성한 하누만 원숭이, 락슈미, 호랑이 위에 앉아 있는 두르가, 두개골로 만들어진 목걸이를 한 깔리, 바루나, 바유, 인드라와 마하깔리, 여호와, 짜라투스트라, 서 있는 예수, 무릎 꿇고 있는 요셉, 앉아 있는 마리아, 연꽃 위에 앉아 있는 붓다, 아브라함, 노자, 공자, 산 위에 서 있는 모세, 밀라레빠, 나로빠, 교황, 성 암브로시우스, 성 테레사, 스와미 시바난다, 다른 모든 신들과 성인, 스승, 아버지, 어머니, 남편, 아내, 아들, 딸, 친인척, 친구, 하나의 눈을 바라보기, 무드라를 하고 있는 손, 연꽃이 그려진 스승의 발, 코 끝, 머리, 턱, 미간센터.

신성한 대상: 쉬바링감, 쉬바의 삼지창, 샬리그람, 영원히 타오르는 죠띠(램프), 다양한 모양의 십자가, 말라, 제단, 햇빛이 흘러들어오는 대성당의 수려한 창문, 감사의 미사, 성배, 소리를 내며 돌아가는 기도바퀴, 촛불이 타고 있는 촛대, 수정구슬, 색감 있는 예복을 입은 사제, 예배용 융

단, 웃고 있는 붓다, 수호성인 상(像), 딴뜨라 조상(彫像), 밀로의 비너스, 루브르 박물관의 대천사, 미켈란젤로의 마돈나와 아이, 다비드와 메디치, 날개달린 페르세우스와 공포스러운 메두사, 끈달리니, 원을 둘러싸고 있는 사각형, 고상하고 완벽한 그리스의 기둥, 해골 목걸이, 초승달의 상징, 고둥의 껍질.

형상과 현상: 교회, 예배당, 하늘 높이 치솟은 고딕 대성당, 티벳의 성골함, 나일강의 피라미드, 높이 솟은 모스크, 수도원, 아쉬람, 금빛과 빨간색이 어우러진 사원, 대저택, 우아한 탑과 빛이 가득한 별장, 거대한 산, 펼쳐진 언덕, 푸르고 부드러운 계곡, 사막, 갈증을 해소해주는 오아시스, 험한 절벽, 경사진 모래언덕, 길게 뻗은 해변의 백사장, 녹색의 기운이 넘치는 시원한 정글, 작은 숲, 조용한 나무, 태양 아래 말라가는 무논, 나무들이 잔잔히 물결치는 대농장, 과수원, 꽃의 정원, 채소 정원, 하늘의 구름, 어두운 하늘의 천둥소리, 비, 안개, 폭풍, 우박, 회오리치는 토네이도, 지진, 해변을 끊임없이 드나드는 파도, 나지막한 비 듣는 소리, 일본식 정원, 연못, 그늘진 숲속의 빈터, 나무들 사이로 들어오는 햇빛, 산 정상에서 보는 전망, 바다와 맞닿은 육지, 항해 중인 배, 깊고 어두운 우물, 호수위의 잔잔한 물결, 작은 바위와 부딪치며 흐르는 개천, 땅속에서 솟아오르는 샘, 물웅덩이.

생물체: 코끼리, 영양, 영역을 배회하는 사자, 자세를 취하고 기다리는 호랑이, 풀을 뜯는 흰 소, 귀를 쫑긋하며 경계하는 사슴, 높이 솟아오르는 독수리, 급강하하는 제비, 물위로 부드럽게 내려앉는 고니, 홍학, 금조(琴鳥), 가슴이 붉은 개똥지빠귀, 잎사귀에 가볍게 앉아 있는 나비, 깃털을 뽐내고 있는 공작, 엔젤 피시, 해마, 화려한 색상의 스타 피시, 물속에서 부드럽게 팔을 내젓고 있는 문어, 미풍 속에서 흔들리는 식물처럼 아름다운 바다 말미잘, 일광욕하고 있는 악어, 몸이 돌돌 말려있는 뱀, 노란 연꽃, 튤립, 갓 피어난 붉은 장미, 작은 바이올렛 꽃, 태양 아래 만개한 커다랗고 노란 해바라기, 수선화, 미풍 속에 반짝이는 흰 백합, 디기탈

리스(foxglove), 종 모양의 푸른 꽃(히야신스), 이슬을 머금은 연약한 난초, 이파리들, 분재된 나무, 초록빛의 촉촉한 잔디밭, 인도 보리수나무, 물기 있는 이끼.

물질의 우주: 물질의 요소: 땅, 불, 공기, 물과 에테르; 육체적 요소: 따마스, 라자스, 삿뜨와; 별자리: 물병자리, 물고기자리, 처녀자리, 천칭자리, 쌍둥이자리, 염소자리, 궁수자리, 전갈자리, 사자자리, 황소자리, 게자리, 양자리; 고귀한 루비의 붉은 빛깔, 칠흑의 보석 오닉스, 마노석, 사파이어의 별빛, 다이아몬드에 의해 반사된 빛, 벽옥, 황수정, 크리스털 속에 감추어진 비밀들, 자수정, 오팔의 번쩍이는 빛, 비취의 차가움, 석류석, 진주의 회백색 광택; 담녹색광물(백랍), 쇠, 수정에 투영된 금의 광택, 주석, 놋쇠, 은백색의 달빛, 구리의 광택; 태양계의 행성들 지구, 화성, 금성, 띠를 두른 토성, 목성, 해왕성, 작은 수성, 신비한 천왕성, 외로운 명왕성.

색깔과 모양: 빨간색, 맑은 하늘의 푸른색, 싱싱한 초록 풀빛, 노란색, 쪽빛, 힌두교 승려의 도띠(허리천), 흰색, 검정색, 저녁하늘의 핑크빛, 왕족의 보라색, 더운 날의 태양 빛, 밤하늘의 창백한 달빛, 해가 질 때와 뜰 때의 하늘 빛, 나무들을 통과해 들어오는 부드러운 광선, 어둠 속에서 타는 불빛, 고요하게 타는 촛불, 번개, 밤하늘에 빛나는 큰 별, 원, 빈두(정수리 뒤 지점), 역삼각형, 점이 많은 별, 육각형, 직사각형, 심장처럼 생긴 장미꽃잎, 클로버 잎 모양 무늬, 나뭇잎 모양, 작은 금빛 계란, 인도보리수 나뭇잎, 납(臘)으로 염색한 천과 그 문양, 얀뜨라(묵상할 때 사용하는 기하학적 도형), 산스끄리뜨의 비자(beeja) 만뜨라, 차끄라, 차끄라에서 교차하는 이다 · 삥갈라 · 수슘나 나디, 쁘라나를 가지고 있는 발광체.

뜨라따까

이것에 대해서는 이 책의 뒷부분에 설명되어 있다. 뜨라따까는 집중력을 계발하기 위한 가장 강력한 수련이며 여기서 마음은 내부 혹은 외부의 어떤 대상으로 향한다. 그것은 또한 내면 시각화를 계발하는 데 탁월한 방법이기도 하다. 내면 시각화란, 눈을 감은 상태에서 눈앞의 대상에 대한 상을 선명하게 보고 유지하는 능력이다.

일반적인 조언

만일 독자들에게 이 수련들이 어렵게 느껴지더라도 낙담할 필요는 없다. 무슨 문제가 있어서 그러는 것이 아니다. 우리 대부분은 말로 생각하는 데 너무 익숙해져서 시각화하는 능력을 잃어버리고 있다. 이 행법들이 의도하는 것 중 하나는 바로 삶 속에 있는 이러한 한계를 걷어내는 것이다. 또 다른 하나는, 우리가 마치 백일몽 속에 사는 것처럼 삶을 살아간다는 점이다. 우리는 우리를 둘러싼 대상들을 보고 있지만 사실 그 대상들을 진정으로 보는 것은 아니다. 예를 들어 나무를 보고 있다면, 그 나무나 나무의 세부사항을 보고 있다는 사실이 실제 뇌에 기록되는 것은 아니다. 보고 있는 대상의 모양과 특징 등이 실제로 뇌에 기록되는 시점은 그 대상이 우리에게 깊은 의미를 가지고 있을 때뿐이다.

집중에는 어떤 식으로든 긴장이 개입되지 않아야 한다. 이는 많은 사람들에게 모순적이라는 느낌을 줄지 모른다. 사람들은 집중과 함께 힘든 노력을 자동적으로 연상하기 때문이다. 그들은 아마, 깊이 집중하고 있는 사람을 떠올릴 때면 끙끙거리며 이를 갈거나, 손톱을 물어뜯거나 인상을 찌푸리는 사람의 모습을 마음속에 가지고 있을 것이다. 이러한 육체적 현상은 실제로 정신적 갈등의 신호이며 당연히 그것은 긴장의 신호이기도 하다. 하지만 그것들이 집중 강도를 나타내는 것은 아니다.

깊은 명상은 완전히 이완된 마음과 함께 깊은 집중이 일어날 때만 저절로 일어날 수 있다. 이것이 이 책에서 집중력을 계발하려는 가장 큰 이유이다. 마음과 싸우지 마라. 명상은 자유이며 황홀경인데 그것은 계산된 마음과 긴장 속에서는 뿌리를 내리지 못한다. 그러니 마음을 훈련시키고 마음을 구슬리되 마음과 싸우지는 마라.

이 수련을 할 때, 처음부터 수련이 잘 되리라는 기대는 하지 않는 것이 좋다. 처음부터 잘 된다면 당신은 행운이다. 대부분의 사람들에게는, 무의식적으로 하는 활동들을 자극하고 그것들이 이미지를 형성하도록 훈련하는 것이 필수적이다. 이것은 시간이 걸리지만 열심히 하는 정도에 따라 며칠이나 몇 주 후에는 결국 그 무의식이 당신의 요구에 거의 자동적으로 이미지를 만들어낼 것이다. 그러므로 참을성을 가지고 한다면 반드시 성공할 것이다.

간단한 시각화

행법 1: 아이디어 연상

개나 아름다운 그림과 같은 흥미로운 대상을 선정한다.

대상에 집중한다. 대상을 개라고 가정하자.

개에게 마음을 완전히 빼앗기지 않도록 하면서 개와 관련된 대상과 아이디어에 마음을 연결시킨다. 그러나 계속 그 개가 중심 테마로서 유지되도록 한다. 즉 마음이 전혀 연관성 없는 생각에 빠져서 헤매지 않도록 한다.

그 개의 모양을 생각한다. 다양한 유형의 개들을 생각한다. 마음을 중심적 대상, 즉 개에게로 되가져온다. 그 개가 먹는 음식을 생각한다. 개와 사람 사이에 존재하는 친밀한 관계를 생각한다. 중심적 대상에게로 되돌아가고 계속해서 가능한 한 많은 연관된 주제들을 가져온다. 연관성이 없는 것을 생각하지 않는다.

수련시간: 이 수련을 매일 10분씩 한다.

효과: 이 방법은 의지대로 생각과 아이디어를 통제하는 힘을 발달시키는 데 아주 탁월하다. 마음이 하나의 주제에서 전혀 연관성이 없는 다른 주제로 넘어가지 않고 연관성으로 확립된 경로를 따르도록 마음을 훈련시키기 위한 매우 효과적인 방법이다. 이것은 일상의 활동뿐만 아니라 명상을 위해 마음을 훈련할 때도 유용하다.

수련 참고: 하나의 대상에 대해 너무 많이 탐험을 해왔다면 다른 대상을 선택해도 된다.

행법 2: 시각화에 의한 회상

친구의 집에 걸어갔던 기억을 회상한다. 친구 집에 도착하기까지의 세부사항을 가능한 한 많이 눈을 감은 채 시각화한다.

걸으면서 보았던 집들 모양은 어땠는가? 각각의 집들을 보라. 당신이 지나치거나 만났던 사람들과 주차되어 있던 차들을 보라. 모든 세부사항을 상상으로 다시 체험하고 시각화하라.

다른 방법을 소개한다면, 당신이 방안에 있는 동안 천천히 주의 깊게 주위를 둘러보고 나서 눈을 감고 모든 대상을 시각화하는 것이다.

책을 읽는 동안, 책이 묘사하려고 하는 환경의 그림을 눈을 감고 선명하게 보려고 하라. 1에서 20까지 세고, 마음으로 숫자세기를 반복하면서 눈을 감고 마치 앞에 있는 그림처럼 각각의 숫자를 상상한다.

수련시간: 이 수련을 매일 10분씩 한다.

효과: 이 행법은 주변 환경에 대해 보다 깊은 알아차림의 힘을 발달시키는 데 효과적이며 기억력을 향상시키는 데도 역시 좋다. 집중력과 기억력, 내면 시각화 능력을 발전시킨다.

수련 참고: 이 수련은 기차 안이나 버스 안, 어디서든 마음이 세상사에 빼앗기지 않은 상황에서라면 거의 모든 곳에서 가능하다. 가능성은 거의 무한하다. 아래 내용을 추천한다. 이러한 체계의 일환으로 글자쓰기, 즉 시각화 테스트라고 하는 내용이 이 장의 끝부분에 마련되어 있다.

행법 3: 장면의 축소와 확장

중앙에 중요한 대상이 있는 아름다운 그림을 본다. 물론 실제 장면도 좋다. 당신이 그 장면의 세부적 디테일을 충분히 알아차렸다고 생각할 때까지 한동안 그 장면을 탐구하라.

눈을 감고 같은 장면을 내면적으로 시각화한다. 그리고 점차로 그 장면의 배경을 지운다. 예를 들어 하늘을 제거하고 이어 배경 속의 나무들을 제거하고, 점차로 그 장면의 중심 대상을 둘러싼 주변 사물들을 제거한다. 최종적으로 당신은 중앙의 대상이나 주제만을 떠올려야 한다. 아마도 그게 암소나 사람일지도 모르겠다. 잠깐 동안 이 대상에 대한 알아차림을 유지한다.

그러고 나서 점진적으로 그 그림을 해체할 때의 역순으로 재조립하기 시작한다. 결국 당신은 전체의 그림을 다시 보아야 한다.

효과: 이 행법은 시각화 능력과 기억력을 발달시키는 데 유용하다.

행법 4: 의지대로 대상 시각화

눈을 감는다. 눈을 감은 채 앞에 있는 텅 빈 공간을 본다. 그 어떤 대상이라도 좋으니 그것을 생각하고 그 대상을 이미지화하여 그려본다. 잠시 후 약 30초 정도 내외, 또 다른 대상을 생각하고 다시 그 대상을 그림으로 상상한다. 시간이 허락하는 한 계속해서 이런 방법으로 지속한다. 당신은 어떤 대상도 선택 가능하다. 고니, 촛불, 나무, 펜, 기타 등등.

수련시간: 이 간단한 수련은 하루 중 어느 때에도 가능하다.

효과: 역시 이 방법도 내면 시각화 능력을 발달시킨다.

행법 5: 관점의 축소와 확대

빈 공간을 가지고 있는 대상을 선정한다. 예를 들어 찬장, 성냥갑, 필통 등등.

먼저, 당신이 선택된 대상 안에 들어 있다고 상상한다. 당신은 크기를 줄여서 폐쇄된 공간의 중앙 점에 자리 잡을 수 있다. 이 관점에서 그 대상의 내부를 본다. 무엇이 보이는가? 이 관점에서 보이게 될 대상을 시각화한다.

몇 분 동안 이 수련을 지속한다. 그러고 나서 당신은 자신이 그 대상보다 훨씬 더 커지기 위해 관점을 확장해야 한다. 다른 각도들로 대상을 본다. 예를 들어 밑에서, 꼭대기에서, 측면에서 등등. 그리고 다시 당신의 관점을 축소하여 그 폐쇄된 공간의 중앙에 한 번 더 머문다. 이 확장과 축소를 몇 차례 반복한다. 하나의 대상과 완벽하게 수련이 이루어지면 그때 빈 공간을 가진 다른 대상을 다시 선택한다.

효과: 이 수련은 상상력과 시각화 능력을 발달시킨다.

클래스 수련

시각화 테스트(심령적 글자쓰기)

1단계: 준비

편안한 명상자세로 앉으십시오. 눈을 감으십시오. 모든 움직임을 중지하고 지시를 기다리십시오. 눈을 감은 채 눈앞의 어두운 공간, 즉 치다까샤를 자각하십시오.

2단계: 치다까샤에서 심령적으로 글자쓰기

칠판을 시각화하십시오. 칠판에 분필로 심령적으로 문자를 매우 선명하게 쓰십시오. 나의 지시를 매우 주의 깊게 따라주시기 바랍니다. 내가 말하는 색깔의 분필을 이용하여 당신 자신이 쓴 글을 볼 수 있어야 합니다.

숫자: 준비상태로 칠판에 대한 시각화를 유지하십시오. 분필을 잡고 내가 말하는 숫자를 쓰기 시작하십시오. 1, 2, 3, 4, 5, 6, 7, 8, 9, 10. 시각화를 하는 것이 아니라 숫자를 써야 합니다. 당신은 칠판에 글을 쓰듯 모든 행동을 다해야 합니다. 지우개로 숫자의 줄을 지우십시오. 다시 분필을 잡고 써나가십시오. 11, 12, 13, 14, 15, 16, 17, 18, 19, 20. 지우개로 숫자의 줄을 지우고 다시 숫자를 쓸 준비를 하십시오.

단어: 먼저 맨 위에 '잠들지 않기'를 잠-들-지 않-기라고 쓰십시오.

그다음 줄에 분필로 쓰십시오. '나는 자고 있지 않다'를 나-는 자-고-있-지 않-다라고 쓰십시오. 매우 조심스럽게 한 글자씩 써 나가십시오. 위의 두 줄을 모두 지우십시오.

숫자: 다시 숫자를 쓸 준비를 하십시오. 21, 22, 23, 24, 25, 26, 27, 28, 29, 30. 지우개로 줄을 지우고 칠판을 바라보십시오.

선: 칠판에 분필로 쓰고 있다는 것을 기억하십시오. 칠판의 한쪽에서 다른 쪽까지 물결모양의 선을 그리기 시작하십시오. 그 물결모양은 한쪽에서 다른 쪽으로 계속 움직입니다. 하나의 선을 마쳤으면 이어서 다음 선을 그리고 또 다음 선을 그리십시오. 계속해서 칠판에 분필로 물결모양의 선들을 그리십시오.

숫자: 당신이 그린 것들을 지우십시오. 그리고 칠판에 분필로 숫자를 분명하게 다시 쓰십시오. 41, 42, 43, 44, 45, 46, 47, 48, 49, 50. 지우개로 숫자의 줄을 지웁니다. 이제 핑크색 분필을 들고 칠판에 51–이라고 쓰십시오. 대시기호(–)는 긴 표시이며 하이픈의 두 배 길이입니다. 52–53–54–55–56–57–58–59–60.

지우개로 숫자의 줄을 지우고 핑크색 분필을 잡으십시오.

단어: 그 핑크색 분필로 칠판에 매우 중요한 어떤 것을 쓰십시오. '잠–들–지 않–기' 라고 씁니다. 핑크색 분필로 또 다른 단어를 쓰십시오. '나는' 을 '나–는' 으로 쓰고 띈 다음 '잠자고' 를 '잠–자–고' 라고 쓰고, 또 띄어서 '있지' 를 '있–지' 라고 쓰고 띄어서 '않다' 를 '않–다' 라고 쓰고 마침표를 찍습니다. **'나는 잠자고 있지 않다'** 라고 핑크색 분필로 쓴 것을 다시 읽습니다. 위의 두 줄을 지우개로 지우십시오.

숫자: 글자를 쓸 칠판을 바라보십시오. 칠판에 핑크색 분필로 쓰십시오. 61–62–63–64–65–66–67–68–69–70. 지우개로 숫자를 지우십시오.

숫자 영(0): 노란색 분필로 다시 쓸 준비를 하십시오. 0–0–0을 쓰고 계속해서 0–0–0–0–0–0–0을 쓴 다음 줄을 바꿔서 노란색 0을 씁니다. 0–0–0–0–0–0–0–0–0 줄을 바꿔서 0–0–0–0, 마음을 안정시키고 칠판을 바라보십시오.

노란색 분필을 잡고 숫자 영(0)을 쓰십시오. 0–0–0–0–0–0–0–0–0–0–0.

지우개로 모든 숫자 영을 지우십시오.

삼각형: 다시 노란색 분필을 잡고 칠판에 작은 기하학적 삼각형을 그리십시

오. 삼각형을 그리고 또 다른 삼각형을 그리고, 또 삼각형을 그리고, 또 하나 그리고, 또 하나 그리고, 또 그리고, 또 그리고, 또 그리고, 또 하나를 그리고, 노란색으로 계속 또 다른 삼각형을 그리고 또 하나를 더 그리십시오.

지우개로 모든 삼각형을 지우고 다시 흰색 분필을 잡습니다.

곱셈 기호: 흰색 분필로 곱셈 기호를 그리십시오. 곱셈 연산기호, 곱셈 기호, 흰색 분필로 곱셈 기호를 또 그립니다. 곱셈 기호를 그리고 또 그리고, 또 그리고 또 그리십시오. 줄을 바꿔서 곱셈의 기호를 그리고 또 그리고, 또 그리고, 또 그리고, 또 그리십시오.

지우개로 곱셈 기호 두 줄을 지우십시오.

숫자: 분필을 잡습니다. 당신 앞에 있는 칠판에 쓸 준비를 하십시오. 칠판을 기억하고 분필을 기억하십시오. 분필로 칠판에 숫자를 쓰십시오. 90, 89, 88, 87, 86, 85, 84, 83, 82, 81. 줄을 바꿔서 씁니다. 80, 79, 78, 77, 76, 75, 74, 73, 72, 71.

지우개로 두 줄을 지웁니다.

직선: 흰색 분필을 잡고 칠판의 이쪽에서 저쪽까지 직선들을 그리고 그 밑에 또 직선을 그립니다. 계속 직선을 그려나갑니다. 흰색 분필로 이쪽에서 저쪽까지 선을 그어나갑니다. 한 선이 끝나면 다른 선을 그리십시오. 흰색 분필로 직선을 유지하십시오.

지우개로 모든 선을 지웁니다.

물결모양의 선: 흰색 분필을 잡고 물결모양의 선을 그리십시오.

지우개로 모든 선을 지웁니다.

숫자 영(0): 핑크색 분필을 잡고 칠판에 0, 0, 0, 0, 0, 0, 0, 0, 0, 0.을 쓰십시오.

숫자 7: 다른 선 위에 핑크색 분필로 7, 7, 7, 7, 7, 7, 7.을 쓰십시오.

점: 줄을 바꾸어 점을 그리고, 점을 그리고, 점을 그리고, 점을 그리고, 점을 그리고, 또 점을 그리고, 또 점을 그리고, 점을 또 그리고, 또 점을 그립

니다. 줄을 바꾸십시오.

별: 핑크색 분필로 별을 그리십시오. 뾰족한 별, 별을 그리고, 별을 그리고, 별을 그리고 별, 별, 별을 그립니다.

지우개로 모두 지웁니다.

이름: 핑크색 분필로 칠판에 당신의 이름을 쓰십시오. 칠판에 한 글자씩 당신의 이름을 쓰십시오.

옴: 지우개로 선을 지우고 핑크색 분필로 **옴** 상징을 씁니다. 또 다른 **옴** 상징을 쓰십시오. 빠르게 또 다른 **옴** 상징을 쓰고, **옴** 상징을 쓰고 또 **옴** 상징을 쓰고 또 **옴** 상징을 쓰고, 줄을 바꿔서 **옴** 상징을 또 **옴** 상징을 쓰고 몸과 마음을 편안히 하고 또 **옴** 상징을 쓰고, 또 **옴** 상징을 쓰고 또 **옴**을 쓰고, **옴**을 쓰고, **옴**을 쓰고, **옴**을 쓰고, **옴** 상징을 씁니다.

지우개로 모든 줄을 지웁니다.

삼각형: 노란색 분필을 잡고 매우 큰 삼각형을 그립니다. 삼각형의 밑변은 칠판의 밑변만큼 넓고 삼각형의 꼭대기는 칠판의 윗부분입니다.

이제 역삼각형을 그리십시오. 그 삼각형의 밑변은 칠판의 윗부분입니다. 당신은 서로 교차하는 두 개의 삼각형을 볼 수 있습니다. 각 삼각형의 윗부분은 다른 삼각형의 밑변을 가운데서 나눕니다.

지우개로 삼각형들을 지웁니다.

노란색 분필을 치우십시오.

흰색 분필을 들고 삼각형을 그리십시오. 그 삼각형의 밑변은 칠판의 밑변입니다. 꼭대기에 변을 가지고 있는 역삼각형을 그리십시오. 이 두 개의 삼각형은 서로 교차하고, 각 삼각형의 꼭대기는 다른 삼각형의 밑변입니다. 지우개로 모든 선을 지우십시오.

수직선: 흰색 분필을 잡고 가능한 한 곧게 수직선을 칠판에 그리십시오. 칠판 꼭대기에서 밑부분까지 수직선을 내려 긋습니다. 한 선을 그리고 나면 다른 선을 그리십시오. 선의 간격은 거의 1인치입니다. 계속 그리십시오. 지우개로 수직선을 모두 지우십시오.

이름: 어떤 언어로든, 어떤 철자로든 칠판에 자신의 이름을 쓰십시오. 한 글자씩 당신의 이름을 쓰십시오.

옴: 흰색 분필로 **옴**의 상징을 쓰십시오. **옴, 옴, 옴, 옴, 옴, 옴, 옴, 옴.**

숫자 영(0): 흰색 분필로 다른 줄에 쓰십시오. 0, 0, 0, 0, 0, 0, 0. 줄을 바꿔서 쓰십시오. 0, 0, 0, 0, 0. 다시 줄을 바꿔서 쓰십시오. 0, 0, 0, 0, 0, 0, 0.

지우개로 모든 줄을 지우십시오.

당신의 마음과 몸을 차분히 하고 칠판을 바라보십시오.

숫자: 흰색 분필을 잡고 다시 숫자를 쓰십시오. 1, 2, 3, 4, 5, 6, 7, 8, 9, 10. 줄을 바꾸어서 깊고, 또렷하게 쓰십시오. 11, 12, 13, 14, 15, 16, 17, 18, 19, 20. 줄을 바꾸어서 계속 쓰십시오. 21, 22, 23, 24, 25, 26, 27, 28, 29, 30. 지우개로 줄을 모두 지워주십시오.

이름: 칠판을 보십시오. 흰색 분필을 내려놓고 노란색 분필을 잡습니다. 노란색 분필로 칠판에 당신의 이름을 쓰십시오.

옴: 줄을 바꾸어서 **옴**의 상징을 쓰십시오. 계속 씁니다. **옴, 옴, 옴.** 지우개로 모든 줄을 지웁니다.

원: 핑크색 분필을 잡고 작은 원을 그립니다. 계속 원을 그립니다. 원은 칠판 전체를 덮을 정도로 점점 커지게 됩니다. 핑크색 분필로 안쪽의 작은 원에서 시작하여 계속해서 원을 선명하게 그려나가며 원이 칠판 전체를 덮어 나가도록 합니다. 이것은 매우 큰 원이 됩니다.

삼각형: 이제 흰색 분필을 잡고 칠판에 많은 작은 삼각형을 그리십시오. 역삼각형도 그립니다. 지우개로 모든 삼각형을 지웁니다.

숫자: 초록색 분필을 잡고 칠판에 숫자를 하나씩 써나가면서 숫자들 사이에 쉼표를 찍습니다. 각자 스스로 숫자를 가지고 수련하십시오. 분필은 초록색이고 칠판은 검은색입니다. 하나의 숫자를 선명하게 쓰고, 숫자들 사이마다 쉼표를 찍고 숫자 하나하나가 선명하게 당신에게 부각됩니다. 적당한 지점에서 줄을 바꾸십시오.

칠판에 초록색 분필로 숫자를 계속 쓰고 숫자 사이에 쉼표를 찍습니다. 적당한 지점에서 줄을 바꾸십시오.

모든 줄을 지우고, 이제 흰색 분필을 잡습니다.

삼각형: 흰색 분필로 삼각형 하나를 그리십시오. 지우개로 그 삼각형을 지웁니다.

핑크색 분필을 잡고 칠판에 삼각형 하나를 굵은 선으로 그리십시오.

지우개로 삼각형을 지우고 노란색 분필을 잡습니다. 노란색 분필입니다. 칠판에 노란색 분필로 하나의 삼각형을 굵은 선으로 그리십시오.

이 삼각형을 지우개로 지우십시오.

파란색 분필을 잡고 칠판에 하나의 삼각형을 그리십시오.

지우개로 삼각형을 지우고 초록색 분필을 잡습니다. 초록색 분필입니다.

초록색 분필로 칠판에 깊은 선으로 굵게 하나의 삼각형을 그리십시오.

지우개로 삼각형을 지우십시오. 지우개로 그 삼각형을 지웁니다. 빨간 분필을 잡고 하나의 삼각형을 그리십시오. 빨간색 분필로 진하게.

지우개로 삼각형을 지우고 보라색 분필을 잡습니다. 보라색 분필로 칠판에 하나의 삼각형을 그리십시오. 굵은 선으로 그린 삼각형입니다.

지우개로 삼각형을 지우십시오. 황토색 분필을 잡고 칠판에 두꺼운 선으로 삼각형 하나를 그리십시오.

지우개로 삼각형을 지웁니다.

대시기호(–): 칠판에 작은 대시기호를 그리십시오. 대시는 무엇입니까? 두 개의 하이픈을 연결하면 대시가 됩니다. 흰색 분필로 하나의 대시를 그리고 다시 흰색 분필로 또 다른 대시를 그리고 또 흰색의 분필로 세번째 대시를 그리십시오.

그러고 나서 줄을 바꾸십시오.

핑크색 분필로 그리십시오, **대시**, **대시**, **대시**. 노란색 분필을 잡고 그리십시오, **대시**, **대시**, **대시**. 초록색 분필을 잡고 그리십시오, **대시**, **대시**, **대시**. 빨간색 분필을 잡고 그리십시오, **대시**, **대시**, **대시**. 파란색 분필을 잡고 그리십시오, **대시**, **대시**, **대시**. 황토색 분필을 잡고 그리십시오, **대시**, **대시**, **대시**. 보라색 분필을 잡고 그리십시오, **대시**, **대시**, **대시**.

그려진 **대시**들을 위에서부터 다시 보십시오. 첫째 줄은 흰색 **대시**, 두번째 줄은 핑크색 **대시**, 세번째 줄은 노란색 **대시**, 초록색 **대시**, 빨간색 **대시**, 파란색 **대시**, 황토색 **대시**, 보라색 **대시**. 맨 윗줄로 다시 돌아가서 흰색 **대시**가 그려진 첫째 줄만 바라보십시오. 핑크색으로 그려진 두번째 줄을 보십시오. 노란색으로 그린 세번째 줄을 보십시오. 네번째 초록색 줄을 보십시오. 다섯번째 빨간색 줄을 보십시오. 여섯번째 파란색 줄을 보십시오. 일곱번째 황토색 줄을 보십시오. 여덟번째 보라색 줄을 보십시오.

직선: 지우개로 위의 모든 선을 지우고 재빨리 흰색 분필을 잡습니다. 직선을 그리십시오. 핑크색을 잡고 핑크색 직선을 그리십시오. 노란색 분필을 잡고 노란색 직선을 그리십시오. 초록색 분필을 잡고 초록색 직선을 그리십시오. 빨간색 분필을 잡고 빨간색 직선을 그리십시오. 이 선은 두껍습니다. 파란색 분필을 잡고 파란색 직선을 그리십시오. 보라색 분필을 잡고 보라색 직선을 그리십시오.

칠판을 바라보십시오. 지우개로 모든 선을 지웁니다.

숫자 영(0): 흰색 분필로 쓰십시오, 0, 0. 흰색 분필로 계속해서 씁니다, 0, 0. 필요하면 줄을 바꿔서 흰색 분필로 계속 쓰십시오, 0, 0, 0, 0. 적당한 지점에서 줄을 바꾸어 계속 하십시오.

3단계: 마무리 수련

이제 지우개로 모든 선을 지우십시오. 시각화하느라 수고했던 모든 노력을 내려놓으십시오. 주변 환경과 몸을 알아차리십시오.

수련을 마칩니다.

하리 옴 땃 삿

19

치다까샤 다라나

치다까샤 다라나(Chidakasha Dharana)는 앞 장에서 설명한 순수 시각화 행법에 잘 맞는 유형이며, 또한 그 자체로 특별한 종류의 명상 수련이기도 하다. 치다까샤는 문자 그대로 '의식의 공간'을 의미한다. 그것은 아갸 차끄라에서 바라보는 스크린으로, 즉 물리적인 대상에 대한 심령적 현상이 나타나는 칠흑의 어두운 방이다. 치다까샤는 의식과 잠재의식, 초의식 간의 연결이며, 명상의 대상이 가장 쉽게 감지되는 지점이다.

이 치다까샤는 네 개의 벽과 바닥, 천장을 가지고 있는 어두운 방으로 시각화된다. 뒷벽의 밑변 중앙부분 가까이 치다까샤의 바닥에 밑으로 향하는 작은 구멍이 있다. 이것은 그 밑에 있는 차끄라들을 통해 아래로 확장하는 수슘나 나디이며, 비전이 나타나는 스크린은 앞벽에 있다. 긴장과 콤플렉스가 비전을 방해하는데 만약 당신이 이 긴장과 콤플렉스를 이완할 수 있다면 비전들이 스크린에 나타난다.

치다까샤 다라나는 알아차림이 미치지 않는 미지의 영역—현재 우리의 시력 너머에 있는 마음의 여정과 의식 상태—으로 가는 문을 열어주는 명상 행법이다. 이 끄리야를 완벽하게 하는 사람에게는 우리 몸의 눈이 가지고 있는 한계와 착오로 일어나는 오염, 그 오염이 정화된 빛과 지혜가 찾아온다.

클래스 수련

1. 명상 자세로 앉아서

1단계: 몸 자각

편안한 명상자세로 앉으십시오.

반드시 척수와 머리가 똑바로 세워져야 합니다. 양손은 맞잡거나 친 무드라나 갸나 무드라를 하여 무릎 위에 올려놓습니다.

반드시 몸에 긴장의 느낌이 전혀 없이 한동안 움직이지 않은 채로 앉아 있어야 합니다.

당신의 주변에서 일어나는 다른 소리들을 알아차리도록 하십시오. 시계의 똑딱 소리, 선풍기가 돌아가는 소리, 지시의 형태로 당신에게 들리는 나의 목소리, 새들의 노래, 선율이 있는 음악의 리듬.

육체 존재, 몸, 몸에 대한 전체적인 알아차림을 자각합니다.

몸에 대한 알아차림의 끊임없는 흐름을 유지하십시오.

반드시 당신은 몸을 알아차리고 있어야 하며, 몸의 특정한 부위가 아니라 몸 전체를 알아차리고 있어야 합니다.

당신이 몸에 대해 더 알아차릴수록 마음은 더욱 흔들리지 않고 확고해집니다.

2단계: 호흡 자각

이제 호흡과정으로 전환하는데, 동시에 몸에 대한 알아차림을 유지해야 합니다.

육체적 존재에 대한 끊임없는 알아차림이 지속되어야 합니다. 그와 더불어 당신의 호흡, 즉 몸의 호흡을 알아차리고 안에서 호흡을 바라봄으로써 자연적이고 애쓰지 않는 호흡의 과정에 대해 알아차리도록 하십시오.

당신은 호흡을 할 필요가 없습니다. 호흡의 과정은 자연적이고 자동으로 일어나며, 어떤 때는 깊고 또 어떤 때는 길며 때때로 거칠기도 하고 가끔 짧기도 하며 그렇게 지속됩니다.

육체적 몸에 대한 알아차림을 유지하면서 호흡에 대해서도 알아차리도록 하십시오.

3단계: 치다까샤의 공간

순식간에 당신 존재의 본질인 치다까샤의 공간으로 전환하십시오. 치다까샤는 당신 안에 있으며, 당신의 육체와 정신의 모든 원자 속에 들어 있는 공간이며, 안에 있지 않으면서 밖에도 있지 않은 공간이지만 모든 곳에 있는 공간입니다.

그것은 당신의 이마 앞에 있는 공간이 아닙니다.

그것은 당신의 머리 위에 있는 공간이 아닙니다.

그것은 당신의 머리 뒤에 있는 공간이 아닙니다.

그것은 당신의 가슴 공간이 아닙니다.

그것은 당신의 복부나 배꼽 공간이 아닙니다.

그것은 몸의 아래 부분 공간이 아닙니다.

그것은 육체적 존재 모두를 포괄하는 전체적인 공간입니다.

당신이 치다까샤를 알아차릴 때, 당신은 몸의 특정 부분만 알아차리는 것이 아니라 몸 전체와 몸의 모든 부분을 차지하고 있는 그 공간을 알아차리는 것입니다.

4단계: 색깔에 대한 지각

형태 없는 존재의 전체성인 치다까샤를 알아차리십시오. 그 공간 안에 당신의 몸이 있습니다.

그것은 색깔을 가지고 있는 어둠이며 형태가 없습니다.

치다까샤의 색깔에 대한 알아차림을 유지하려고 하십시오.

그 치다까샤 색깔의 형태는 무엇입니까?

그것은 검은색, 밝은 검은색, 또는 다른 어떤 색인가요?

그것은 매순간 바뀝니다.

치다까샤의 색깔이 이 색에서 저 색으로 바뀝니다.

만일 지나가고 있는 색깔들을 세밀하게 관찰한다면 당신은 그 색깔이 매우 민첩하게 변화하고 있는 것을 발견할 것입니다.

때로는 그 색깔들의 움직임과 진동에 함께 보조를 유지하는 것이 어렵습니다.

가끔 그것은 매우 선명하고 때로는 선명하지 않습니다.

당신은 그것들을 이해할 수도, 볼 수도, 읽을 수도 없습니다.

이 색깔들은 매일 같지 않습니다.

이 순간, 내일, 안에 있는 당신의 공간 색깔은 지금과 같지 않을 것입니다.

치다까샤를 지나가고 있는 압도적인 색깔들과 지배적인 색깔들, 재빨리 변화하고 있는 색깔들을 알아차리려고 하십시오.

치다까샤는 당신의 육체적 존재를 지지해주는 무형의 존재이지만 색깔을 가지고 있습니다.

만일 당신이 그것을 주의 깊게 본다면, 만일 당신이 치다까샤에 대해 알아차림의 상태로 남아 있게 된다면, 당신은 매우 빠르게 움직이는 색깔들의 진동을 보게 됩니다.

이 색깔들은 당신 안에 있는 생명력에 대한 상징적 표현입니다.

이 색깔들을 알아차리려고 하십시오.

치다까샤는 당신의 육체적 존재에 대한 무형의 실체, 무형의 본질, 무형의 존재입니다.

그것은 이마 앞에 있는 당신이 보고 있는 그런 치다까샤가 아닙니다.

그것은 머리 정수리에서 당신이 보고 있는 그런 치다까샤가 아닙니다.

그것은 당신의 등이나 가슴이나 배꼽 부위에 있는 그런 치다까샤가 아닙니다.

그것은 몸의 아래 부분에 있는 그런 치다까샤가 아닙니다.

그것은 모든 중심부의 치다까샤, 전체적인 치다까샤를 포함합니다.

당신은 알아차림을 강화해야 합니다.

그러고 나서 색깔을 알아차리고 다음과 같이 말합니다. '나는 그 색깔

을 조사하고 있으며 지켜보고 있으며 기록하고 있다.'
만일 당신이 그 색깔을 읽을 수 있다면 정신적으로 다음과 같이 말하십시오. 빨강, 파랑, 자주 등.
만일 당신이 이해할 수 없다면 '나는 이해할 수 없다.' 라고 말하십시오.
때로는 그 색깔들이 너무 복잡하여 이해하는 것이 가능하지 않지만, 당신이 이해를 하든 못하든 그 색깔들을 알아차려야 합니다.
이 치다까샤에 대해 끊어지지 않고 멈추지 않는 알아차림의 흐름이 유지되도록 하십시오.
당신의 정신적인 알아차림이 중간에 끊어지지 않도록 하십시오.
전체적인 치다까샤에 대한 지속적이고 멈추지 않고 끊임없으며 자발적인 알아차림은 이제껏 알려지지 않은 모든 양상을 포함하고 있습니다.
이 무형의 공간에 당신의 육체적인 몸이 존재합니다.
치다까샤가 몸이 아니라 몸이 치다까샤 안에 있는 것입니다.
치다까샤 다라나를 수련하는 동안에 당신은 빛의 그림자들, 빛의 섬광, 많은 빛의 무리들, 어떤 비전이나 그 어떤 것, 또는 어떤 생각이나 대상을 만날지도 모릅니다.
그러나 그 모든 것에도 불구하고 당신은 치다까샤 전체에 대해 알아차림을 유지해야 합니다.
만일 당신의 마음이 이마 앞에 있는 치다까샤에게 가버린다면, 마음에게 다음과 같이 말하십시오. '나는 전체적인 치다까샤를 알아차리기를 원한다.'
먼저 당신은 치다까샤를 이해해야 하며, 당신이 그 색깔들을 읽을 수 있게 되었을 때 당신의 알아차림을 미간으로 옮겨야 하고, 내면의 동굴, 원형의 동굴, 원형의 통로를 알아차려야 합니다. 그것은 동굴이지만 당신은 그 안으로 들어갈 수 없다는 것을 알아차립니다.

5단계: 1~4단계 반복

다시 수련을 반복하십시오.

전체적으로 몸의 존재에 대한 알아차림이 완전해질 때까지 당신의 몸을 알아차리고, 당신의 몸에 대한 알아차림을 강화하고, 몸에 대한 알아차림을 각성하십시오.

그러고 나서 정상적인 호흡의 과정으로 돌아가십시오.

호흡의 과정을 끊임없는 알아차림으로, 호흡 과정에 대한 지속적이고 끊임없는 알아차림으로 지켜보십시오.

동시에 몸에 대한 완전한 알아차림도 역시 있어야 합니다.

당신은 순수한 주의로, 완벽한 정성과 조심스러움으로 이 호흡에 대한 알아차림을 수련해야 합니다.

그런 다음, 일순간 치다까샤를 알아차리십시오. 치다까샤는 내부의 공간이며, 밖의 공간이고, 형태가 없는 공간이며 정의되지 않는 공간입니다.

당신은 그 공간 안에 있습니다.

그 색깔들을 알아차리십시오. 만약 당신이 재빠르게 흐르는 색깔들을 기록하지 못한다 해도 신경 쓰지 마십시오.

그러나 그 색깔들이 엄청난 속도로 매순간 오고 가는 것은 알아차리고 있어야 합니다.

몸의 모든 부분에서 일어나는 색깔의 변화를 보십시오. 주의하면서 조심스럽게 그들을 지켜보십시오.

색깔에 대한 지각, 색깔들을 바라보기, 색깔들을 따라가기, 색깔들을 적어놓기, 조심스럽게 그 색깔들을 읽기. 이것이 이제 치다까샤에서 해야 할 당신의 주된 일입니다.

내가 치다까샤를 말할 때, 몸 앞쪽이나 아래쪽 또는 등 뒤, 머리 위나 머리 뒤에, 혹은 이마 앞에 있는 내면의 하늘, 그 어두운 부분을 가리키는 것이 아닙니다.

그것은 치다까샤에 대한 모든 형태의 알아차림의 전체성을 의미합니다. 만일 당신이 치다까샤를 이해할 수 있다면 당신은 몸의 실재를 이해하는 것입니다.

만일 당신이 치다까샤를 느낄 수 있다면 당신은 사람 안에 있는 심령적인 원리를 느낄 수 있습니다.

브루마디야로 돌아가십시오. 원형의 통로를 가지고 있는 동굴을 새기고 멀리서 그것을 쳐다보십시오.

당신에게 그것은 어둡게 보입니다.

당신은 통로 가까이 가서 안을 들여다봅니다. 그것은 매우 어둡고 아무것도 보이지 않고 아무것도 이해되지 않습니다.

만일 당신이 어쩌다 그 안으로 들어간다면 당신은 당신조차도 볼 수 없을 것이고, 그것은 치다까샤의 더욱 깊은 국면입니다.

6단계: 수련 마무리

이제 **옴**을 7번 반복합니다.

옴을 소리 내는 동안 치다까샤에 있는 육체에 대한 알아차림이 없는 완전한 인격체를 알아차림으로써, 그 **옴**의 음파를 정묘한 심령적 파동으로 전환하십시오.

형태가 없는 치다까샤의 그 어두운 영역을 놓치지 말고 알아차림을 유지하십시오.

사이사이에 몸이라는 나의 존재에 대한 미세한 자각, 그 육체의식의 명멸이 나타날 수 있습니다.

이런 방식으로 어디에서나, 내면에서 그리고 모든 곳에서, 내면의 공간에서 그것을 상상하십시오.

그 몸은 알아차림의 형태일 것입니다.

당신은 옴까르(Omkar), 즉 **오-옴**…… **오-옴**…… **오-옴**. ……**오-옴**. ……**오-옴**…… **오-옴**. ……**오-옴** ……을 하는 동안 이제 이렇게 해야 합니다.

점차로 당신의 마음을 바깥쪽으로 향해주십시오. 당신의 몸에 대해 알아차리십시오.

그런 다음 알아차림을 바깥으로 향하도록 하십시오. 소리와 주위 사람들의 움직임, 나의 지시들을 알아차리도록 하십시오.
반드시 외향적으로 되어서 바깥 사물들을 확실히 알아차려야 합니다.
당신은 음악, 선풍기 소리, 나의 음성, 다른 이들의 음성, 명상자세로 앉아 있는 당신 자신을 알아차리고 있습니까?
당신은 지금 치다까샤를 수련하였습니다.
이제 몸을 이완하고 눈을 뜨십시오.

하리 옴 땃 삿

2. 샤바아사나로 누워서

1단계: 준비

앞쪽을 향해 바닥에 누우십시오. 눈을 감고 몸을 전혀 움직이지 않도록 합니다.
당신의 몸을 정렬하여 약 30분 동안 움직이지 않도록 합니다.
명상 수행에 있어서 제일 중요한 점은 당신의 몸을 정렬하여 외부의 것들에 의해 당신이 방해받지 않도록 하는 것입니다.
일단 자신을 편안하게 한 다음 육체적으로 고요해지도록 하십시오.
명상 수행 동안 당신은 잠들어서는 안 되며 내내 깨어 있어야 합니다.

2단계: 움직이지 않기

몸에 집중하십시오.
전체적으로 머리끝에서 발끝까지 몸을 알아차리십시오.
특정한 부분에 집중하지 말고 전체적으로 머리끝에서 발끝까지 집중하십시오.
몸은 바닥에 누워 있습니다. 순일한 알아차림으로 몸 전체를 알아차리십시오.
그것은 머리나 양팔, 양발, 등 또는 손가락에 대한 알아차림일 뿐만 아니라 한순간에 몸 전체를 포괄하는 순일한 알아차림이기도 합니다. 몸 전체에 집중할 때 당신은 자신에게 '몸 전체, 몸 전체, 몸 전체' 라고 암시를 줍니다. 동시에 당신이 바닥에 누워 있음을 알아차립니다.
몸에 대한 집중과 움직이지 않음에 대한 집중을 같이 해나갑니다.
만일 당신이 실수로 몸을 조금이라도 움직였다면 그 움직임을 알아차려야 합니다. 그 움직임이 무의식적인 움직임이어서는 안 됩니다.
아주 미세하게라도 몸을 움직이지 않도록 최상의 노력을 다하십시오.
이것이 내면 요가의 첫번째 수련지도입니다.
만일 마음을 집중할 수 없더라도 그것은 중요하지 않지만, 자신의 몸 전체를 알아차리는 것과 몸을 전혀 움직이지 않는 것은 최고로 중요합니다.
몸 전체에 집중할 때 몸의 움직임이 정지된 상태를 유지합니다. 그러면 이른바 공중부양을 체험하게 됩니다.
이 체험은 바닥에서 몸이 떠 있는 것 같은 상태입니다. 물론 실제로 몸이 뜨지는 않지만 정신적인 느낌이 있게 됩니다.
그 어떤 것에도 마음을 집중할 필요는 없으며, 다만 몸을 알아차리십시오.
이것이 명상의 가장 중요하며 기본적인 부분입니다.
당신이 명상 수련을 종교적 영성으로 하든, 연꽃좌로 하든, 또는 바즈라아사나(번개 자세)로 하든, 누운 자세로 하든 아무런 문제가 없지만, 가장 공통된 규칙은 몸을 전혀 움직이지 않는다는 것입니다.
모든 사람은 자신도 모르게 몸을 움직이는 무의식적인 습관을 가지고 있지만, 그것은 의식적인 동기에 의해 통제되어야 합니다.
몸의 무의식적인 움직임, 손가락과 발가락의 무의식적인 움직임, 머리와 눈의 무의식적인 움직임은 모두 의식적인 알아차림을 통해서 통제되어야 합니다.
몸 전체에 집중할 때 당신은 몸이 마치 하나의 조각상(像)인 양 몸 전체를 경험하십시오.
몸의 움직임을 통제할 때 당신은 뇌의 해당 부분과 마음의 해당 부분을 통제하는 것입니다.

움직이고 싶을 때는 이런 욕구를 의식하고 자신에게 '움직이지 않는다.' 라고 말을 합니다.

당신이 몸 전체에 집중할 때, 그리고 당신의 몸에서 일어나려고 하는 각각의 움직임과 모든 움직임에 대해 의식하고 있을 때 몸은 이윽고 조각상처럼 되며 의식은 변화를 일으키게 됩니다.

몸 전체에 집중할 때 의식적으로 몸과 신경의 부분적, 전체적 움직임에 대한 통제, 즉 이완하고자 하는 추세가 뇌에서 일어납니다.

이제 어떤 움직임도 있어서는 안 되며, 몸이 움직이지 않도록 노력해야 합니다.

하나의 사실을 의식하고 있어야 합니다. '나는 움직이지 않고 있는가? 아니면 움직이고 있는가?'

양 눈과 코, 입술, 발가락, 다른 어떤 부분이라도 아주 미세한 움직임조차 없어야 합니다.

충동을 통제하십시오.

전체적으로 의식하고 있기만 한다면 쉬운 일입니다.

이것이 요가에서 가장 중요하고 기본적인 행법입니다.

마음을 통제하려고 하기 전에 몸을 통제하는 힘을 가지고 있어야 합니다.

정묘한 대상에 집중하려고 하기 전에 몸 전체에 대해 집중할 수 있어야 합니다.

왜냐하면 당신은 자신의 몸을 알고 있고, 자신의 몸을 느낄 수 있고, 자신의 몸 전체에 대한 알아차림을 계발할 수 있기 때문에 그것이 쉽게 될 수 있습니다.

그러므로 전체적이고 눈에 보이고 경험에 의존하는 자신의 몸에 집중하는 것이 쉬울 겁니다.

3단계: 호흡 자각

이제 몸보다 더 정묘한 호흡에 관한 것입니다.

양쪽 콧구멍을 통해 들어오는 자연적인 호흡에 집중하십시오.

호흡에 집중할 때 '나는 숨을 들이쉬고 있으며, 나는 숨을 내쉬고 있다.' 라고 자신에게 말합니다.
자신의 자연적인 호흡에 집중하십시오.
이 호흡은 애쓰며 하지 않습니다.
들이쉴 때 숨이 들어오고 있음을 압니다.
내쉴 때 숨이 나가는 것을 압니다.
무의식적으로 호흡하지 마십시오.
호흡 과정에 대한 지속적인 알아차림을 유지하십시오.
숨을 들이쉬고 내쉬는 매순간, '나는 숨을 들이쉬고 내쉬고 있다.' 라고 하면서 숨이 들어오고 나가고 있음을 알아차리십시오.
호흡 과정에 대한 끊임없고 지속적인 알아차림을 유지하십시오.
호흡은 자연적이며 콧구멍을 통해서 들어오고 나갑니다.
호흡은 양쪽 콧구멍을 통하여 들어와 양미간 중심에서 만나 하나가 됩니다.
호흡은 삼각형이며 맨 위의 꼭짓점은 양미간의 중심입니다.
호흡은 양쪽 콧구멍을 통해 들어가서 양쪽 콧구멍을 통해 나오는 삼각형의 모양입니다.
양쪽 콧구멍에서 양미간으로 이어지는 호흡에 대한 알아차림을 수련하십시오.
삼각형 모양으로 형성되는 호흡에 대한 지속적이고 끊임없는 알아차림을 유지하십시오.
호흡에 집중하십시오.
호흡에 더 가까이 다가가십시오.

4단계: 만뜨라 자각

이렇게 호흡을 하면서, 숨이 들어오고 나갈 때 만뜨라 **옴**을 느끼십시오.
들이쉬고 내쉬면서 **옴**을 느끼십시오.
양쪽 콧구멍에서 양미간까지 호흡이 들어오고 나가고 있음을 알아차리고, 동시에 만뜨라를 알아차리십시오.

2분간 이 수련을 계속하십시오.

호흡을 하면서 **옴**을 하십시오.

호흡과 만뜨라에 더 가까이 다가가십시오.

전체적으로 알아차리십시오. 잠들지 마십시오.

삼각형 모양으로 호흡과 만뜨라를 함께 진행하십시오.

5단계: 내면의 공간

마음을 거둬들이고, 자신이 마치 벽의 안쪽 면을 바라보는 것처럼 이마의 안쪽에 집중하십시오.

전체 뇌와 두개골이 마치 방과 같습니다. 이마는 앞벽이고 그 앞벽의 안쪽 면을 바라보려고 하십시오.

이마의 안쪽 면에 집중하십시오.

이마의 안쪽 면에 집중할 때 치다까샤라고 하는 내면의 공간 또는 내면의 창공을 알아차리십시오.

이 내면의 공간에 대한 알아차림은 완전하게 이완되어야 합니다.

이때 뇌와 두개골은 하나의 방이나 집과 같고 이마는 앞쪽 벽입니다.

오른쪽 관자놀이는 오른쪽 벽입니다.

왼쪽 관자놀이는 왼쪽 벽입니다.

머리의 뒤쪽은 뒷벽입니다.

머리의 꼭대기는 방의 꼭대기입니다.

이제 이 방의 안쪽 벽면들을 보려고 하십시오.

앞벽의 안쪽 면에 집중하십시오.

이제 마음을 오른쪽으로 옮겨서 오른쪽 벽의 안쪽을 보려고 하십시오.

마음을 왼쪽으로 옮겨서 왼쪽 벽의 안쪽 부분을 보려고 하십시오.

마음을 뒤로 옮겨서 뒷벽의 안쪽 면을 알아차리도록 하십시오.

마음을 꼭대기로 옮겨서 천장을 보려고 하십시오.

마치 방안에 앉아 있는 듯이, 그리고 방의 중앙에서 방의 벽을 바라보려는 듯이 방안의 내부 공간을 알아차리십시오.

앞쪽, 앞쪽, 앞쪽, 오른쪽, 오른쪽, 오른쪽, 왼쪽, 왼쪽, 왼쪽, 뒤쪽, 뒤쪽, 뒤쪽, 꼭대기, 꼭대기, 꼭대기, 앞쪽, 앞쪽, 앞쪽, 오른쪽, 오른쪽, 오른쪽, 왼쪽, 왼쪽, 왼쪽, 뒤쪽, 뒤쪽, 뒤쪽, 꼭대기, 꼭대기, 꼭대기를 보십시오.

안에서부터 꼭대기, 꼭대기, 꼭대기, 앞쪽, 앞쪽, 앞쪽, 오른쪽, 오른쪽, 오른쪽, 왼쪽, 왼쪽, 왼쪽, 뒤쪽, 뒤쪽, 뒤쪽, 꼭대기, 꼭대기, 꼭대기를 보십시오.

6단계: 수련 마무리

이제 사면과 천장으로 둘러싸인 전체 공간을 알아차리십시오.

안쪽에 있는 순일한 공간을 알아차리십시오.

이 공간을 보고, 그 안에 자신이 있음을 느끼십시오.

몸에 대한 알아차림을 강화하십시오. 호흡을 알아차리십시오. 당신을 둘러싸고 있는 주위를 알아차리십시오.

치다까샤 다라나가 이제 완료되었습니다.

하리 옴 땃 삿

20
뜨라따까와 안따르 뜨라따까

뜨라따까(Trataka)라는 말은 '꾸준히 응시하다'는 뜻으로 뜨라따까를 수련하면 집중력이 계발된다. 마음의 힘은 거대하다. 그러나 욕망과 에너지를 낭비하는 오락거리들로 인해 이 마음 에너지는 사방으로 흩어진다. 만일 이렇게 흩어지고 있는 정신적 힘을 영적이든 세속적이든 하나의 목적에 쓴다면 성공하지 못할 일이 없을 것이다. 우리는 계속해서 쏟아지는 감각적인 데이터에 종속되어 마음속을 관통하고 있는 수많은 생각을 알아차리지 못한다. 이완을 통해 감각 인식을 일부라도 차단했을 때에만 정신적인 활동을 의식할 수 있다.

내면에 있는 것이든 외부에 있는 것이든 하나의 대상에 집중하기 위해서는 마음을 조절하여 흩어지지 않게 해야만 한다. 이를 위한 한 가지 방법은 마음을 평화롭고 고요하게 만들어주는 집중 대상을 선택하는 것이다. 이를 위해서 옴 만뜨라나 꽃, 구루의 초상, 신, 촛불 등을 선택할 수 있다. 촛불은 처음 수련하는 사람에게 가장 편리하고 수련하기 좋은 대상이다.

뜨라따까는 외부(bahir) 뜨라따까와 내면(antar) 뜨라따까의 2단계로 진행된다. 외부 뜨라따까를 할 때는 밖에 있는 사물을 집중 대상으로 하는데, 마음이 바깥 대상에 집착하는 것을 좋아하기 때문에 단련되지 않은 마음에는 이것이 더 쉽다. 눈을 감고 내면의 상징이나 한 점에 집중할 때 마음은 즉시 따분해지고 방황하게 된다. 내면 뜨라따까를 할 때, 혹은 내면으로 시각화를 할 때 마음은 내향성을 단련하게 된다. 감각이 매개체로 작용할 때 마음은 에너지를 잃지만 감각에서 마음을 돌이켜 내면의 대상에 집중하게 되면 마음은 에너지를 얻게 된다.

뜨라따까를 수련하면 이로운 효과를 많이 보게 보는데, 매일 수련하면 집중력과 기억력이 계발된다. 또한 눈 근육을 튼튼하게 해서 시력을 향상시켜준다. 뜨라따까는 에너지 저장소를 활짝 개방하는 것과도 같다. 인도에서는 초자연적인 힘을 성취하기 위해서 이것을 가장 중요한 수련으로 사용한다. 크리스천들도 비록 그것이 뜨라따까라는 것을 알지는 못했어도 수세기 동안 성화나 종교적 상징들에 대해 뜨라따까를 수련해왔다.

뜨라따까가 집중력을 발달시키기 때문에 의식 에너지는 한 점, 주의의 한 초점에 집중된다. 수련은 자동으로 명상으로 이끌어 가게 된다. 비록 초심자라 할지라도, 짧은 시간 동안 수련을 하고 나면 이를 경험하게 될 것이다. 뜨라따까는 가장 오랫동안 움직이지 않고 있을 수 있는 자세로 수련해야 한다. 의자에 앉거나 수카아사나로도 할 수는 있지만 싯다아사나나 싯다 요니 아사나, 빠드마아사나로 견고하게 틀고 앉아서 수련하는 것이 훨씬 좋다.

외부 뜨라따까나 내면 뜨라따까를 할 때는 어떤 식으로든 눈을 깜박거리지 않아야 한다. 처음에는 이것이 좀 어려울 테지만 수련을 해나감에 따라 매우 쉬워질 것이다. 중요한 것은 눈을 이완하는 것이다. 이렇게 하는 것은 내면의 이미지를 분명하게 떠올리는 데 꼭 필요하다. 마음은 계속해서 하나의 대상이나 이미지에 가 있어야 하며, 다른 어떤 것에도 가 있어서는 안 된다. 마음이 다른 것을 생각한다면 부드럽게 집중 대상으로 돌아오게 해야 한다.

집중 대상

그 어떤 것도 집중을 위한 대상이 될 수 있는데, 다음은 추천하고 싶은 몇 가지이다. 촛불, 검은 점, 자신의 심령적 상징이나 신, 코끝, 양미간 중앙, 쉬바링감, 하늘, 물, 달, 별, 수정 볼, 자기 자신의 그림자, 어둠, 텅빔〔空〕, 거울, 얀뜨라, 만달라 등이다.

이 책에서는 뜨라따까를 설명하기 위해 촛불을 사용할 것이다. 이것은 특히 강력한데 눈과 마음에 자석처럼 작용하기 때문이다. 또한 내면 뜨라따까를 할 때 촛불의 광휘 때문에 매우 분명한 잔상을 남긴다. 여기서는 먼저 외부 뜨라따까를 수련한다. 그다음 외부 뜨라따까를 하면서 집중했던 그 대상의 잔상을 활용해 내면 뜨라따까를 수련한다.

눈에서 팔 길이만큼 떨어진 거리의 눈높이에 대상—여기서는 촛불—을 놓는다. 앉아 있는 자리에서 몸의 바로 앞쪽에 놓아야 하며, 두 개로 보이는 일이 없도록 해야 한다. 잔상은 위나 아래, 옆으로 움직이는 경향이 있을 것이다. 그것을 한 자리에 단단히 고정시켜라. 양미간 중앙이면 더 좋다.

촛불 뜨라따까

1단계: 준비

불을 켠 초를 눈높이에서 팔 길이 정도 떨어지게 놓는다.

등, 목과 머리를 세우고 편안한 자세를 한다. 눈을 감는다.

전신을 자각한다.

수련하는 동안 움직일 필요가 없도록 자신을 적절하게 조정한다.

몸 전체의 고요함을 느낀다.

이렇게 2, 3분을 한다.

옴 영창을 7회 하면서 몸 전체와 뇌로 **옴** 진동이 스며드는 것을 느낀다.

2단계: 바깥 대상 응시

눈을 뜨고 심지의 끝을 본다.

눈은 크게 뜨되 무리하지는 않는다.

계속해서 눈 근육을 이완하도록 한다.

눈을 감지 말고 깜박거리지 않는다.

만약 불편함을 느낀다면 눈을 깜박거리고 수련을 계속한다. 눈동자를 움직이지 않는다.

마음을 계속 촛불의 심지에 둔다.

마음이 방황하면 부드럽게 돌아온다.

이런 과정을 3분 정도 또는 편안한 만큼 길게 한 후 눈을 감는다.

3단계: 내면 뜨라따까

양미간 중앙에서 촛불의 잔상을 본다. 그 이미지가 흩어지지 않게 한다.

마음이 오직 그 이미지에만 가 있게 한다.

경험들이 일어나면 지켜보는 자로 남아 있는다.

이미지가 분명한 한 이것을 지속한다.

4단계: 2, 3단계 반복

다시 눈을 뜨고 심지 끝을 응시한다.

자신의 알아차림은 심지 끝에 초점이 맞추어져 있어야 한다.

이 수련을 3분 정도 또는 편안한 만큼 오래 한 후에 눈을 감고 잔상에 집중한다.

이미지가 선명한 만큼 오래 한다.

시간이 허락하는 대로 10~30분 정도 이 과정을 반복한 후에 **옴** 영창을 7회 한다.

5단계: 수련 마무리

잠시 눈을 감고 마음의 활동이 있으면 있는 대로 없으면 없는 대로 단지 지켜보기만 한다.

일어나는 어떤 경험에 대해서도 지켜보는 자가 된다.

눈을 뜨고 촛불을 끈다.

클래스 수련

촛불 뜨라따까

1단계: 준비

자세를 조정해서 팔 길이 거리에 촛불을 놓습니다.

이상적으로는 촛불이 눈높이에 있어야 합니다.

좀 낮으면 수련을 할 때 긴장을 하게 될 것이며 너무 높아도 긴장을 하게 됩니다.

정확한 높이는 눈높이입니다.

눈을 감고 자신이 편안하다는 것을 확신합니다.

옴 영창을 3회 합니다. 숨을 들이쉬고 **옴**…… **옴**…… **옴**…….

눈을 감고 있습니다.

2단계: 몸 자각

몸을 알아차립니다.

몸에 대한 정신적인 이미지를 창조하거나 몸을 느끼십시오. 몸 전체를 알아차립니다.

몸이 나무처럼 땅에서 자라나고 있음을 느끼십시오.

몸 전체가 땅에서 뻗어 올라오는 나무처럼 견고합니다.

다리는 뿌리이고 몸의 나머지 부분은 둥치입니다.

몸의 견고함을 느끼십시오.

몸 전체는 땅에 고정되어 있습니다. 몸은 땅의 일부입니다.

몸과 땅 사이에 구분이 없습니다.

몸이 땅에서 자라고 있습니다.

이것을 경험하려 하십시오.

몸 전체를 알아차리십시오. 땅 위에 있는 견고함을 알아차리십시오.

몸을 온전히 알아차립니다.

오른발, 왼발을 알아차립니다. 그대로 느끼거나 정신적 이미지를 창조하거나 아니면 둘 다를 하십시오.

오른쪽 무릎을 온전히 알아차리십시오. 왼쪽 무릎, 오른쪽 허벅지, 왼쪽 허벅지, 오른쪽 엉덩이, 왼쪽 엉덩이, 등 전체를 알아차립니다. 배, 가슴, 오른팔을 온전히 알아차리십시오. 왼팔, 머리, 몸 전체.

몸 전체를 알아차리십시오. 다른 어떤 것을 알아차리지 않습니다.

이제 눈을 뜹니다.

3단계: 외부 응시

심지 끝에 있는 불꽃의 가운데를 똑바로 보십시오.

눈을 깜박거리지 않도록 하십시오. 애쓰지 않을수록 더 쉽게 될 것입니다. 그러니 너무 많이 애쓰지 마십시오.

눈을 편안하게 하십시오.

눈을 촛불의 가운데에 있는 심지 끝에 고정시키십시오.

온 주의를 심지 끝에 초점을 맞추십시오.

다른 어떤 것이 아닌 오직 심지 끝입니다.

눈을 깜박거려야 한다면 깜박거리십시오. 너무 긴장하지 마십시오. 가능한 눈을 깜박거리지 말고 가능한 오래 심지 끝을 보십시오.

온 시각이 심지 끝에 초점이 맞추어져 있어야 합니다. (오래 멈춤)

시각이 심지 끝을 관통하게 합니다.

온전히 집중하십시오. (오래 멈춤)

심지 끝에 시각을 고정시키십시오.

다른 어떤 것이 아닌, 오직 심지의 끝을 보십시오.

시각이 쇳가루들을 끌어당기는 자석처럼 심지의 끝으로 끌어당겨지고 있습니다.

자신의 시각이, 자신의 주의를 통하여 심지 끝으로 끌려가고 있는 것처럼 느끼십시오.

4단계: 내면 뜨라따까

이제 눈을 감으십시오.

볼 수 있는 만큼 잔상을 지켜보십시오.

볼 수 있는 한 보십시오, 지켜보는 자로서.

볼 수 없어도 걱정하지는 마십시오. 감은 눈앞에서 무엇이 일어나든 그저 보십시오.

단지 지켜보는 자가 되어야만 합니다. 눈앞에서 일어나고 있는 것에 말려들지 마십시오.

자신 밖에서 일어나고 있는 것처럼 자신과는 분리된 어떤 것을 보는 것처럼 보십시오. 알아차리십시오. (오래 멈춤)

감은 눈앞에서 일어나는 것은 무엇이든 일어나게 하십시오. 억압하지 마십시오. (오래 멈춤)

5단계: 3, 4단계 반복

이제 눈을 뜨고 촛불을 보십시오.

다시 불꽃 가운데 있는 심지 끝에 집중하십시오.

눈을 이완하십시오. 눈을 깜박거리지 마십시오.

불꽃 안의 심지 끝에 못을 박듯이 주의를 고정시키십시오.

심지 끝으로 자석처럼 끌려가는 주의를 느끼십시오. (오래 멈춤)

오직 심지의 끝만 있습니다.

불꽃 가운데에 있는 심지를 바라보는 것에 온전히 몰두하십시오.

눈으로 심지의 꼭대기를 뚫을 것처럼 집중하십시오.

이제 눈을 감으십시오.

다시 잔상을 볼 수 있다면 잔상을 지켜보십시오.

볼 수 없다면 감은 눈앞의 공간을 지켜보십시오.

거기에서 무엇이 일어나든 보십시오.

당신은 한 관찰자로서 지켜보는 자가 되어야만 합니다.

거기에서 일어나는 것에 감정적으로 휘말리지 마십시오.

오직 지켜보십시오. 그게 전부입니다. (오래 멈춤)

당신이 여전히 촛불의 이미지를 명료하게 볼 수 있다면, 그렇게 할 수 있는 한 주의의 초점을 심지에 맞추십시오.

비전이나 예쁜 그림을 본다면 텔레비전을 지켜볼 때처럼 지켜보십시오. 그 프로그램으로 인해 혼란을 겪지 마십시오.

오직 지켜보십시오. (오래 멈춤)

이제 마지막 회를 하기 위해서 눈을 뜨십시오.

다시 심지 꼭대기에 당신의 온 주의의 초점을 맞추십시오.

불꽃의 중앙을 들여다보십시오. 불꽃의 한가운데를 들여다보십시오. 불꽃의 바로 그 핵심을 들여다보십시오.

눈을 깜박거리지 않도록 하십시오.

애쓰지 않을수록 더욱 쉬워집니다.

너무 열심히 하려고 하면 더 어려워집니다.

이완을 잘 할수록, 잘 하려고 애쓰지 않을수록 더욱 쉬워집니다. 그러니 너무 애쓰지는 마십시오.

다른 어떤 것도 아닌 오직 심지 끝 초점에 주의를 맞추십시오. (오래 멈춤)

불꽃의 심장을 들여다보십시오. 심지 끝을 보십시오.

이제 눈을 감으십시오.

과정은 똑같습니다.

잔상을 볼 수 있다면 잔상을 지켜보십시오.

잔상이 보이지 않으면 검은 공간을 지켜보십시오. 일어나는 것을 보십시오.

지켜보십시오.

무엇이 일어나든 지켜봅니다. 그뿐입니다.

혼란되지 마십시오. 오직 지켜보십시오. (오래 멈춤)

6단계: 수련 마무리

이제 **옴** 영창을 5회 하십시오. 몸 전체, 온 뇌, 방 전체, 모든 곳을 통해서 울려퍼지는 **옴**의 진동을 느끼십시오. 자신이 **옴**의 송신소인 듯이 느끼십시오. 당신이 수신소인 듯이 느끼십시오.

온 누리에서 물결치는, 진동하는, 울려퍼지는 **옴**의 진동을 느끼십시오.

숨을 들이쉽니다. **옴**…… **옴**…… **옴**…… **옴**…… **옴**……

1분 동안 눈을 감고 자신의 느낌을, 마음의 상태를, 밖에서 들리는 소리를 알아차리십시오. 1분간 고요하게 앉아계십시오. (멈춤)

하리 옴 땃 삿

안따르 뜨라따까

이제 바깥 대상을 알아차리지 않고, 내부의 대상 혹은 한 점에 대해서 충분히 심령적인 수련을 할 수 있게 되었다. 이 수련을 위해서 평화로운 마음과 몸의 안정감을 유지할 필요가 있다.

행법

1단계: 몸의 안정

먼저 까야 스타이리얌(kaya sthairyam)을 해야만 한다. 육체가 온전히 고요해야만 한다.

척추를 바르게 펴고 앉아 머리를 세우고 눈을 감는다.

마음속으로 몸의 모든 근육과 관절을 이완하고 몸 전체에 알아차림을 넓혀나간다.

몸은 석상처럼 움직이지 않아야 한다.

점점 몸의 무게가 사라지고 심령적으로 몸이 굳어가는 느낌이 계발된다.

까야 스타이리얌은 마음을 잠재우는 강력한 도구이다.

2단계: 심령적 호흡 자각

그때 심령적 호흡을 알아차린다. 그것을 지켜본다. 들어오고 나가는 것을 느낀다.

몸에 어떤 긴장도 없어야 한다.

그것들을 이완시킨다. 그러면 오직 목 언저리에서 떠도는 섬세한 호흡만을 느낄 정도로 숨이 거의 움직이지 않을 때까지 호흡 속도가 느려지는 것을 알게 된다.

이제 **옴** 영창을 7회 한다. 크고 길게 분명하게 마지막 **음** 소리가 사라질 때까지.

3단계: 내면 시각화

알아차림을 브루마디야라고 불리는 양미간 중앙으로 가져온다.

천천히 고요하게 단계적으로 긴장된 노력 없이 알아차림을 브루마디야로 가져온다.

자신의 알아차림을 브루마디야에 집중한다.

이것이 어렵게 느껴지면 약지손가락으로 브루마디야에 점을 찍어본다.

몇 초 동안 그 자리에 머물다가 뗀다.

알아차림을 브루마디야에 머물게 하고 가능한 작은 별을 보려 한다.

볼 수 없으면 상상을 해본다.

아마 얼마간 나타났다가 사라질 것이다. 괜찮다.

계속해서 그것을 지켜본다.

하늘에 있는 별을 상상한다. 끝없는 하늘에 있는 하나의 작은 별이다.

그것이 갑자기 반짝 빛난다.

오랜 수련을 한 뒤에는 이 내면의 별이 자연스럽게 나타날 것이며 영적인 상상력이 계발될 것이다.

브루마디야에서 별을 볼 수 있다는 것은 자신이 새로운 종류의 눈을 계발했다는 의미다.

여기에는 또 하나의 포인트가 있다. 브루마디야에서 하나의 눈을 의식하게 되는데, 이것이 제3의 눈이다.

제3의 눈에 대한 알아차림을 계발하라. 이것은 인간 안에 있는 우주의식의 상징이다.

양미간 중앙에 있는 브루마디야에 대한 끊임없는 자각과 감각.

이것이 내면 뜨라따까이다. 내면 뜨라따까에서는 내면의 한 점에 초점을 맞추려 한다.

하리 옴 땃 삿

클래스 수련

안따르 뜨라따까

1단계: 준비

앉아 있는 자세를 정돈하고 다른 모든 것을 잊으십시오.

이제부터는 어떤 육체적인 움직임도 하지 마십시오.

옴……(다같이 영창합니다).

옴 영창을 할 때 그 진동이 몸 전체에 퍼져서 자신이 온전히 그 속에 잠길 수 있게 하십시오.

옴…… **옴**……(다시 함께 두 번을 합니다).

옴을 영창할 때 옴 소리가 입에서 나오는 것이 아니라는 점을 느껴야 하며, **옴**의 소리 바이브레이션이 자기 자신에 의해 소모되는 것처럼 자신의 온 존재에 퍼져서 스며드는 것을 느끼십시오.

옴…… **옴**…… **옴**…… **옴**……(함께 영창합니다).

몸을 알아차리십시오.

더 이상 몸을 움직이지 마십시오.

몸에 집중하십시오. 그러면 몸이 고요해질 수 있습니다.

2단계: 미간 중앙 자각

치다까샤를 알아차리십시오.

밖에서든 안에서든 두 눈썹 사이의 중앙에 집중하십시오.

그 지점을 느낄 수 없다면 손가락 하나에 침을 묻혀놓고 그 압점에 집중하십시오.

3단계: 내면 시각화

별: 하나의 작은 별을 시각화하거나 상상하십시오.

하늘 전체가 구름으로 가려진 우기에, 오직 홀로 빛나고 있는 한 점의 별을.

그것은 당신이 시각화하거나 상상해야만 하는 그런 종류의 별입니다.

뜨라따까를 수련한 후에 당신이 보았던 종자별을 시각화할 수도 있습니다.

하나의 별을 시각화하거나 상상을 하십시오.

이것이 가능하지 않다면 이 작은 빛의 자궁을 갖고 해보십시오.

이 작은 내면의 점을 시각화하거나 상상하십시오.

촛불: 내면 뜨라따까를 수련합니다.

마음속으로 당신 앞에 작은 테이블을 놓으십시오.

아주 세세하게 그것을 상상하십시오.

그 위에 초를 놓으십시오.

초는 흰색입니다.

불꽃과 불이 당겨진 심지의 윗부분을 아우르십시오.

이 홀 안에서 뜨라따까를 수련하는 모든 사람을 시각화하십시오.

당신도 시각화를 하고 있습니다. 책상이 당신 앞에 놓여 있습니다.

그것을 자세하게 시각화하거나 상상을 하십시오.

그 위에 초를 올려놓고 초의 불꽃을 보십시오. 불이 당겨진 심지를 꼭대기에서 보십시오.

불꽃을 보십시오. 황금 불꽃을.

불꽃이 흔들립니다.

뜨라따까를 수련하고 있는 다른 사람들의 초도 보십시오.

내면의 뜨라따까를 수련하십시오.

책상을, 촛불을, 불이 당겨진 심지의 부분을, 불꽃을, 브루마디야에 있는 별을 시각화하십시오.

내면 뜨라따까를 알아차립니다.

쉬바링감: 두 눈썹 사이의 중앙에 집중하십시오.

쉬바링감의 모습을 계발하십시오. 타원형 모양의 돌, 타원, 당신의 아스트랄 의식을 상징하는 하얀색의 평평한 모양을.

쉬바링감의 모습을 계발하십시오. 당신의 아스트랄 의식의 상징을.

인간의 눈: 두 눈썹 사이의 중앙에 집중을 하고 압점을 놓으십시오.

인간의 눈에 대한 모습을 계발하십시오.

살아 있는 인간의 눈, 뜬 눈을.

눈을 매우 상세하게 시각화하십시오.

빛나는 인간의 눈을.

제3의 눈: 양미간 중앙 약간 뒤쪽 브루마디야에 집중을 하십시오.

작은 분비샘을 상상하십시오. 색은 분홍색입니다.

살로 된 몸은 뜨지 않은 눈, 감은 눈을 닮았습니다.

제3의 눈을 뜨려는 심리적인 노력을 하십시오. 제3의 눈은 양미간 바로 뒤에 있습니다.

그것은 눈을 닮았습니다. 그러나 감겨 있습니다.

그것은 작은 마늘 한 쪽 같습니다.

눈을 뜨려는 데에 심리적인 노력을 기울여야만 합니다.

브루마디야 뒤에 있는 제3의 눈에 집중하십시오.

정신적 · 심령적인 활동을 창조하십시오. 그 눈을 뜨기 위해서 최선을 다하여 노력하십시오.

할 수 있는 모든 것을 하십시오. 그러나 너무 많이 생각하지는 마십시오.

눈을 뜨려는 노력을 계속하십시오.

두 눈썹 사이의 중앙에 집중하십시오.

거기에 작은 별이 있습니다.

거기에 작은 별의 개념이나 모습을 겹쳐놓으십시오.

인간의 눈, 뜬 눈의 모습을 계발하십시오.

양미간 중앙보다 조금 더 깊은 곳에 제3의 눈이 있습니다.

살로 된 몸의 형태 안에 있는 제3의 눈에 대한 모습을 계발하십시오. 눈을 뜨려는 노력을 기울이십시오.

수정 볼: 두 눈썹 사이 중앙에 집중하십시오.

당신 앞에 놓인 수정 볼의 모습을 계발하십시오. 마치 수정 볼을 대상으로 해서 뜨라따까를 하는 것처럼 하십시오.

수정 볼의 깊이를 들여다보려고 하십시오.

당신이 선택한 상징의 모습을 계발하십시오.

이쉬따 데바따의 모습을 계발하십시오.

이것이 중요합니다.

계속하십시오.

내면 뜨라따까의 모습을 계발하십시오.

촛불: 아침 4시에 뜨라따까를 수련했던 것을 기억하십시오. 당신 자신과 이 방 안의 다른 사람들을 기억하십시오.

책상을 어떻게 정리했습니까?

촛불을 어떻게 올려놓았습니까?

어떻게 불을 켰습니까?

촛불을 기억하십시오. 색은 황금색, 당신이 뜨라따까를 했던 불이 당겨진 끝.

내면 뜨라따까의 순일한 모습을 계발하십시오.

수많은 촛불이 이 방안에서 타고 있습니다. 당신 앞에 많고 많은 촛불이 놓여 있고 당신은 그것들을 보고 있습니다.

촛불을 보십시오. 심지의 불꽃을 자세하게 보십시오.

다시 내면 뜨라따까를 계발하십시오.

오늘 아침 4시에 이곳에 와서 앞에 놓인 테이블과 앉아 있던 자신을 기억하십시오.

촛불이 그 위에 놓여 있습니다.

그것은 사람에서 사람으로 점에 의해서 점화된 점입니다.

얼마 후에 온 방안은 많고 많은 촛불들과 뜨라따까를 하는 많고 많은 수련자들로 꽉 찼습니다.

책상마다 촛불이 있습니다. 촛불과 심지의 밝은 점은 황금색으로 당신 앞에 있습니다.

당신 옆에, 오른쪽, 왼쪽, 뒤에 수많은 촛불이 있습니다. 완전한 고요 속에 앉아서 눈을 뜨고 뜨라따까를 수련하고 있습니다. 그때 눈을 감으십시오.

눈을 감았을 때 작은 별을 보십시오.

두 눈썹 사이 중앙에 집중하십시오. 당신 앞에 있는 수정 볼의 모습을 계발하십시오.

그 깊은 속을 들여다보십시오.

그 안에 있는 이쉬따 데바따에 집중하십시오.

보는 자: '나' 를 대표하는 당신의 존재 전체에 집중하십시오.

몸뿐만 아니라 생각까지도. 그러나 당신 자신의 알아차림의 형태 안에 있는 '나' 라고 하는 전체에 집중하십시오.

여러 해 동안에도 변하지 않고 남아 있는 그 '나' , 다가올 날에도 변하지 않을 그 '나' 에 집중하십시오.

이 몸을 보는 '나'

생각을 보는 '나'

안과 밖에 있는 모든 것을 지켜보는 '나'

'나' 라는 순일한 개념.

당신의 진화 수준에 맞추어서 당신 자신의 방식으로 그것을 하십시오.

'나' 라고 하는 순일한 자각을 계발했을 때 모든 것이 그것과 하나가 됩니다.

그 어떤 것도 그것과 다르지 않습니다.

모든 것이 그 안에 포함되어 있습니다.

'나' 라고 하는 순일한 개념.

자아에 대한 알아차림을 계발하십시오. 모든 것 속에 있는 '나 있음' 을.
이 '나' 라는 알아차림 안에 모든 알아차림을 포함시키십시오.
당신의 온 자아를 알아차리십시오. 당신의 온 자아를 알아차리십시오.
당신의 온 자아를 알아차리십시오.
당신 안에 있는 모든 것에 대한 알아차림을 자각하십시오.
옴…… **옴**…… **옴**……(함께 영창합니다).
이완하지 마십시오.
자신에게 물으십시오. '나는 누구인가?'
같은 질문을 정확하게, 느낌을 갖고 알아차림으로 의미를 새기면서 반복하십시오. '나는 누구인가?'
'나' 는 그것에 의해 나 자신을 포함한 모든 것을 알게 되는 알아차림입니다.
나는 압니다. '나 있음' 을.
나는 존재할 뿐만 아니라 내가 존재한다는 것을 압니다.
그 '나' 가 몸을 압니다.
나는 내 몸이 있다는 것을 압니다. 나는 그것을 봅니다. 그것을 느낍니다. 나는 그것을 압니다.
나는 내가 여러 해 동안 이 몸을 갖고 있었다는 것을 압니다. 내가 몸을 갖고 있음을 알아차립니다.
나는 생각을 할 뿐만 아니라 동시에 내가 생각한다는 것도 압니다.
나는 생각하는 과정을 알아차립니다.
나는 내가 생각하는 모든 것을 보는 자입니다.
나는 과거를 알아차립니다.
나는 내 존재 전체를 알아차립니다.
이제 당신 안에 있는 이 알아차림을 실제로 알아차리십시오. 그것을 통하여 알아차리고 있다는 것을 당신은 압니다.
그것을 당신이 진화한 정도에 맞추어서 당신의 방식으로 하십시오.

알아차림에 집중하십시오.
자각의 과정에 집중하십시오.
옴…… **옴**…… **옴**……(함께 영창합니다).
이완하지 마십시오.
어떤 식으로든 움직이지 마십시오.
보는 자로서의 당신 자신을 상상하십시오.
보는 자로서의 당신 자신에 집중하십시오. 몸을 보는 자로서의 당신 자신에 집중하십시오.
'예! 나는 몸을 알아차립니다. 나는 몸을 봅니다.'
보는 자와 보여지는 것을 알아차리는 이런 이중의 알아차림을 계속해서 계발하십시오.
추상적인 어떤 것으로서의 보는 자와 물리적인 육체로서의 보여지는 대상.
몸을 보는 것을 계속하십시오.
안으로 돌이켜서 보는 것을 알아차리십시오. 몸을 알아차리는 능력을.
다시 안으로 돌이켜 몸을 지켜보는 자로서의 당신을 보고 있는, 그다음의 보는 자를 보려 하십시오. 몸을 보고 있는 과정 전체를 보고 있는.
이것을 1분 동안 혼자서 다시 반복하십시오. 빠르게 하십시오.
몸을 알아차리십시오. 보는 자를 보십시오. 그것을 보는 자를 보십시오.
이제 그것을 혼자서 다시 하십시오. 빠르게 하십시오.
옴…… **옴**…… **옴**……

하리 옴 땃 삿

21
나다 요가

어원학적으로 **나다**는 '의식의 흐름'을 뜻하지만 일반적으로는 '소리'를 의미한다. 나다 요가(Nada Yoga)가 계발해온 방법에 의하면 소리가 음색을 갖고 현시되는 데에는 4단계가 있다.

1. **빠라 나다**(Para Nada): 변형된 소리
이것은 거대한 진동 주파수를 가진 것으로 진동을 초월하여 퍼져 나가거나 무한한 파장을 갖고 있다. 《우빠니샤드》에서는 그것을 **옴**이라 부르며 그 본성은 죠띠, 빛이라고 말한다. 궁극적으로 **옴**은 침묵이다. 명상 중에 빛과 침묵은 같다. **옴**은 다른 보통의 소리와 구별할 수 있는 아나하따, 폐쇄되지 않은 소리, 스스로 존재하는, 자생의 근원이다. **옴**은 아나하따, 경계가 없고 성질이 없는 소리, 음색이 없는 소리다. 그것은 내면의 침묵, 소리의 뿌리, 소리의 가능성이다. 피타고라스학파 사람들은 이 소리를 0, 기의 합류점으로 표현했다. 빠라는 사마디 전의 마지막 단계이다.
2. **빠쉬얀띠**(Pashyanti): 정신적인 소리
그대를 떠나지 않는 소리나 멜로디를 시각화하는 것, 즉 꿈속에서 들리는 음악 같은 것으로, 귀로 듣는다기보다는 마음에 더 가까운 소리다.

3. **마디야마**(Madhyama) : 안 사이 소리

앞서 설명한 두 소리보다는 낮은 주파수지만 바이카리보다는 높은 주파수의 소리다.

4. **바이카리**(Baikhari)

두 대상이 부딪혀서 내는 소리로 말이나 음악이 이 범주이다.

나다 요기가 생각하는 세계 시스템—우주는 소리 진동의 투영일 뿐이라는 신념—은 실제적인 경험에 의해서 형성되었다. 인도의 신들 중에서 빠라의 마지막 초월적인 소리는 우주적 근원인 빠라, 브라흐만과 같은 수준이다. 무슬림의 성자들은 세계는 소리와 모습[形]에서 진화했다고 말해왔으며, **성경**도 "태초에 말씀(소리)이 있었다. 그 말이 신과 함께 있었다. 말이 신이었다."라고 기록하고 있다.

과거에 음악의 체계들은 엄격하게 나다 요가 수행의 논리에 따라서 발달했다. 다양한 여러 파동은 다양한 의식의 알아차림을 끌어들인다. 나다의 어떤 진동은 하루 중 특정한 때나 사람들에게 일치하기도 하고 어떤 것은 일치하지 않기도 한다. 음악에서는 이런 나다의 진동을 라가(raga), 즉 음표라 한다. 짧은 진동을 가진 인도의 아침 음악은 어떤 사람에게는 호소력이 있으나 다른 사람들에게는 그렇지 못하다. 저녁이나 밤에 어울리는 라가가 더 대중적이다. 음악의 효과를 느끼려면 몇 시간 정도는 들어봐야만 한다.

나다 요가는 존재를 육체적, 쁘라나적, 정신적, 초정신적, 그리고 아난다, 즉 우주적 다섯 영역으로 나눈다. 각 영역의 나다는 마음이 더 깊은 의식의 층으로 통과해 갈 수 있는 하나의 상징이다. 육체의 나다는 심장, 폐, 뇌, 혈액 순환, 소화과정에서 진동하는 소리다. 육체적 지평을 초월하면 기운 의식이 움직이는 더 미묘한 소리가 들린다. 나다 요기들은 가장 내면의 존재 안에 있는 한 점과도 같은 센터로 연결되는 훨씬 더 미묘한 소리의 체인을 따른다. 박띠 요기들에게는 아나하따 차끄라에 이 센터가 있는데, 요

기들에게는 아갸(제3의 눈)에 있다. 그리고 베단따 학파의 사람들에게는 이 센터가 사하스라라에 있다. 나다 요기는 나다, 혹은 끊이지 않는, 들리지 않는 자생적인 소리를 빈두에서 듣는다.

《바가바따*Bhagavata*》에는 나다 요가에 대한 우화가 있다. "신 끄리슈나는 한밤중에 자신의 처소를 떠나 정글로 갔다. 겨울 첫 보름날이었다. 그는 플루트를 불기 시작했다. 플루트의 메아리가 고요하고 조용한 대기에 퍼져나갔다. 음악이 야생의 정글에서 일어나 양치기 소녀들인 고삐(gopi)에게 들렸다. 플루트 소리를 들은 그녀들은 즉시 집과 남편을 떠나 자신의 의무와 지난 삶을 잊어버렸다. 그들은 플루트의 나다가 어디에서 들려오는지 생각하지도 않은 채 달려 플루트를 연주하는 사람 주변에서 춤을 추었다. 얼마가 지난 후에야 그녀들은 자신들이 진짜 끄리슈나와 춤을 추고 있다는 것을 알게 되었다."

끄리슈나는 더 높은 의식을 나타낸다. 플루트 연주는 나다 수행이다. 감각(고삐)은 바깥 실재(남편)를 잊는다. 자신들의 감각 기관을 회수해서 신성한 나다, 플루트와 같은 소리 주변에서 춤을 춘다. 플루트 소리는 빠쉬얀띠 상태이다. 실제로 소리가 들리는 것은 아니지만 플루트나 종의 소리에 비견되는 주파수는 감지되는 것이다.

어떤 이들은 궁극적인 소리가 바로 옴이라고 말한다. 또 어떤 사람들은 그치지 않는 꿀벌의 소리와도 같다고 한다. 나다 요가에 의하면 그것은 아난다마야 꼬샤를 초월하는 영역, 혹은 은총으로 가득한 의식의 제3차원, 개인이 나다로 자신의 가장 높은 의식을 깨닫고 소리의 형태로 우주를 보는 한 점에서 온다.

나다 요가의 수련

이 방법은 매체를 사용해서 마음의 더 깊은 층을 관통하는 테크닉이다. 다양한 철학이나 종교와 마찬가지로 이 요가 과학은 현시된 우주가 소리를 기반으로 형성되었다고 본다. 과학 역시 우주에 존재하는 모든 것이 끊임없이 상호작용하는 진동, 진동하는 에너지일 뿐이라는 것에 동의한다. 이런 점에서 볼 때 소리는 그저 하나의 독특한 형태의 진동일 뿐이다. 요가는 심지어 몸과 마음의 층들도 거칠든 섬세하든 상관없이 셀 수 없이 다양한 소리 진동들이 무수한 조합과 순열로 현시된 것이라고 믿는다. 마음과 몸은 소리가 굳어진 것이라고 말할 수 있다.

이 수련은 수련자가 점진적으로 섬세한 소리를 현시하여 거칠고 미세한 소리들의 총 스펙트럼을 들을 수 있게 하는 것이다. 이것은 감각 제어(환경과 감각에서 마음을 분리시키는 것)를 할 수 있는 뛰어난 수련으로서 명상 상태를 이끌어낸다. 음악이 마음의 미묘한 상태를 창조할 수 있듯이 나다도 그렇다.

초보자는 주변 환경이 매우 조용할 때 수련해야 한다. 주변이 시끄러우면 외부에서 들리는 소리 때문에 내면의 소리를 듣는 데 방해를 받게 된다. 밤늦게나 이른 아침 시간이 좋다. 힘들지 않게 미묘한 소리를 들을 수 있게 되면 언제나 어디서나 귀를 막지 않고도 나다 요가를 수련할 수 있다. 눈에 띄는 경험을 하려면 매일 수련해야만 하는데, 처음에는 15분 이상 시간을 할애한다. 웬만큼 경험한 뒤에는 자신에게 맞게 늘려갈 수 있다.

예비 나다 요가 수련

1단계: 준비

나다누산다나 아사나(nadanusandhana asana)로 앉는다.

등과 머리를 일직선이 되게 한다.

엄지손가락으로 귀를 막는다.

몸과 마음을 이완한다.

이제 온전히 평화로움을 느낀다.

명상 수련 자체에만 마음을 기울인다.

2단계: 콧소리

깊이 들이쉬고 내쉬는 동안 콧소리를 낸다.

입은 다물고 이를 살짝 벌린다.

벌이 윙윙대는 소리와 같아야 한다.

목구멍에서 시작해서 머리 전체 구석구석에서 그 소리가 진동하는 것을 느낀다.

30초 정도 이렇게 한다.

5분까지 이렇게 콧소리 내는 것을 계속한다.

마음이 온전히 소리의 울림에 가 있게 한다.

3단계: 미묘한 내면의 소리 지각

콧소리 내는 것을 멈춘다.

섬세한 소리가 나는 것을 듣는데, 어떤 소리든 선택한다.

계속 듣는다.

하나의 소리가 점점 분명해진다는 것을 알게 될 것이다. 강렬하고 순수한 마음으로 듣는다.

소리에 온전히 마음을 기울인다. 매우 주의 깊게 듣는다. 듣는 것이 충분히 민감하다면 현재 우세하게 나는 소리 배경에서 들리는 다른 소리도 들을 수 있게 될 것이다.

매우 희미하긴 해도 들을 수는 있다.

첫소리를 떠난다.

그 뒤에서 나타난 새로운 소리에 집중한다.

그 첫소리를 뛰어넘어 새로운 두번째 소리를 충분히 경험한다.

이런 방식으로 해나간다.

다시 수련하면서 자신의 감각을 계발했다면 새로운 소리가 들리기 시작한 것을 알 수 있을 것이다.

더 큰 두번째 소리에 비해서는 희미하게 지각될 것이다.

이 새로운 소리에 주의를 기울인다.

온 주의가 이 새로운 소리에 가 있게 한다.

이런 식으로 계속한다.

소리를 지각한다. 그리고 더 섬세한 소리를 들으며 듣고 있던 소리를 버린다.

지각하는 소리가 더 섬세할수록 더 깊은 마음속으로 들어가게 될 것이다.

수련을 함으로써 이 방법이 곧바로 명상으로 안내할 것이다.

첫번째 시도에서 섬세한 소리를 들을 수 없었다고 실망할 것은 없다. 조금만 수련해도 반드시 진보한다.

처음 외부 소리를 초월하는 요령을 계발한 뒤에는 점차로 보다 더 섬세한 소리를 대상으로 수련한다.

소리가 수련자에게 발견이 될 텐데 그중에는 종소리, 류트(lute) 소리, 새소리 등과 닮은 소리들이 들릴 수 있다.

이것은 가장 깊은 내면의 존재를 경험할 수 있게 해주는 간단하지만 강력한 방법이다.

4단계: 수련 마무리

이제 천천히 알아차림을 외부로 돌린다.

몸과 주변을 알아차린다.

수련을 마친다.

클래스 수련

1단계: 준비

편안하게 명상 자세로 앉아서 머리와 척추를 곧게 세우고 눈을 감습니다.

이제 눈을 감은 채로 척추를 따라서 웃자이 호흡을 합니다.

모든 것을 잊고 척추를 따라서 웃자이로 들이쉬고 내쉽니다. 집중력이 좋아질 때까지 웃자이 수련을 계속합니다.

2단계: 브라마리 쁘라나야마

이 단계에서는 엄지손가락이나 둘째손가락으로 귀를 막습니다. 어떤 것이든 할 수 있는 것으로 얼마 동안 합니다.

척추의 바닥에서부터 꼭대기까지 웃자이로 들이쉰 다음 내쉬면서 **흠**…… 콧소리를 냅니다.

이 소리를 내고 있을 때 그 배경에서 리드미컬하게 **옴 옴 옴** 하고 마음속으로 영창을 합니다.

귀는 수련하는 내내 막고 있습니다. 힘이 들면 무릎에 잠시 내려놓습니다. 귀를 연 채 수련을 계속합니다.

척추를 따라서 웃자이를 합니다. 귀를 막고 내쉬면서 동시에 마음속 진동으로 **옴 옴 옴**이나 자기만의 만뜨라가 있으면 만뜨라를 소리 진동과 함께 합니다.

옴 옴 옴 소리는 마음속으로 리드미컬하게 해야 합니다.

자신만의 만뜨라를 갖고 있다면 **옴** 대신에 그 만뜨라로 할 수 있습니다.

3단계: 미묘한 내면의 소리 지각

이제는 콧소리를 그칩니다.

눈을 감고 있습니다.

내면에서 저절로 들려오는 어떤 소리 하나를 주의 깊게 듣습니다. (오래 멈춤)

얼마 후에 첫소리의 배경에서 두번째 소리를 듣기 시작할 것입니다.

꿀벌 소리, 차 소리, 바다 소리가 될지도 모릅니다.

두번째 소리가 무엇이 되었든 자신을 소리에 맞춥니다.

듣고 있던 첫번째 소리는 버리고 두번째 새로운 소리를 듣습니다. (오래 멈춤)

다시 새로운 소리가 들릴 것입니다.

이미 들었던 첫번째 소리가 다시 돌아올 수도 있습니다.

아니면 온전히 새로운 소리일 수도 있습니다.

그것이 무엇이 되었든 지금 들리는 새로운 소리만을 계속 듣습니다.

이런 방식으로 5분간 계속합니다.

새로운 소리가 들릴 때마다 그것에 주의를 보냅니다. (매우 오래 멈춤)

4단계: 치다까샤 자각

손을 무릎 위로 내립니다.

몸을 움직이지 않으며 눈을 감습니다.

나다 요가 중에서 이 방법은 신경과민을 완화해주어 어떤 형상이나 어떤 것에 대해서도 명상을 할 수 있게 해줍니다.

이 명상은 이마의 안쪽 벽 위에서 행해집니다.

이마의 앞벽이 칠판인 듯이 이마의 앞벽 위에 명상하고 싶은 형상이나 이미지를 그립니다.

마음속으로 이미지를 그립니다. 오직 하나의 이미지에만 집중합니다.

3분 동안 수련을 합니다. 긴장하지 않으며 애쓰지 않습니다. 오직 깊이 집중합니다.

5단계: 수련 마무리

수련을 마칠 준비를 합니다.

알아차림을 육체 차원으로 다시 가져옵니다.

느리고 안정감 있게 들어오고 나가는 자연스런 호흡의 흐름을 알아차립니다.

바닥에 앉아 있는 몸 전체를 알아차립니다.

몸에 있는 어떤 감각이라도 알아차립니다. 밖에서 들리는 소리를 듣습니다.

수련을 마칩니다.

하리 옴 땃 삿

22
추상 명상

그 어떤 대상에 대해서든 명상을 할 수 있다. 한계는 없다. 다음에 소개하는 것들은 명상 방법을 보여주는 몇 가지 아이디어일 뿐이다. 어떤 것을 해보기 전에는 주의 깊게 내용을 읽어야 한다. 더 깊은 메시지를 파악한 다음에 그 의미를 경험해 보라. 자신의 고유한 성질과 내적인 느낌들과 잘 부합하는 명상을 스스로의 힘으로 발견해서 실험해봐야 한다. 다양한 명상 방법 중에서 여러 부분을 취합하고 자신의 생각을 가미해서 자신에게 맞는 독특한 방법을 개발하라.

생명의 강 -라빈드라나트 따고르

같은 생명의 강이
나의 정맥을 밤낮으로 달린다.
리듬을 타고 말로 춤으로 달린다.
수천의 풀잎 끝에 묻은 땅 먼지를 통해 기쁨으로 소리치는 것도
나뭇잎과 꽃들의 떠들썩한 물결 속으로 터져나오는 것도 같은 생명이며
삶과 죽음의 바다 요람을 타고 밀려왔다 밀려가는 것도 같은 생명이다.
이 생명의 세계와 맞닿아 내 사지는 영화롭다.

오랜 시대를 고동쳐온 생명의 맥박이
지금 이 순간에도 나의 피 속에서 춤을 춘다.

존재의 정수

나는 만족하네, 나는 미소 짓네,
소리들, 빛깔들, 느낌들 때문에.
내 귀로 듣는
내 눈으로 보는
내 심장으로 경험하는
이들은 남아 있겠지
내 귀, 내 눈, 내 심장이 더 이상 남아 있지 않을 때에도.

자연과 어울림

달을 보라,
은은한, 평화로운, 부드러운 달을
수천의 빛 알갱이들을 느끼라
살갗을 뚫고 들어와 어루만지는.
언덕을 걸어라, 산을 올라라, 들판을 쏘다녀라
자연과 어우러지라.
잠잠하라, 알라, 자신이 모든 것의 일부라는 것을.
세상사와 걱정들을 뒤에 남겨두라.
이완하라, 평온하라, 눈을 감고
그대 자신과 자연 안에서 화음을 느끼라.
자신을 에워싸고 있는 무한한 힘을 느끼라.
스며들라

걱정을 녹이라
그대를 보듬고 있는 그것 속으로.
이것이 생명의 근원,
이것이 생명.
이것은 있음.
그대는 있음.
그대와 그것은 하나.

온전한 하나 –윌리엄 블레이크

한 알의 모래에서 세계를
한 송이 들꽃 속에서 천상을 보며
손바닥 안에 무한을
시간 속에 영원을 머금는다.

고동치는 생명의 맥박

고동치는 심장을 알아차리라.
심장의 역동적인 펌핑을 느끼라.
온 몸의 동맥과 정맥을 두루 관통하여 고동치지 않던가!
알라, 온 몸의 세포 하나하나
생명의 힘을 보내 양육하는 이것을.
그러나 이 심장만 특별한 것 아니니
모든 인간 안에 똑같은 모양으로 살아 있어
흑, 백, 황, 적이든 인디언, 영국인, 몽고인이든 다르지 않네.
그대의 심장은 다른 모든 인간의 심장과 똑같네.
몸을 두루 맥박 치는 생명의 힘은 같네

다른 모든 인간의 몸속을 흐르는 그것과.
동물을 생각해보라.
모두 심장이 뛰지 않던가!
모양이 조금 다르긴 해도.
그대의 몸을 맥박치는 그 힘이
그들의 몸속을 고동친다네
그대의 생명과 다른 모든 생명체들은
같은 생명력의 다른 모습들이네
온 우주를 두루 진동하는.

은총의 바다

모든 것은 신성 에너지!
무한히... 넘실대고... 진동하며... 흐르는.
온 몸은 우주와 조화롭게 물결치네.
온 우주가 몸과 하나되어 물결치네.
몸을 씻으라, 이 무한의 에너지 바다에서,
빛 에너지, 생체 에너지, 전기, 소리.
부유(浮游)하라, 침묵 속을, 평화 속을, 시간 너머를.
일체는 에너지니.

범주 –장자

하나의 문장이 있다고 보자.
우리는 모른다
그것이 어떤 범주에 속하는지를
그러나 우리가 하나 안에 여러 범주를 만들어 넣으면

그때 범주의 다름들이 존재하길 멈춘다.
예를 들어 하나의 시작이 있었다고 치자.
그러면 시작 이전에 시간이 있었던 것이다:
그리고 그 시작 시간 이전에 있었던
시간 이전의 시간이 있었던 것이다.
존재가 있다고 치자.
그러면 비존재가 있어야만 한다.
그 어떤 것도 존재하지 않았던 시절이 있었다고 치자.
그러면 시간이 있어야만 한다.
그 어떤 것도 존재하지 않았던 시간이.
갑자기 그 어떤 것도 존재하지 않게 되어버렸다.
그때 말할 수 있을까,
진실로 그것이 존재의 범주에 속하는지 비존재의 범주에 속하는지를?
내가 방금 쓴 그 말조차도
말할 수 없다. 그것이 어떤 것인지 아닌지.

나는 누구인가?

자신에게 물어보라. '나는 누구인가?'
이 몸이 나인가?
아니, 그럴 리 없어.
계속 변화하고 있잖아.
지금의 나와 작년의 나는 다르다.
어린 시절
내 몸은 지금과 달랐다.
몸은 계속해서 흘러간다, 변화해 나간다,
그게 내 안의 본성일 리 없어.

나는 마음인가?
아니 내 안의 본성은 마음일 리 없어,
늘 변하니까:
어떤 때는 행복하고 또 어떤 때는 불행하잖아.
늘 기분이 달라지는 걸.
어떻게 마음이 내 진정한 본성이 될 수 있겠어?
나는 힌두인인가? 크리스천? 영국인? 인디언?
아니, 이것들은 그저 나라고 느끼게 하는 거울 속의 모습들일 뿐.
그것들이 내면의 본성이라 할 수는 없지.
이런 식으로 자신에게 묻고 물어보라.
'나는 누구인가?'
나는 지켜보는 이
우주의 현상들 뒤에서……
나는 존재, 바뀔 수 없는 존재.
나는 의식, 순수 의식.
나는 파괴될 수 없는 존재.
내 본성은 있음(is-ness).
나 있음.

신성 교향곡 -이나얏 칸

바깥세상을 향해 눈을 뜨면
내가 대양의 물 한 방울처럼 느껴진다.
그러다 눈을 감고 안을 들여다보면
온 우주가 하나의 거품방울처럼
내 안의 대양 위에 떠다닌다.

충만 -이샤바스야 우빠니샤드

저 충만, 이 충만.
충만에서 충만을 떼어
충만이 되었다.
충만에서 충만을 없앤다면
충만만이 남으리.

23
다양한 명상

다음에 오는 명상법들은 여러 가지를 모아서 순일하게 하나로 만든 것이다. 이들은 서로 연계하여 다양한 알아차림을 계발하는 끄리야 요가의 특성을 활용해서 만들었기 때문에 쁘라띠야하라를 이루는 데 강력한 효과를 줄 수 있는 뛰어난 명상들이다.

독자는 다양한 체계들이 여러 명상들 속에서 어떻게 함께 어우러지는지 주목해야 한다. 나아가 자신의 타고난 정신적 · 육체적 특성에 맞는 명상법을 계발해도 좋다.

만뜨라 요가

1단계: 준비

편안하게 명상 자세로 앉는다.

손은 친 무드라나 갸냐 무드라를 해서 무릎 위에 올려놓는다.

척추를 곧게 세운다.

마음이 움직이거나 혼란을 일으키지 않을까 걱정하지 마라.

오늘 우리가 하게 될 명상 체계, 이완의 체계는 기본적인 만뜨라나 혹은 자빠이다.

수련을 하는 중에 마음속으로 특정한 소리에 대한 시각화를 하게 될 것이다.

소리가 정신적 차원에서 움직임의 기지가 되어줄 것이다.

소리, 말, 만뜨라가 의식의 중심이 될 것이다.

그 센터는 두 눈썹 사이에 있다.

방법은 단순하다. 결코 복잡하지 않다. 대신에 꾸준하게 수련을 해야 한다.

예를 들어 람 소리를 선택했으면 마음속으로 양 미간 사이에서 리드미컬하게 람을 창조해야 한다.

리듬은 너무 느리지도 빠르지도 않아야 하며 이 리드미컬한 움직임이 최소한 20분은 지속되어야 한다.

양미간 사이에서 움직임을 멈춘 후에 소리 대신 방에 대한 알아차림을 계발한다.

소리가 람이라면 눈썹 사이 한가운데에서 람, 람, 람…… 하고 쉬지 않고 20분 이상 그 소리가 마음속에서 울리는 것을 느껴야 한다.

여러 가지 생각들이 와서 방해하겠지만 걱정할 필요는 없다.

생각으로 인해 일어나는 혼란에 반응하지 마라.

20분 동안에 때때로 방해하는 생각들이 올라와 기선을 잡을지도 모른다.

그때 리드미컬한 만뜨라의 움직임을 알아차리면 그것이 눈앞에 있게 될 것이다.

생각들은 다시 방해할 것이다.

전체 과정이 이런 식으로 일어나게 될 것이다.

혼란스런 생각이 일어나서 방해를 한다 해도 전혀 걱정하지 마라.

전혀 반응하지 마라. 소리의 리드미컬한 움직임을 계속하라.

예를 들자면 우선 리드미컬한 영창을 하면 된다. 그러면 소리가 자신에게 명료해질 것이다.

2단계: 만뜨라 영창

우리는 영창할 만뜨라를 **옴**으로 할 것이다.

움직임 안에 리듬을 만들고 같은 방식으로 그저 따라하라.

영창은 마음속으로 수련할 때 어떻게 해야 하는지를 알려주는 본보기이다.

바깥쪽 영역에서 수련하듯이 마음속으로 그렇게 수련하면 된다.

예를 들어 지금은 소리를 창조하고 만뜨라를 부르지만 실제 수련에서는 영창을 하지 않고 마음속으로만 지각을 하고 경험을 하게 될 것이다.

20분 동안 수련을 할 때 의식이 엄청날 정도로 내면화된다.

그때 집중하려는 상징이나 대상을 떠올린다.

이제 내가 **옴 옴 옴**하고 영창을 하면 따라한다.

마음속으로 리드미컬하게 영창을 시작하라.

자신만의 만뜨라가 있으면 그것을 하라.

자신만의 만뜨라가 없다면 **옴**을 하는 것도 좋다.

이제 리드미컬하게 만뜨라 영창을 따라 한다.

(옴 옴 옴은 50회를 리드미컬하게 영창한다.)

마음을 점점 양미간 사이의 센터로 가져간 다음 마음속으로 영창을 시작한다.

끊어지지 않게 계속해서 만뜨라 영창을 한다. 정신적인 혼란들에 마음 쓰지 않는다.

양미간 사이에 알아차림을 모으라.

5분 동안만 수련을 하게 될 것이므로 집중해서 하라.

(5분 수련)

3단계: 수련 마무리

세 번 **옴** 영창을 한다. **옴**…… **옴**…… **옴**……

이제 마음을 편안히 하고 주의를 바깥으로 내보낸다.

몸을 편안히 하고 눈을 뜬다.

하리 옴 땃 삿

운마니 끄리야

1단계: 준비

안정감 있게 앉아서 척추를 곧게 편다.

손은 무릎 위에 놓는다.

먼저 까빨바띠 쁘라나야마를 한다. 내가 시범을 보이겠다.

(까빨바띠 쁘라나야마 시범)

100회를 내쉬는 것이 필요할 것이다.

날숨을 잘 조정해서 힘들이지 않고 100회를 계속할 수 있게 한다.

까빨바띠를 하는 동안 어떤 불편함이 느껴지면 중지한다.

100회를 마치고 내쉰 뒤에 양손으로 무릎을 누르면서 어깨는 올리고 턱은 가슴쪽으로 당기고 잘란다라 반다를 한다.

그때 아랫배를 조이면서 웃디야나 반다를 하고 회음부나 자궁경부를 조이면서 물라 반다를 한다.

그러고 나서 물라 반다를 풀고 웃디야나 반다를 풀고 잘란다라 반다를 풀고 숨을 들이쉰다.

까빨바띠 100회, 세 가지 반다를 마친 뒤에 필요하다면 자세를 바꿔도 좋다. 눈은 뜨지 않는다.

(모두 까빨바띠 100회, 마하 반다를 수련한다.)

2단계: 웃자이와 옴 영창

이제 물라다라에서 아갸까지 척추를 따라서 꼬리뼈 아래서부터 시작하여 웃자이 쁘라나야마를 수련한다. 물라다라에서 아갸까지 척추를 따라 들이쉰다.

내쉬면서 아갸에서 물라다라로 내려오면서 콧소리로 **옴** 소리를 낸다.

아갸에서 물라다라를 허밍으로 **옴**을 할 때 **오~**의 길이는 짧고 **~ㅁ**의 길이는 길다.

영창은 **오-옴**이 아니라 **옴ㅁㅁ~~~**이다.

아갸에서 **오**로 시작해서 **~~~~ㅁ**이 물라다라까지 바로 내려오면서 계속된다.

물라다라에서 아갸까지 호흡을 의식한다.

아갸에서 물라다라까지는 **옴**을 의식한다.

이렇게 **옴** 의식을 13회 한다.

(수업에서 옴을 13회 영창한다.)

3단계: 호흡 자각

13회 웃자이를 마치고 필요하다면 자세를 바꾸지만 눈은 뜨지 않는다.

자세가 정해지면 물라다라에서 아갸로 아갸에서 물라다라로 호흡을 자각하며 계속한다.

주의 깊게 49회 웃자이를 하면서 수를 센다.

척추를 따라 호흡을 자각하며 또렷하게 수를 센다.

이 수련은 호흡 자각으로 알려져 있다.

4단계: 소함 자각

49회 호흡 자각을 마친 뒤 **소함**이라는 만뜨라를 더한다. 59회를 행한다.

물라다라에서 아갸로 숨을 들이쉬면서 **소**, 아갸에서 물라다라로 내쉬면서 **함**.

또렷하게 수를 센다.

59회 **소함** 자각을 마친 후에 치다까샤로 가서 이마의 내면에 집중한다.

5단계: 수련 마무리

나와 함께 **옴**을 3회 영창한다.

옴…… **옴**…… **옴**……(다같이 영창)

몸을 이완한다.

자세를 바꾼다.

눈을 뜬다.

하리 옴 땃 삿

무의식 명상

1단계: 준비

척추를 곧게 펴고 고요하게 앉는다.

명상을 시작하기 전에 5~10분 동안 고요하게 앉아야 한다.

명상 중에 지켜야 할 첫번째 규칙은 명상하려고 앉자마자 명상을 시작하지 않는 것이다. 몸과 육체적인 상황이 안정감 있고 고요하게 될 때까지 몇 분 정도 기다리며 생각을 지켜보라.

이때 자세도 다시 가다듬고 자신을 편안하게 한다. 눈은 계속 감는다.

2단계 : 생각 자각

자신에게 묻는다. '나는 무엇을 생각하고 있지?'

자신의 생각을 보라. 생각을 멈추지 마라. 어떤 생각도 억압하지 마라.

생각이 오게 하고 그것을 지켜보라.

특히 자신이 어떤 생각을 하는지 알아내려고 노력하라.

자신에게 물어라. '내가 지금 무슨 생각을 하고 있지?'

어떤 생각이든 지켜보라. 생각하는 사람이 되지 말고 보는 자가 되라.

생각 속에서 자신을 잃어버리지 마라. 생각의 과정에서 떨어져서 남아 있으라.

자신을 생각과 동일시하지 마라. 생각을 온전히 지켜보는 자로 남아 있으라.

생각을 증오하지 마라. 사랑하라. 쫓아가지 마라. 억압하지 마라. 피하지 마라. 오게 하라.

매우 부지런하게 생각 생각을 꾸준히 지켜보라. 생각 없는 상태가 되면 그 상황도 지켜보라.

정신적인 혼란이 있더라도 억압하지 말고 엄정한 관찰자로서 지켜보려고 하라.

생각이 행복한 것이건 고통스러운 것이건 있는 그대로를 보라.

생각 생각이 그대 앞에 분명하게 하라.

생각이 없다면 없는 그대로를 알아차리라.

걱정이 떠오르면 걱정을 보라.

지루하고 따분하더라도 관찰자가 되도록 하라.

평화로움을 느낀다면 평화로움을 보라.

자신이 평화롭다고 동일시하지 마라. 자신이 따분하다고 동일시하지 마라. 자신을 고통이나 걱정과 동일시하지 마라.

떨어지라. '나는 생각하는 사람이 아니다. 나는 내 생각을 보는 자다. 나는 듣는 자가 아니다. 듣는 것을 보는 자이다.' 라고 말하라.

내 지시를 듣고 있다는 것을 알아차리라.

밖에서 들리는 소음에 신경이 쓰인다면 반응하지 말고 그것을 지켜보라. 소음에 집중하라. 넘어서라. 잡념에 집중하라. 그리고 넘어서라. 나쁜 생각에 집중하라. 그리고 넘어서라. 어떤 종류의 생각이라도 집중하고 넘어서라.

어떤 생각도 억압하지 마라.

생각이 일어나지 않으면 그런 대로 알아차리라. '생각이 없다. 비었다.' 라고 말하라.

어떤 생각에도 반응하지 마라. 어떤 외적인 혼란, 어떤 외적인 경험에도 반응하지 마라.

텔레비전 스크린에 비치는 것을 볼 때처럼 자기 자신의 생각을 지켜보라.

내내 깨어 있어라.

'나는 생각하는 자가 아니라 보는 자이다.'

3단계: 척추의 길을 따라 옴 영창

이제 **옴** 영창을 한다.

웃자이를 하면서 밑에서 위로 척추를 따라 숨을 들이쉬고 **옴** 영창을 크게 하면서 내려온다.

올라가는 숨에 들이쉬고 내려가는 숨에 내쉬며 **옴** 영창을 한다.

척추를 따라서 숨을 들이쉬라. **옴** 영창을 하라.

8회를 한다.

4단계: 척추의 길을 따라서 숨 자각

이제 척추를 따라서 웃자이를 한다.

척추를 따라서 들숨과 날숨을 위아래로 알아차림을 순환시켜라.

숨이 척추를 따라 밑에서부터 꼭대기까지 순환함을 느껴라.

알아차림을 계속하라.

가능한 다른 사람이 알아차리지 못할 정도로 소리를 내라.

오직 자신만이 그것을 분명하게 들을 수 있을 정도로 숨을 들이쉬고 내쉬어라.

숨을 길게 늘여라. 숨을 더 깊이 쉬라. 가늘고 길게 쉬라.

숨의 길이와 바닥에서 꼭대기까지 척추의 길이가 같아야만 한다.

절대적으로 숨을 지각할 수 있어야 한다.

이 생명의 숨, 마술의 숨에 귀를 기울여야 한다.

에너지가 자신의 의지력을 통하여 오르내리게 될 것이다.

숨과 함께 오르내리라.

숨을 기반으로 해서 의식이 척추를 따라 오르내리게 하라.

숨이 자신에게 인식되어야 하며 편안해야 하며 길게 늘여져야 하며 척추 안에서 느껴져야 한다.

그것은 가느다란 흐름이다. 척추를 따라서 오르내리는 매우 가늘고 긴 소리의 흐름이다.

척추의 맨 아래에서 꼭대기까지 맨 꼭대기에서 바닥까지 수련하라.

의식이 오르내릴 때 척추는 그 길이고 숨은 기지이다.

호흡은 순수해야 하고 정교하며 다른 사람들이 거의 알아차리지 못할 정도가 되어야 한다.

그러나 수련하는 내내 숨에 대한 알아차림이 남아 있어야 한다.

'나는 위쪽으로 숨을 쉬고 있다. 나는 아래쪽으로 숨을 쉬고 있다' 는 알아차림이 지속되어야 한다.

척추는 길이고 바닥은 시작점이고 꼭대기가 종점이라는 것을 내내 생각한다.

바닥에서 꼭대기까지 들이쉬고 꼭대기에서 바닥까지 내쉰다.

숨을 느끼지 못할 정도가 되면 될수록 느낌은 더욱 좋아질 것이다.

'나는 숨을 쉬고 있다. 나는 숨을 쉬고 있다.'

이런 식으로 계속하라.

3분 이상 집중의 깊이를 더하라.

마음을 모든 경계에서 척추 쪽으로 돌아오게 하라.

5단계: 척추 길을 따라 만뜨라 자각

들숨 날숨에 따라 동시에 만뜨라를 하라.

만뜨라가 없으면 **소함**을 하라. 들이쉬며 **소**, 내쉬며 **함**.

척추는 길이고 숨은 기지이며 만뜨라가 현시되어야만 한다.

호흡의 과정에 집중하라. 만뜨라에 집중하라.

2분 동안 집중을 강화하라.

6단계: 내면의 공간

마음을 척추와 다른 모든 것으로부터 거두어 들여 눈앞의 내면의 공간으로 가져오라.

이마 안쪽이 방의 앞벽인 것처럼 안쪽에서 이마 안쪽 벽을 보도록 하라.

안쪽에서 이마 안쪽 벽을 보라. 마치 정수리가 집의 천장인 듯이 마음을 정수리로 가져가라.

안쪽에서 정수리에 집중하라. 이것이 방의 천장이다.

집의 안벽을 보라. 안쪽에서 머리 꼭대기로 가라.

안쪽에서 천장을 보라. 안쪽에서 천장의 안쪽을 보라.

마음을 뒤쪽으로 가져오라.

안쪽에서 머리의 뒤쪽을 보도록 하라. 소뇌의 안벽을.

다시 이마의 안벽을 보라. 정수리를, 뒤쪽의 안벽을.

오른쪽 관자놀이의 안벽을 보라.

왼쪽 관자놀이의 안벽을 보라.

이마의 안벽을 보라.

정수리의 천장을 보라. 꼭대기의 천장을 보라.

뒤쪽의 안벽을 보라.

오른쪽 관자놀이의 안벽을 보라.

왼쪽 관자놀이의 안벽을 보라.

그리고 바닥을 보라.

다시 앞, 정수리, 천장, 오른쪽 벽, 왼쪽 벽을 보라. 마치 방 안에 있는 것처럼.

이제 방의 모든 벽을 보라.

주의 깊게 앞벽을 보라. 정수리의 천장을 보라. 꼭대기의 천장, 뒷벽, 오른쪽 벽, 왼쪽 벽, 바닥, 앞, 정수리, 꼭대기, 뒤쪽의 오른쪽, 오른쪽, 뒤쪽의 왼쪽, 왼쪽, 바닥.

다시 앞, 정수리, 천장, 뒷벽, 오른쪽 벽, 왼쪽 벽, 뒷바닥.

바닥의 뒤쪽에서 척추 속으로 뻗어 열려 있는 아래쪽을 보라.

이것은 작은 통로로서 여기를 통해 알아차림이 척추 속으로 들어가게 된다.

이것은 바닥을 가진 방으로 뒤쪽에서 아래쪽으로 열려 있는 작은 구멍이 있다.

이것을 다시 반복하라.

자신이 방 안에 있으면서 앞벽, 꼭대기, 천장, 뒤쪽, 오른쪽 벽, 왼쪽 벽, 바닥, 뒤쪽 구멍을 보라.

7단계: 수련 마무리

바깥 환경을 알아차린다.

눈을 감은 채로 몸의 자세를 바꾸어 편안하게 하라.

자신을 편안하게 하되 잠이 들지는 마라.

이 수련에서는 먼저 명상을 위한 준비가 필요하다. 생각을 알아차리고 그런 다음 **옴** 영창을 한다. 그리고 척추를 따라 호흡에 집중하고 만뜨라를 외우며 내면의 공간에 집중한다.

이제 눈을 뜬다.

하리 옴 땃 삿

심령적인 스크린

1단계: 준비

샤바아사나로 눕는다. 다리는 살짝 벌리고 팔도 몸 가까이 벌리고 손등이 바닥에 닿게 한다.

눈을 감는다.

이것은 집중으로 하는 수련이 아니라 이완 속에서 하는 수련이다.

이 수련은 정말 쉽지만 매우 가치 있고 중요한 수련이다.

수련하는 동안 눈을 뜨지 않는다. 어떤 몸의 움직임도 없어야 한다.

2단계: 외부 자극 자각

이 수련에서 감각을 알아차리도록 한다.

마음에 집중하지 말고 움직이고 싶은 방향으로 움직이게 한다.

마음을 온전히 외부로 향하게 한다. 정신적인 것이 아니라 바깥으로 보이는 사물들을 알아차린다.

마음을 안으로 돌이키지 않는다. 어떤 방향으로든 마음이 가고 싶은 곳으로 가게 한다.

긴장하지 않는다.

낮 동안에 해야 할 일을 온전히 마친 다음 잠자리에 들어갈 때처럼 자신을 온전히 이완시킨다.

마음이 바깥 소리에 끌린다.

마음이 바깥의 접촉에 끌린다.

마음이 바깥 환경에 의해서 끌린다. 기꺼이 끌리게 하라.

차 소리, 라디오 소리, 새 소리, 개 짖는 소리 등 어떤 소리들을 들을 수 있다.
이 수련에서는 마음이 바깥 감각을 경험하는 방향으로 움직이게 해야 한다.
자신은 녹음기의 마이크로폰이 되어 일정 지역에서 오는 모든 소리를 기록하듯이 해야 한다.
혹은 밖에서 오는 인상들을 받아들이는 레이더와 같게 한다.
자신이 집중해서 마음을 제어하는 명상을 하고 있지 않음을 명심한다.
마음을 편안히 한다.
하루 일을 모두 마치고 잠자리에 들 때와 같은 상황이 되게 한다.
바깥을 알아차린다.
어떻게 그렇게 하는가?
바깥 사물들을 알아차리기 위해서 노력을 해야만 했는가?
이 점이 매우 중요하다.
두 가지의 알아차림이 있다는 것을 명심한다.
하나는 자발적인 알아차림이고 다른 하나는 비자발적인 알아차림이다.
많은 사람이 방에 누워 있고 내가 수련을 안내하고 있으며 테이프 녹음기가 일을 하고 있다는 것을 생각하고 있다면, 이것은 자신 안에서 계발하려고 하는 자발적인 알아차림이다.
그런데 자각이 어떤 특정 소리에 이끌린다면, 어떤 특정한 경험에 의해서 이끌린다면 그것은 비자발적인 알아차림이다.
이제 이 수련에서 해야 할 것은 계속해서 자신을 텅 비우는 것이다.
들리는 소리를 듣게 되면 그렇게 한다.
이 방에 있는 사람들을 알아차리게 되면 그것을 받아들인다.
어떤 다른 감각을 받아들이고 있다면 받아들여라.
혼자서 3분 동안 이 수련을 한다.
어떤 것도 걱정하지 않는다. 마음이 원하는 것을 받아들이도록 한다.

내가 말하는 것이 될 수도 있다.
주의를 끄는 다른 어떤 소리가 될 수도 있다.
이런 알아차림을 3분 동안 한다.
계속해서 바깥 세계에서 움직이게 한다.
내면의 세계가 아니라 바깥 세계에서 일어나는 모든 소리, 모든 사건을 알아차리도록 한다.
바깥 세계를 지켜보는 자로 남아 있는다.
안으로 들어가지 않는다.
잠들지 않도록 한다.
마음이 바깥 세계를 경험하게 한다. 바깥 세계에서 일어나는 모든 것들을 알아차린다.
이것이 첫번째 수련이다.

3단계: 생각 자각

두번째 수련에서는 생각이 일어나게 하는 것이다. 마음에서 일어나는 모든 생각에 물들지 않고 떨어져서 지켜보는 자로 남아 있는 것이다.
좋은 생각이든 나쁜 생각이든 상관하지 않는다.
중요한 것은 자신이 생각하고 있으며 느끼고 있다는 것이다.
자신에게 묻는다. '나는 무엇을 생각하고 있나?'
생각의 과정을 알아차린다.
어떤 생각도 제어하지 않는다.
마음이 어떤 생각이라도 할 수 있게 한다. 좋든 나쁘든 둘 다이든.
어떤 생각에도 물들지 않는다. 긍정적인 영향이든 부정적인 영향이든 영향을 받지 않는다.
마음이 생각하고 싶은 것을 생각한다. 방해하지 않는다.
다만 어떤 생각이 마음속으로 들어오고 있는지를 알아차린다.
'내가 무슨 생각을 하고 있나?'
생각의 과정을 알아차리는 것이 힘들다면 이럴 때는 얼마 동안 생각이 들어오게 허용해야 한다. 한동안 생각이 들어오게 한 다음에 갑자기 어떤 생각들을 하고 있는지 자각하려고 해야 한다.

3분 동안 이 수련을 한다.

어떤 종류의 정신적인 혼란이 오더라도 걱정하지 마라.

어떤 생각에도 걱정하지 마라.

마음이 들락날락해도 걱정하지 마라.

마음을 조정하려고 하지 마라. 다만 생각들을 보라.

지켜보라. '나는 무엇을 생각하고 있나?' '나는 무엇을 생각하고 있나?'

4단계: 치다까샤 자각

치다까샤에 집중한다.

이마의 안쪽 치다까샤에 집중한다.

이마의 안쪽 벽을 보려고 하면 치다까샤를 보게 될 것이다.

이제 이 치다까샤가 스크린이다. 이 위에서 어떤 생각이 마음속으로 들어오는지를 보게 될 것이다.

계속해서 치다까샤를 지켜보라. 치다까샤의 배경에 다양한 모습과 상징들이 오는 것을 알게 될 것이다.

치다까샤 스크린 위에서 어떤 상징, 도형, 생각, 비전이 오든 계속해서 지켜본다.

생각들이 시각화되거나 상징이거나 상관없다. 계속해서 치다까샤를 들여다보라.

계속해서 보고 있자면 치다까샤에 다른 상징들, 알고 있는 점들, 모르고 있는 점들이 떠오를 것이다.

항상 치다까샤 안에 머물러라. 어떤 것이 오든 계속해서 지켜보라. 아무것도 오지 않더라도 지켜보라.

이렇게 하는 동안 긴장하지 않아야 한다. 치다까샤에 대해 이완상태로 있어야 한다.

'치다까샤에 무엇이 왔나? 나는 무엇을 보고 있나?'

치다까샤를 보고 있을 때 갑자기 책에 대한 생각, 친구 생각 혹은 영적인 생각, 세상사, 정원에 대한 계획, 꽃에 대한 생각을 하거나 그림, 어떤 것인가가 저절로 떠오를 것이다.

부디 치다까샤를 보라.

보고 있는 모든 것에 대한 끊임없는 알아차림을 계발한다.

어떤 것을 보지 못하고 있다면 알아차리지 못한 것이다.

자신은 치다까샤에서 일어나는 모든 일을 지켜보는 자이다.

때때로 영상이나 도형이 떠오르기도 하고, 그 어떤 것도 일어나지 않을 수 있다.

한밤중일 수도 있다.

이런 지각 과정은 의식적인 것이어야 하며 꿈처럼 무의식적인 과정이어서는 안 된다.

도형일 수도 있으며 삼각형 모양이거나 꽃, 새, 정원, 집, 사람, 동물, 강, 한밤중, 어둠, 별빛, 보름달 밤, 한낮 등 그 어느 것도 될 수 있다.

이것에 알아차림을 유지하라.

잠들지 않도록 조심한다.

그것이 매우 중요하다.

그대는 치다까샤를 지켜보고 있다.

이것이 치다까샤를 이완된 상태로 바라보는 방법이다.

치다까샤에서는 어떤 것을 보고 있든, 그 어떤 것도 보지 않든 둘 다를 지켜보는 자로 남아 있다. 일들이 알아서 저절로 일어나게 한다.

계속 깨어 있으면서 치다까샤를 본다.

5단계: 수련 마무리

마음을 외부로 향하게 하여 천천히 바깥 환경을 자각한다.

눈을 뜨고 자세를 편안하게 한다.

하리 옴 땃 삿

24
뻐라나 비드야

이 수련은 쁘라나 비드야 혹은 '쁘라나의 지식'으로 알려져 있다. 쁘라나 비드야(Prana Vidya)는 심령 에너지를 조절하여 치유하는 요가 행법으로 다양한 이름하에 세계적인 명성을 누리고 있다. 쁘라나 비드야 행법에서 쁘라나는 웃자이 호흡을 하며 들이쉬는 숨에 쁘라나의 길을 통과한다. 편안하게 케차리 무드라를 하면 좋다. 몸은 편안하다면 어떤 자세를 해도 괜찮다. 앉거나, 옆으로 눕거나, 배 혹은 등을 대고 누워도 좋다. 단 척추는 적당히 일직선이 되도록 펴는 게 좋다.

쁘라나 비드야에는 두 단계가 있는데 각각은 많은 변형을 갖고 있다. 첫번째 단계는 에너지 저장소 역할을 하는 아갸 차끄라로 쁘라나를 가져가는 것이다. 에너지는 마니뿌라에서 올 수 있고, 몸 밖으로부터 숨을 들이쉴 때 피부를 통해 들어오기도 한다. 어떤 경우이든 간에 에너지는 첫번째 단계에서 항상 들이쉬는 숨에 아갸 쪽으로 흘러간다.

두번째 단계는 아갸로부터 쁘라나를 내보내는 것이다. 이 단계에서 쁘라나는 몸 전체로 보내질 수 있고, 아픈 부위 혹은 다른 사람의 몸에 쁘라나를 전달하려는 손에 보내질 수 있다. 그러나 이 단계에서 쁘라나는 항상 들이쉬는 숨에 아갸로부터 그것의 목적지를 향해 흘러간다.

이 두 단계는 뚜렷이 구별되며 수련자는 수련할 때 반드시 이 둘을 구분

할 수 있어야 한다. 한 단계에서 다른 단계로의 이동은 감지가 불가능하다. 수련은 이 둘 사이를 계속해서 왔다 갔다 할 것인데, 수련을 통하여 두 단계는 명확히 구별되어야 한다.

쁘라나 비드야는 '요가의 심령 생리학' 장에서 설명했듯이 삥갈라의 심령적 통로를 사용한다. 반대쪽인 이다 나디를 사용해서는 절대 안 되는데, 그렇지 않을 경우 큰 위험을 초래할 수 있다. 쁘라나 비드야는 '안수'와 같은 요가 심령적 치유의 비밀스런 행법이다. 그리고 이 행법에서 묘사하고 있듯이 쁘라나 비드야는 아갸 차끄라로부터 아프거나 기능이 고장난 신체 부위로 쁘라나를 직접 보냄으로써 치유를 행할 수 있다.

다른 사람들을 치유하는 경우에 쁘라나는 아갸로부터 환자의 아픈 부위에 놓은 오른손으로 보내진다. 효과를 더하기 위해 환자도 손에서 흘러나와 자신의 아픈 부위를 따뜻하게 하는 쁘라나를 느낄 수 있다.

클래스 수련

쁘라나의 분배

1단계: 준비

가능한 한 부드럽게 두 눈을 감으십시오. 이제 쁘라나 비드야를 수련하겠습니다.

주의가 흩어지지 않도록 두 눈을 감은 채 유지하는 것이 매우 중요합니다.

자세는 어떤 것이든 편안한 자세를 취합니다. 왼쪽이나 오른쪽 옆으로 누워도 되고 등을 대고 누워도 됩니다. 편안한 의자에 앉아도 되고 심지어 침대에 비스듬히 기대 누워도 됩니다. 그러나 자세가 어떠한 불편함도 없도록 하십시오.

2단계: 쁘라나를 아갸로 올리기

쁘라나를 깨우기 위해 이전 수련에서 했던 물라다라에서 아갸까지 쁘라나의 나선형 움직임을 분명히 기억하십시오.

먼저 오른쪽에서 시작해서 호흡과 보조를 잘 맞춰 가며 조심스럽게 지속해 나가십시오.
물라다라에서 시작해서 오른쪽으로 돌아 커브를 만들며 스와디스타나에 이르십시오.
마니뿌라까지는 왼쪽 커브를 따라 위로 이동하십시오.
마니뿌라에서 아나하따까지 오른쪽 커브를 따라 올라가십시오.
아나하따에서 비슛디까지 왼쪽 커브를 따라 올라가십시오.
비슛디에서 아갸까지는 오른쪽 커브를 따라가십시오.
이와 같은 나선형의 움직임은 물라다라에서 아갸까지 일어나며, 이에 따라서 쁘라나도 깨어납니다.
이런 방법으로 수련을 계속하십시오.
초기 단계에는 49회를 마쳐야 합니다.
그러나 수련에 익숙해지면 본능적으로 쁘라나가 깨어남을 느끼기 때문에 더 이상 수를 셀 필요가 없습니다.
물라다라에서 아갸까지 쁘라나가 깨어나 그 쁘라나의 움직임을 느꼈을 때에만 다음 단계를 시작하십시오.
지난 며칠간 연습해왔던 것과 같은 방법으로 물라다라에서 아갸까지 쁘라나를 끌어올리는 것을 시작하십시오.
그러나 쁘라나를 아갸에 두십시오. 다시 그것을 물라다라로 되돌리지 마십시오.
물라다라에서 아갸까지 주의 깊은 알아차림으로 시작하십시오. 마음과 의식이 심령적 에너지, 쁘라나 에너지와 함께 척추를 통하여 안으로 계속 올라갈 수 있도록 하십시오. 꾸준히 계속 수련하고 진동이 없는 소리를 지속적으로 들으십시오.
꾼달리니가 물라다라에서 깨어날 것입니다.
그것이 점진적으로 아갸까지 올라가게 하십시오. 그다음 꿈바까의 형태로 아갸에 잠시 멈추십시오.

여기서 첫번째 연습이 끝나고 두번째 연습으로 들어갑니다.

과정을 물라다라에서 다시 시작하십시오. 짧은 꿈바까를 하고 아갸에서 멈추십시오. 완전한 집중력을 갖고 쁘라나의 움직임을 강력하게 느끼며 지속적으로 하십시오.

앞에서 말한 쁘라나 경로를 따라 쁘라나 깨우기를 계속하십시오. 길은 물라다라에서 아갸임을 잊지 마십시오.

아갸 차끄라에 다다랐을 때 얼마 동안 쁘라나 상태로 그곳에 머무르십시오.

3단계: 몸 전체를 확장하고 이완하기

주의 깊게 들으십시오.

아갸에서 꿈바까를 한 다음 숨을 내쉬고 몸 전체를 이완하십시오.

척추를 통해 숨을 내쉬고 있는 것이 아니라 풍선의 바람이 빠지듯이 몸 전체를 통해서 숨을 내쉬고 있습니다.

들이쉬는 숨에 피부 모공들을 통해 몸이 확장합니다.

이완은 내쉬는 숨에, 확장은 들이쉬는 숨에 일어납니다. 이 기본 원리를 잊지 마십시오.

호흡의 형태는 웃자이 쁘라나야마가 될 것입니다. 이전 수련들을 할 때 했던 것처럼 척추를 통해 느끼려 하지 말고 몸으로 느끼십시오.

지금 웃자이 공기가 몸 전체로 퍼져나갑니다. 몸의 모든 모공이 각각 웃자이로 숨을 쉬고 있는 듯합니다.

숨을 들이쉴 때 몸의 모든 모공은 숨 쉬는 것을 돕고 몸은 풍선처럼 확대됩니다.

숨을 내쉴 때 당신의 몸 전체가 숨을 내쉬며 마치 솜털처럼 가볍게 됩니다. 이완할 때입니다.

몸 전체를 알아차리고 호흡 의식과 몸 의식이 일치되게 하십시오.

몸 전체를 온전히 알아차리십시오.

숨을 들이쉽니다. 들이쉬는 숨에 온 몸의 모공들, 피부, 몸의 모든 부분을 통해 숨이 들어옵니다. 숨이 들어올 때 몸이 확장됩니다.
숨을 내쉬십시오. 내쉬는 숨에 몸의 모든 모공도 숨을 내쉽니다.
이제 몸이 이완됩니다.
숨을 들이쉬고 내쉬는 전 과정은 양 눈썹 중앙의 뒤쪽에 있는 아갸 차끄라에서 일어납니다. 아갸는 그 초점이고 전 호흡 시스템의 주요한 배급처입니다. 들이쉰 공기가 몸 전체로 퍼져나가는 것은 바로 아갸 차끄라에서부터입니다. 내쉬어진 공기는 아갸 차끄라로 돌아오고, 아갸 차끄라에서 그 공기가 빠져나갑니다.
숨을 들이쉬는 동안 몸이 확장하고, 숨을 내쉬는 동안 몸이 이완됩니다.
아갸 차끄라로 숨을 들이쉬며 몸 전체가 확장할 때, 쁘라나가 저장고인 아갸 차끄라에서 몸 전체로 분배되는 것을 느끼십시오.
숨을 내쉬는 동안 숨이 아갸로 돌아가지만 척추를 통해서가 아닙니다.
숨은 직접 아갸로 돌아갑니다.
호흡은 웃자이의 형태로 수련한다는 것을 기억하십시오.
아래의 방식으로 수련하십시오.
아갸로 숨을 들이쉬고, 숨을 몸 전체를 통하여 발가락까지 보내십시오.
숨을 내쉬는 동안 쁘라나를 다시 아갸로 돌려보내며 이완하십시오. 숨을 내쉴 때 이완하는 것은 자연스럽습니다.
이 단계는 전 단계보다 따라가기가 훨씬 수월합니다. 이전 수련에서는 몸의 모공들을 통해 숨을 들이쉬고 또한 같은 모공들을 통해 숨을 내쉬었지만 이번에는 전체 호흡 과정이 아갸 차끄라를 통해 이루어지게 됩니다.
아갸 차끄라는 쁘라나의 저장고라 할 수 있습니다. 웃자이 호흡의 도움으로 쁘라나는 몸 전체 시스템으로 퍼져나가고, 숨을 내쉴 때 모든 방향으로부터 모아져 아갸 차끄라로 돌아갑니다.
내쉬는 숨에 이완이 이루어진다는 것을 매우 주의 깊게 기억해야 합니다. 이완하는 동안 의식뿐만 아니라 쁘라나가 몸에서 아갸로 스스로 돌아갑니다. 따라서 몸을 수축하는 것이 아니라 이완해야 합니다.

웃자이 호흡을 숙달해서 쁘라나 비드야를 하는 동안 의식의 전체 구조, 상상력, 느낌, 생각, 그리고 육체적 시스템은 들이쉬는 숨에 확장되고 내쉬는 숨에 이완되어야 합니다.

호흡하는 전 과정에 너무 무관심해져 일편의 의식도 그것을 알아차리지 않아야 합니다.

쁘라나는 숨을 들이쉬는 동안 심령체를 확장시킵니다.

쁘라나는 숨을 내쉬는 동안 심령체를 이완시킵니다.

당신의 온전한 알아차림을 쁘라나 그 자체가 아니라 확장과 이완의 전 과정에 집중하십시오.

당신의 중력 중심을 숨을 들이쉬고 내쉬는 과정에서 확장과 이완의 과정으로 옮기십시오.

호흡 의식을 초월하십시오.

4단계: 몸 전체를 확대하고 수축하기

이제 약간의 변형이 있는 다음 단계로 넘어갑니다.

이 단계에서는 숨을 들이쉴 때마다 전 단계에서처럼 몸을 확장하십시오. 그리고 이번에는 숨을 내쉬는 동안 이완하지 말고 몸을 수축하십시오. 확장과 이완이 아니라 확장과 수축을 하십시오.

이 점은 수련을 해나가면서 점점 명확해질 것입니다.

숨을 들이쉬면서 몸을 확장하십시오. 숨을 들이쉬는 동안 쁘라나는 아갸 차끄라로부터 몸 전체로 분배됩니다.

숨을 들이쉬는 동안 쁘라나는 아갸에서 몸의 각 부분으로 분배되고 몸은 확장됩니다.

숨을 내쉴 때 쁘라나는 심령체를 수축시키며 다시 아갸 차끄라로 돌아갑니다.

두 가지 원칙을 기억하십시오. 그러면 전체 수련 과정을 이해할 수 있게 됩니다.

첫째 숨을 들이쉴 때 쁘라나가 배분되며 몸이 확장합니다.
둘째 숨을 내쉴 때 아갸로 쁘라나가 돌아오며 몸이 수축됩니다.
이제 전 과정을 반복하십시오.
먼저 숨을 들이쉬십시오. 아갸에서 몸 전체로 쁘라나를 보내십시오. 몸이 확장됩니다.
이제 숨을 내쉬십시오. 몸이 수축됩니다. 몸이 확장하고 수축하는 과정은 육체적인 것이 아니라 정신적인 것입니다. 상상력을 맘껏 발휘하십시오.
쁘라나를 몸의 특정 부위, 예를 들어 발에 보낸다고 생각하고 마치 발이 사방으로 확장되는 것처럼 정신적으로 느끼십시오.
그것은 육체적인 확장은 아니지만 육체적인 경험입니다.
따라서 숨을 들이쉴 때 쁘라나가 모든 방향으로 가게 하십시오. 아갸의 중심에서 출발한 쁘라나가 몸 전체를 확장하고 덮게 하십시오.
머리부터 발끝까지 몸 전체가 쁘라나의 힘으로 가득 차게 하십시오.
이것을 강렬하게 느끼십시오.
동시에 심령체가 광대하게 모든 방향으로 확대되어 우주적 형태를 띠고 있다고 상상하십시오.
똑같이 숨을 내쉴 때 몸의 모든 부분에서 의식적으로 쁘라나를 모아 다시 아갸 차끄라로 돌려보내십시오.
썰물일 때 바닷물이 잦아들듯이 숨을 내쉴 때 쁘라나도 잦아들고 수축이 일어납니다.
수축할 때 몸 의식은 초월됩니다.
기억하십시오. 몸의 수축과 확장은 부분적으로 영향을 받는 것이 아니라 전체적으로 영향을 받습니다. 몸은 동질의 한 덩어리로 경우에 따라 확장되거나 수축됩니다.
들이쉬는 숨에 확장하십시오. 내쉬는 숨에 이완하거나 수축하십시오.
숨을 들이쉴 때 아갸에서 몸의 모든 부분까지 쁘라나를 보내십시오.

숨을 내쉴 때 확장된 쁘라나의 힘을 아갸를 거쳐 근원으로 되돌리십시오.

5단계: 개별적인 신체 부위에 쁘라나 분배하기-확장과 이완

이번에는 오른팔을 시작으로 부분적인 수련을 할 것입니다.

숨을 들이쉬고 아갸에서 오른팔까지 쁘라나를 공급하십시오.

육체가 아닌, 정신적으로 오른팔을 확장하십시오.

이제 숨을 내쉬고 오른팔에서 아갸로 쁘라나를 회수하십시오. 그리고 오른팔을 이완하십시오.

오른팔에 쁘라나를 보냈을 때 팔의 모든 모공에서부터 손가락 끝까지 쁘라나가 스며드는 것을 느끼십시오.

쁘라나의 움직임을 느끼십시오.

아갸로 돌아가서 숨을 멈추십시오. 왼팔로 가서 쁘라나를 왼팔의 손끝까지 보내십시오.

이제 다시 쁘라나를 회수하여 아갸로 보내십시오.

쁘라나는 아갸에서 왼팔로 이동하고, 왼팔에서 아갸로 돌아갑니다.

쁘라나의 모든 공급과 회수를 하며 팔을 번갈아 가며 확장하고 이완을 하고 있습니다.

아갸로 돌아가서 그곳에서 숨을 멈추십시오.

이제 숨을 들이쉬십시오. 그리고 들이쉬는 숨에 쁘라나를 오른쪽 등을 통해서 오른쪽 다리로 공급하십시오.

정신적으로 오른쪽 다리의 확장을 느끼십시오.

이제 숨을 내쉬십시오. 그리고 쁘라나를 오른쪽 다리에서 아갸로 회수하십시오. 쁘라나를 회수하면서 오른쪽 다리를 이완하십시오.

이제 쁘라나를 왼쪽 다리, 발가락 끝까지 공급하십시오. 확장은 매번 쁘라나가 공급될 때 일어납니다.

왼쪽 다리로부터 쁘라나를 회수하고 이완하십시오.

이제 반복하십시오.

공급하십시오…… 확장하십시오. 회수하십시오…… 이완하십시오.

공급하십시오…… 확장하십시오. 회수하십시오…… 이완하십시오.

쁘라나를 아갸로 다시 회수하십시오.

아갸로부터 당신의 오른쪽 가슴까지 쁘라나를 공급하십시오. 숨을 내쉬는 동안 쁘라나를 회수해서 아갸로 보내십시오.

숨을 들이쉬십시오…… 쁘라나를 공급하십시오…… 확장하십시오. 숨을 내쉬십시오…… 쁘라나를 회수하십시오…… 이완하십시오…….

이제는 쁘라나를 다시 아갸로 보내고 숨을 멈추십시오.

숨을 들이쉬고, 쁘라나를 당신의 왼쪽 가슴에 공급하십시오. 그리고 정신적으로 가슴을 확장하십시오.

숨을 내쉬고, 쁘라나를 왼쪽 가슴으로부터 회수하십시오. 그다음 정신적으로 가슴을 이완하십시오.

공급하십시오…… 그리고 확장하십시오. 회수하십시오… 그리고 이완하십시오.

6단계: 개별적인 신체 부위에 쁘라나 배분하기-확장과 수축

이제 아갸로 돌아가십시오. 숨을 보유하고 지시사항에 귀를 기울이십시오.

이번에는 쁘라나가 공급되는 동안 확장했다가 쁘라나가 아갸로 회수될 때 수축을 하십시오.

먼저 오른팔에 쁘라나를 공급하고 확장하십시오.

오른팔에서 아갸로 쁘라나를 회수하고 수축하십시오.

다시 아갸로 돌아가십시오. 아갸 차끄라에 있는 쁘라나를 알아차리십시오.

숨을 들이쉬십시오. 쁘라나를 왼팔에 공급하고 왼팔을 확장하십시오.

숨을 내쉬십시오. 쁘라나를 회수하고 수축하십시오.

확장과 수축의 두 과정은 정신적으로 일어날 것입니다.

쁘라나를 다시 아갸로 회수하십시오. 그것을 얼마간 아갸에 유지하고 있으십시오.

정신적으로 왼팔을 이완하고, 그다음 오른쪽 다리로 가십시오.
아갸로부터 오른쪽 등을 통해 오른쪽 다리 전체, 발끝까지 쁘라나를 공급하십시오.
그리고 확장하십시오.
쁘라나를 회수하십시오. 숨을 내쉬고 오른쪽 다리를 정신적으로 수축하십시오.
아갸로 돌아가십시오. 숨을 간직하고 정신적으로 오른쪽 다리를 푸십시오.
확장하면서 쁘라나를 오른쪽 가슴에 보내십시오. 수축하면서 쁘라나를 회수하고 다시 아갸로 돌아가십시오. 오른쪽 가슴을 이완하십시오.
이제 쁘라나를 왼쪽으로 보내십시오. 가슴을 정신적으로 확장하고, 수축하며 쁘라나를 회수하십시오. 아갸로 다시 돌아와 얼마 동안 쁘라나를 간직하십시오.

7단계: 쁘라나 샥띠의 비전

이제 쁘라나 샥띠의 영상을 떠올리십시오.
쁘라나를 직접 몸 전체로 보내십시오. 그런 다음 쁘라나를 아갸로 회수하십시오. 수축도, 확장도, 보유도 하지 않습니다.
그것이 저절로 일어나는 것은 괜찮습니다. 그러나 이 과정들이 쁘라나를 공급하거나 회수하지 않는다고 해서 걱정하지 마십시오.
가장 중요한 것은 쁘라나가 공급될 때 아갸에서 몸 전체로 퍼져 나가는 빛줄기에 대한 영상을 갖는 것입니다.
쁘라나가 회수될 때 빛줄기가 아갸로 돌아가게 하십시오. 숯불에서 쉬익 소리를 내며 재빠르게 움직이는 작은 불씨처럼, 용접 과정에서 튀는 불꽃처럼.
똑같이 아갸에서 팔과 다리로 쁘라나가 나갈 때 빛 입자 형태의 쁘라나 에너지를 시각화하십시오.
무한한 빛줄기의 저장소인 아갸를 상상하십시오. 그것은 화산층과 같아서 폭발이 일어나자마자 빛줄기 입자가 빛의 속도로 나옵니다.

이 빛줄기는 몸 전체로 스며들다 폭발이 멈추면 빛줄기 형태의 에너지가 다음 폭발에 다시 출현하기 위해 근원으로 돌아갑니다.

이제 쁘라나 샤띠를 오른쪽 엄지손가락에 공급하십시오. 엄지손가락이 녹아내리고 있다고 상상하십시오. 녹아내리는 느낌, 감정을 강렬하게 느끼십시오.

쁘라나 에너지의 출현으로 오른쪽 엄지손가락이 녹아내리는 것을 느끼는 것이 자기치유를 하는 데 도움이 됩니다.

병원에 입원해 있다고 상상하십시오. 오른쪽 엄지손가락은 심하게 다쳤고 피가 줄줄 흘러나옵니다. 느낌이 어떨 것 같습니까? 녹아내리는 것을 생각할 때 이 느낌이 사라져야만 합니다.

8단계: 물라다라로 쁘라나 회수

이제 수련을 마치려 합니다.

쁘라나를 아갸로 회수하십시오.

숨을 들이쉬십시오. 그리고 아갸에 집중하면서 숨을 보유하십시오.

숨을 내쉬십시오. 그리고 쁘라나가 수슘나 나디를 통해 아갸에서 물라다라로 내려가도록 하십시오.

모든 쁘라나가 물라다라로 되돌아갔다고 확신할 때까지 수련을 지속하십시오.

9단계: 마무리 수련

천천히 주의 깊게 외부 환경을 알아차리십시오.

의식이 충분히 외부로 향해졌을 때 천천히 몸을 움직이고 눈을 뜨십시오.

하리 옴 땃 삿

참고: 더 많은 정보와 수련을 원한다면 비하르 요가 학교에서 출판한《쁘라나 쁘라나야마 쁘라나 비드야》를 참고한다.

25
꾼달리니 끄리야

다음의 딴뜨라 끄리야(Tantric Kriyas)들은 인간의 의식을 체계적으로 진화시키는 데 가장 효과적인 방법이 무엇인지를 알려준다. 그것들은 원래 과거의 위대한 스승들이 쓴 딴뜨라 경전들에 나타난다. 그리고 그 딴뜨릭 끄리야들은 쉬바(Shiva) 신이 그의 제자이자 아내인 빠르바띠(Parvati)에게 준 초월적인 수련을 위한 가르침이었다.

이것들은 다소 고급단계의 수련이어서 일반 수련자에게는 지나치게 강력하다. 수련자들은 이것을 수련하기 전에 이 책에 포함된 모든 예비단계의 수련을 완전하게 숙달해서 실제적인 경험을 해야 한다. 또한 무엇보다 스승의 지도 아래 이 끄리야들을 하기를 바란다. 스승은 수련자가 충분히 준비되어 있는지 판단하고, 질병이나 정신적인 불균형 혹은 심령적 혼란 등으로 수련 도중에 장애가 생겨 위험을 야기하지 않도록 살필 수 있어야 한다.

전통에 의하면 끄리야 요가에는 76개의 꾼달리니 끄리야가 있는데, 여기에는 20개의 주요 수련을 소개한다. 진지한 수련자라면 매일 수련하기에 충분할 것이다. 이 수련들은 세 개의 그룹으로 분류된다.

1. 쁘라띠야하라를 유도하는 수련들

2. 다라나를 유도하는 수련들
3. 디야나를 유도하는 수련들

실제로 이 세 개의 상태는 점진적인 발전의 연속임을 주목해야 한다. 의식은 확연한 분기점 없이 한곳에서 다음으로 흐른다. 그러므로 이 수련들은 연결해서 순서대로 해야 한다. 물론 이 끄리야 수련들이 첫날부터 알아차림의 높은 상태로 이어지지는 않을 것이다. 그러나 준비된 수련자가 정확한 안내를 받아 올바르게 수련을 한다면 언젠가는 그러한 경지에 이를 것이다. 그 단계에서는 알아차림이 끊어지지 않고 지속적으로 유지되는 것이 필수이다.

이 수련들에 대한 더 많은 정보를 얻고자 한다면 비하르 요가학교에서 펴낸《꾼달리니 딴뜨라》를 참고한다.

쁘라띠야하라 수련

1. 비빠리따 까라니 무드라(Vipareeta Karani Mudra 역전 심령 무드라)

비빠리따 까라니 아사나를 한다.
턱이 가슴에 닿아서는 안 된다.
웃자이 쁘라나야마를 수련한다.
확실하게 두 다리가 완전히 수직이 되게 한다.
눈을 감는다.
웃자이로 숨을 들이쉬고 동시에 척수를 통해 마니뿌라 차끄라에서 비슛디 차끄라까지 흐르는 불로불사의 물이나 감로의 뜨거운 흐름을 느낀다. 그 감로는 비슛디에 모아질 것이다.
2~3초 동안 숨을 멈추어 비슛디에 남아 있는 감로를 알아차리고 그 감로가 식는 것을 알아차린다.
그런 다음 웃자이로 숨을 내쉬며 감로가 비슛디에서 아갸, 빈두를 통해 사하스라라까지 이동하는 것을 감지한다.
호흡의 도움으로 투입되고 있는 감로에 대한 감각을 느낀다.
숨을 내쉰 후 바로 알아차림을 마니뿌라로 옮기고 더 많은 감로를 비슛디에서 마지막으로는 사하스라라까지 보낼 수 있도록 이 수련을 반복한다.
호흡에 맞춰 21회 수련한다.

2. 차끄라누산다나(Chakranusandhana 차끄라들의 발견)

싯다아사나, 싯다 요니 아사나 혹은 빠드마아사나로 앉는다.
눈을 감는다.
자연스럽게 호흡한다.
이 수련에서는 호흡과 의식 사이의 아무런 관계가 없다.
알아차림을 물라다라 차끄라로 가져간다.
의식은 아로한(arohan)이라고 불리는 몸 앞쪽의 심령 통로를 따라 물라다라에서 시작하여 치골에 있는 스와디스타나 앞쪽의 한 점, 배꼽에 있는 마니뿌라, 흉골에 위치한 아나하따, 목구멍에 위치한 비슛디, 그리고 머리 뒤쪽 꼭대기에 있는 빈두까지 천천히 올라갈 것이다.
위로 올라갈 때 센터들을 통과하면서 '물라다라, 스와디스타나, 마니뿌라, 아나하따, 비슛디, 빈두'를 마음속으로 반복한다.
그다음 의식을 빈두로부터 물라다라까지 척추를 따라 내려가는 아와로한(awarohan)의 심령 통로를 따라 내려가게 한다. 이 센터들을 통과하면서 '아갸, 비슛디, 아나하따, 마니뿌라, 스와디스타나, 물라다라'라고 마음속으로 말한다.
이전처럼 물라다라로부터 앞쪽에 있는 심령 통로로 즉시 올라가기를 시작한다. 올라가면서 스와디스타나부터 시작해서 마음속으로 차끄라들의 이름을 말한다.
차끄라를 통한 의식의 순환이 하나의 지속적 흐름이 되게 하여 계속한다.

차끄라들을 통과하면서 그것들을 찾기 위해 심각하게 긴장된 노력을 하지 않는다. 빠르게 움직이는 기차에서 경치를 내다보듯 차끄라들을 지나면서 그저 그것들을 흘깃 바라본다.

이 수련에서는 몸 안에서 타원형 궤도를 따라 움직이는 가느다란 은색의 뱀으로 알아차림을 시각화할 수 있다.

이 수련을 9회 한다.

3. 나다 산찰라나(Nada Sanchalana 소리의식 유도하기)

싯다아사나, 싯다 요니 아사나 혹은 빠드마아사나로 앉는다.

숨을 완전히 내쉰다. 그다음 눈을 뜬다.

머리를 앞으로 숙여 머리가 이완된 상태로 자연스럽게 아래로 떨어뜨려지게 한다.

턱은 가슴을 꼭 누르지 않아야 한다.

의식을 물라다라 차끄라에 가져간다.

마음속으로 반복한다. '물라다라, 물라다라, 물라다라'.

그다음 웃자이로 숨을 들이쉬면서 의식이 몸 전면의 통로인 아로한을 따라 빈두까지 올라간다.

빈두까지 가는 길에 차끄라들을 지나면서 스와디스타나, 마니뿌라, 아나하따, 비슛디…… 하며 그들의 이름을 마음속으로 말하면서 알아차림을 분명하게 한다.

들이쉬는 숨의 마지막 순간 의식은 비슛디로부터 빈두까지 이동하면서 머리가 천천히 들리며 지평선 위로부터 약 20도 되는 지점을 바라보면서 약간 뒤로 젖혀질 것이다.

몸 안에 보유하고 있던 숨과 빈두를 알아차리면서 마음속으로 '빈두, 빈두, 빈두'를 반복한다.

'빈두'라는 단어를 반복하면서 알아차림의 힘은 점점 더 막강해질 것이다. 그리고 그것은 '**옴**(Om)' 소리로 터져나올 것이며, 이는 척수 혹은 아와로한을 통해서 물라다라까지 아래로 이동시킬 것이다.
'옴' 의 **'오**(O)' 소리는 폭발적이고 급작스러울 것이다.
'음(m)' 소리는 물라다라에 가까이 접근할수록 거의 윙윙거리는 소리로 최고조에 이르러 길게 끌면서 오래갈 것이다.
의식이 척추를 따라 내려감에 따라 눈은 운마니 무드라로 점차 감길 것이다.
'옴' 소리와 함께 아와로한 통로를 내려감에 따라 아갸, 비슛디, 아나하따, 마니뿌라, 스와디스타나 차끄라를 알아차린다. 마음속으로 그 이름들을 반복하지 않는다.
물라다라에 도착했을 때 머리를 앞으로 숙이고 눈을 뜬다.
숨을 완전히 내쉬고 멈춘 상태로 마음속으로 '물라다라, 물라다라, 물라다라' 를 반복한다. 그리고 이전처럼 숨을 마시고 차끄라들을 통과할 때 그것들의 이름을 반복하면서 올라가는 것을 시작한다.
13회를 다 한다. 마지막으로 '물라다라, 물라다라, 물라다라' 를 한 후에 끝낸다.

4. 빠완 산찰라나(Pawan Sanchalana 숨 의식 유도하기)

빠드마아사나, 싯다아사나 혹은 싯다 요니 아사나로 앉아 두 눈은 뜬다.
수련하는 동안 케차리 무드라를 한다.
숨을 완전히 내쉰 다음 나다 산찰라나에서처럼 고개를 앞으로 숙인다.
물라다라를 알아차린다. 그리고 마음속으로 '물라다라, 물라다라, 물라다라' 를 반복한다.
그다음 마음속으로 '아로한' 이라고 한 번 말하고 미묘한 웃자이로 숨을 들이쉬면서 전면의 통로로 상승을 시작한다.
상승하면서 모든 차끄라들을 알아차린다. 통과할 때마다 마음속으로 이름을 말한다.
의식이 비슛디에서 빈두까지 이동하면서 나다 산찰라나에서처럼 머리가 뒤로 젖혀질 때까지 천천히 머리를 든다.
빈두에서 '빈두, 빈두, 빈두' 마음속으로 반복한다.
그다음 '아와로한' 이라고 마음속으로 말한다. 웃자이로 숨을 내쉬며 척추를 통해 하강한다. 각각의 차끄라를 통과할 때 그 이름을 마음속으로 말한다.
하강하면서 무념의 상태, 운마니 무드라를 하며 눈을 아주 서서히 감기 시작한다.
물라다라에서 완전히 감는다.
마음속으로 반복하라. '물라다라, 물라다라, 물라다라' 그다음 눈을 뜨고 머리를 앞으로 숙인다.
이전처럼 다시 웃자이로 숨을 들이쉬며 상승을 시작한다.
완전한 호흡을 49회 한다.
마지막 '물라다라, 물라다라, 물라다라' 를 한 후 눈을 뜨고 수련을 마친다.

5. 샵다 산찰라나(Shabda Sanchalana 말 의식 유도하기)

싯다아사나, 싯다 요니 아사나 혹은 빠드마아사나로 앉는다.
눈을 뜨고 이 끄리야를 하면서 케차리 무드라를 수련한다.
완전히 숨을 내쉰다.
머리를 앞으로 숙이고 몇 초 동안 물라다라 차끄라를 알아차린다.
웃자이로 숨을 들이쉬고 전면 통로를 올라간다.
상승하면서 만뜨라 '**소**(So)' 의 형태를 지닌 숨소리를 알아차린다.
동시에 마음속으로 반복하지 않고 각각의 끄쉐뜨람을 알아차린다.
비슛디에서 빈두까지 위로 이동함에 따라 머리는 빠완 산찰라나 혹은 나다 산찰라나에서처럼 위로 움직일 것이다.
그다음 들이쉰 숨을 안에 보유하면서 몇 초간 빈두를 알아차린다.
그다음 숨을 내쉬고 척수를 따라서 내려간다. 동시에 자연스럽게 내쉬는 숨소리와 만뜨라 '**함**(Ham)' 을 알아차린다.

차끄라의 이름은 반복하지 않고 각각의 차끄라를 알아차린다.
물라다라에 도달한 후 눈을 뜨고 머리를 아래로 한다.
웃자이로 숨을 들이쉬는 것을 시작한다. 만뜨라 '**소**(So)'를 하며 숨을 들이쉬고 앞쪽 통로로 올라간다.
이런 방법으로 59회 지속한다.

6. 마하 무드라(Maha Mudra 위대한 무드라)

싯다아사나 혹은 싯다 요니 아사나로 앉는다. 깔고 앉은 발의 뒤꿈치를 물라다라 차끄라를 향하게 한 다음 안정되게 누르고 앉는다.
케차리 무드라를 수련한다. 완전히 숨을 내쉬고 머리를 앞으로 숙인다. 눈을 뜬 채로 한다.
마음속으로 '물라다라, 물라다라, 물라다라' 반복하라.
웃자이로 들이쉬는 숨에 차끄라들이 위치한 곳과 대응되는 점들을 알아차리며 앞쪽 통로를 통해 올라간다.
비슛디에서 빈두까지 가로질러 올라가면서 고개를 든다.
빈두에 이르렀을 때 '빈두, 빈두, 빈두' 마음속으로 반복하라.
들이쉰 숨을 안에 보유한 채로 물라 반다와 샴바비 무드라(shambhavi mudra 미간 응시)를 수련한다.
당신의 의식을 이 수련의 중심들로 옮기는 동시에 마음속으로 '샴바비, 케차리, 물'이라고 자신에게 말한다.
초보자들은 의식의 이동을 세 번 반복해야 한다.
고급 수련자들은 의식의 이동을 12번까지 반복할 수 있다.
그러고서 첫번째로 샴바비 무드라를, 그다음 물라 반다를 푼다.
의식을 빈두로 가져온다. 그리고 웃자이로 내쉬는 숨에 척수를 따라 내려간다. 차끄라들을 지나면서 그것들을 알아차린다.
물라다라에 도착하면 머리를 앞으로 숙인다.
그다음 '물라다라, 물라다라, 물라다라' 반복한다. 그리고 이전처럼 웃자이로 들이쉬는 숨에 앞쪽 통로를 통해 올라간다. 12회 수련한다. 마지막으로 '물라다라, 물라다라, 물라다라' 한 후 끝낸다.

대체 수련: 이 끄리야는 웃탄빠다아사나로 알려진 아사나를 하면서 수련할 수 있다. 한쪽 다리를 앞으로 쭉 뻗고 반대쪽 다리의 발꿈치를 질의 안쪽 가장자리 혹은 회음에 댄다.

뻗은 무릎 위에 두 손을 놓는다.

웃탄빠다아사나 상태에서 마하 무드라를 수련할 때는 행법이 달라진다.

빈두까지 올라가 '빈두, 빈두, 빈두'를 반복한 후 앞으로 수그리고 무릎에서 손을 들어 양손 손가락들로 앞으로 뻗은 발의 엄지발가락을 잡는다.

뻗은 무릎을 구부려서는 안 된다.

이제 샴바비 무드라와 물라 반다를 수련한다.

당신의 의식을 이 수련의 중심들에 가져오는 동안 '샴바비, 케차리, 물'을 3~12번 반복한다.

샴바비, 물라 반다, 웃탄빠다아사나를 순서대로 풀고 다시 양손을 무릎에 놓는다.

의식을 빈두로 다시 옮기고 그다음, 웃자이로 숨을 내쉬며 척수를 따라 내려간다.

오른쪽 다리를 앞으로 뻗고 4회, 왼쪽 다리를 앞으로 뻗고 4회, 양쪽 다리를 뻗고 4회 수련한다.

다른 모든 세부사항은 두 가지 수련 방법에 동일하게 적용된다.

7. 마하 베다 무드라(Maha Bheda Mudra 위대한 분리 무드라)

완벽한 싯다아사나 혹은 싯다 요니 아사나로 앉는다.

케차리 무드라를 수련한다. 두 눈을 뜬 채로 고개를 숙인다.

숨을 완전히 내쉰 다음 잘란다라 반다를 한다.

마음속으로 반복한다. '물라다라, 물라다라, 물라다라'

그다음 잘란다라 반다를 푼다.

전면 통로를 통해 빈두까지 올라가는 동안 웃자이로 숨을 들이쉰다.
비슛디에서 빈두까지 올라가면서 머리를 든다.
마음속으로 반복하라. '빈두, 빈두, 빈두'
그리고 웃자이로 숨을 내쉬고 운마니 무드라를 하면서 척수를 통해 물라다라까지 내려간다.
차끄라들을 지나면서 그것들을 분명하게 알아차린다.
마음속으로 반복한다. '물라다라, 물라다라, 물라다라'
숨을 내쉰 다음 멈추고 잘란다라 반다를 한다.
물라 반다, 웃디야나 반다, 나시까그라 드리슈띠를 수련한다.
동시에 이 행법들 자리를 차례로 알아차리면서 '나시까그라, 웃디야나, 물' 을 마음속으로 반복한다.
초보자인 경우 이 알아차림의 순환을 3회 반복하고, 숙련된 수련자의 경우 12번까지 반복한다.
그다음 나시까그라 드리슈띠, 물라 반다, 웃디야나 반다, 잘란다라 반다를 푼다.
알아차림을 다시 물라다라로 옮긴다.
'물라다라, 물라다라, 물라다라' 를 마음속으로 반복한다.
그다음 웃자이로 들이쉬며 앞쪽 통로로 빈두까지 올라간다.
12회 수련한다.

대체 수련: 웃탄빠다아사나(이전 수련에서 설명한 것처럼)로 앉는다. 뻗은 무릎 위에 양손을 놓는다. 숨을 완전히 내쉰다. 그리고 머리를 앞으로 숙이고 눈은 뜬다.
마음속으로 '물라다라, 물라다라, 물라다라' 반복한다.
물라다라부터 빈두까지 앞쪽 통로를 통해 웃자이를 하며 숨을 들이쉰다. 비슛디를 지나면서 고개를 든다.
'빈두, 빈두, 빈두' 반복한다. 그다음 척수를 통해 웃자이를 하며 숨을 내쉰다. 그 통로에 있는 차끄라들을 알아차린다.

마음속으로 '물라다라, 물라다라, 물라다라' 반복한다. 그다음 잘란다라 반다를 위해 머리를 숙인다.

앞으로 숙여 뻗은 발의 엄지발가락을 잡는다. 여전히 숨을 내쉬고 멈춘 상태로 유지하며 물라 반다, 웃디야나 반다, 나시까그라 드리슈띠를 수련한다.

'나시까그라, 웃디야나, 물'을 속으로 따라하면서 동시에 차례대로 그 자리들을 알아차린다.

초보자인 경우 이 알아차림의 순환을 3번하고 숙련자의 경우는 12번까지 한다.

그다음 나시까그라 드리슈띠, 물라 반다, 웃디야나 반다, 잘란다라 반다를 푼다. 양손을 각 무릎 위에 놓고 허리를 편다. 그러나 머리는 숙인 채로 유지한다.

알아차림을 다시 물라다라로 옮긴다. 그다음 웃자이로 숨을 들이쉬면서 전면 통로를 통해 올라간다.

이런 방법으로 당신의 오른쪽 다리를 뻗고 완전한 4회, 왼쪽 다리를 뻗고 4회, 그리고 마지막으로 양쪽 다리를 뻗고 4회를 수련한다.

각각의 위치에서 4회씩 수련한 후 웃자이로 숨을 들이쉬며 다시 한 번 빈두까지 올라간다. 빈두 만뜨라를 반복한다. 물라다라까지 내려간다. 물라다라 만뜨라를 반복한다. 그리고 이완한다.

8. 만두끼 끄리야(Manduki Kriya 개구리 무드라)

바드라아사나(bhadrasana 자비로운 자세)로 앉는다.

눈을 뜬 채로 한다.

물라다라 차끄라 부위가 바닥에 닿아야만 한다. 만약 그렇지 않으면 방석을 사용해 그 지점에 압박을 준다.

양손은 양 무릎에 놓고 나시까그라 드리슈띠를 수련한다.

양쪽 콧구멍으로 들어오고 나가는 자연스런 숨을 알아차린다.

들이쉬는 숨에 양쪽 콧구멍으로 숨이 들어가고 아갸 가운데서 합쳐진다. 숨을 내쉴 때 그 두 흐름은 미간 중간에서 갈라져 양쪽 콧구멍을 통해 나간다.
그 숨은 원뿔형 혹은 거꾸로 된 V자 형태의 통로를 따라간다.
이것을 느낀다.
동시에 모든 냄새들을 알아차린다.
이 끄리야의 핵심은 마치 백단향 같은 성기체(星氣體 astral body)의 향기를 맡는 것이다.
눈이 피로해지면 잠시 눈을 감는다. 그러고 난 후 나시까그라 드리슈띠를 계속한다.
그 향기에 취하게 될 때까지 이 끄리야를 수련한다.
향기에 완전히 빠져 수련을 끝내고 싶지 않을 정도로 너무 오래하지는 않는다.

9. 따단 끄리야(Tadan Kriya 꾼달리니 치기)

눈을 뜬 채 빠드마아사나로 앉는다.
양 손바닥을 엉덩이 옆 바닥에 짚는다. 손가락들은 앞쪽을 향한다.
머리를 살짝 뒤로 젖히고 샴바비 무드라를 수련한다.
귀에 들리게 웃자이 쁘라나야마를 하며 입을 통해서 숨을 들이쉰다.
숨을 들이쉬면서 입과 물라다라 차끄라와 연결된 관을 통해 숨이 아래로 내려가는 것을 느낀다.
그 숨은 물라다라 차끄라에 모일 것이다.
그 숨을 멈추고, 물라다라에 대한 알아차림을 유지하고 아주 가볍고 미세하게 물라 반다를 한다.
양손을 엉덩이 옆에 짚고 손으로 몸을 들어 올린다.
그다음 몸을 살짝 내려놓으며 물라다라를 부드럽게 친다.
치는 것을 2~3번 반복한다.

수련을 빠르게 하거나 거칠게 하지 않는다.
세 번 내려치고 난 후 웃자이 쁘라나야마를 하면서 코로 부드럽게 숨을 내쉰다.
그 숨은 물라다라에 있는 저장고로부터 전 방향으로 퍼져나가는 것 같다.
이 끄리야를 총 7번 수련한다.
물라다라를 내려치는 횟수는 최대 11번까지 하며 한 달에 1회씩 점차적으로 늘려 나갈 수 있다.

다라나 수련

10. 나우무키 무드라(Naumukhi Mudra 9개의 문 닫기)

싯다아사나, 싯다 요니 아사나 혹은 빠드마아사나로 앉는다.
눈은 수련 내내 감는다.
필요하다면 물라다라를 확실하게 누를 수 있도록 방석을 이용한다.
케차리 무드라를 하고 머리를 약간 앞으로 숙인다(잘란다라 반다를 하는 것은 아니다).
마음속으로 반복한다. '물라다라, 물라다라, 물라다라.'
그다음 웃자이로 숨을 마시며 앞쪽 통로로 빈두까지 올라간다. 비슛디에서 빈두까지 지나면서 머리를 들어올린다.
양쪽 엄지손가락으로 귀를, 양쪽 집게손가락으로 눈을, 양쪽 가운뎃손가락으로 콧구멍을, 양쪽 네번째 손가락으로 윗입술을, 양쪽 새끼손가락으로 아랫입술을 막으면서 샨무키 무드라를 한다.
물라 반다와 바즈롤리 무드라(vajroli mudra 번개 무드라)를 수련한다.
몸의 9개의 문이 이제 닫혀 있다(두 눈, 두 귀, 두 개의 콧구멍, 입, 항문 그리고 성기).
척수와 빈두를 알아차린다.
이제 물라다라에 뿌리를 내리고 있는 구리로 된 빛나는 삼지창을 시각화한다. 그 삼지창의 자루는 척수 안에 있으며 매우 날카로운 창끝은 비슛디에서 위쪽을 향해 뻗어있고 가운데 뾰족한 부분은 빈두에 닿아 있다. 그 삼지창은 자발적으로 부드럽게 여러 번 위로 올라가서 빈두를 뚫게 될 것이다.

그것이 빈두를 뚫을 때 '빈두 뚫기' 라는 의미의 만뜨라 '빈두 베단(bindu bhedan)' 을 반복한다. 삼지창이 올라갈 때마다 그렇게 한다.

시간이 얼마간 지난 후 바즈롤리 무드라와 물라 반다를 푼다.

위의 문들을 연다. 양손을 무릎에 놓는다.

빈두부터 물라다라까지 웃자이로 숨을 내쉰다.

마음속으로 '물라다라' 를 3번 반복한다.

그다음 앞쪽 통로를 통해 빈두까지 이 끄리야를 반복하기 위해 숨을 들이쉰다.

완전히 5회 수련한다. 다섯번째 수련 후 숨을 내쉬고 수련을 마친다.

수련 참고: 이 끄리야를 하는 동안 등은 반드시 곧게 수직이 되어야 한다. 그렇지 않으면 빈두가 뚫리면서 나타나는 느낌을 감지할 수 없을 것이다. 바즈롤리 무드라는 그 느낌을 더 고양시키기 때문에 정확하게 하는 것이 중요하다. 그 느낌은 마치 바즈라 나디를 통해 뇌까지 관통하는 전류와 같다. 실제로 전기 충격처럼 빈두가 뚫리는 것이 느껴지는 지점을 민감하게 알아차리도록 노력한다.

11. 샥띠 찰리니(Shakti Chalini 생각 세력 유도하기)

싯다아사나, 싯다 요니 아사나 혹은 빠드마아사나로 앉는다.

눈은 수련 내내 감아야 한다.

케차리 무드라를 수련한다.

숨을 완전히 내쉰 다음 의식을 물라다라에 가져간다.

머리를 앞으로 숙인다.

마음속으로 '물라다라, 물라다라, 물라다라' 반복한다. 그다음 웃자이로 들이쉬는 숨에 앞쪽 통로를 통해서 빈두까지 올라간다. 빈두에 가까이 감에 따라 머리를 든다.

들이쉰 숨을 안에 두고 멈춘다. 그다음 두 귀, 두 눈, 양쪽 콧구멍, 입술을 손가락들로 막으면서 샤무키 무드라를 수련한다.

들이쉰 숨을 안에다 보유한 채 척추를 따라 물라다라까지 내려가고 앞쪽 통로로 빈두까지 올라가면서 의식이 이 경로를 따라 순환되도록 한다.

가느다란 녹색 뱀이 그 심령의 통로들을 통해 움직이는 것을 시각화한다.

이 뱀의 꼬리는 빈두에 있고, 그 몸은 물라다라까지 아래로 길게 이어져 앞쪽 통로를 통해 위로 이어져 올라간다.

그 머리는 또한 빈두에 있다. 그 뱀의 입은 꼬리 끝을 물고 있다.

만약 이 뱀을 지켜본다면 뱀은 심령의 통로들을 통해 원을 그리며 움직이기 시작할 것이다. 지켜보지 않으면 궤도를 벗어나 제 나름의 새로운 궤도를 따라갈지도 모른다.

그저 이 뱀을 지켜보라. 무엇을 하든지 간에.

숨을 안에 보유하는 것이 힘들어졌을 때 샤무키 무드라를 풀고, 양손은 무릎에, 의식은 빈두에 가져간다.

그다음 웃자이로 숨을 내쉬며 척수를 통해 물라다라까지 내려간다.

물라다라에서 '물라다라'를 3번 반복한다. 그리고 앞쪽 통로로 올라간다.

이 끄리야를 휴식 없이 5회 수련하거나 5회 호흡에 맞춰 수련한다.

수련 참고: 바즈롤리 무드라와 물라 반다는 샤무키 무드라와 동시에 수련할 수 있다.

12. 샴바비(Shambhavi 빠르바띠의 연꽃)

싯다아사나, 싯다 요니 아사나 혹은 빠드마아사나로 앉는다.

두 눈을 감고 케차리 무드라를 수련한다.

아래로 길게 뻗어 있는 가는 줄기를 가진 연꽃 한 송이를 시각화한다.

그 연꽃의 뿌리들은 흰색이거나 투명한 녹색이다.

그것들은 물라다라 차끄라로부터 나온다.
가는 녹색의 연꽃 줄기는 척수 안에 있다.
연꽃은 사하스라라에 있고 그것은 꽃봉오리처럼 닫혀 있다. 그 꽃봉오리 아래에는 두세 개의 연녹색 어린 꽃잎들이 있다.
그 꽃의 중심 꽃잎들은 가는 빨간색 잎맥을 갖고 있는 분홍색이다.
이 연꽃을 선명하게 보려고 시도하라.
치다까샤의 공간에서 그것을 시각화하되 몸 안에서 그것을 느낀다.
숨을 내쉬고 알아차림을 물라다라에 있는 연꽃 뿌리에 가져간다.
웃자이로 숨을 들이쉰다. 알아차림이 척추 안에 있는 연꽃 줄기의 중심을 통하여 천천히 올라가도록 한다.
들이쉬는 숨 끝에 그 줄기 꼭대기에 있는 닫힌 꽃봉오리에 도달할 것이다.
상승은 애벌레가 가는 줄기 안에서 위로 기어가는 것과 같다.
숨을 안에 보유한 채 알아차림을 사하스라라에 둔다.
당신은 연꽃 안에 있지만 밖에서도 그것을 볼 수 있다.
그것은 매우 천천히 꽃을 피우기 시작할 것이다.
봉오리가 아름다운 연꽃으로 열리면서 중앙에 노란 꽃가루가 덮여 있는 수술을 볼 것이다.
다시 천천히 꽃봉오리가 닫혔다가 이어 곧바로 또다시 열릴 것이다. 연꽃이 열렸다 닫혔다 하기를 멈춘 후, 그것은 봉해진 채로 있다. 그다음 천천히 웃자이로 내쉬는 숨의 흐름을 타고 떠내려가듯이 그 줄기를 통해 물라다라까지 내려간다.
연꽃의 뿌리가 사방으로 뻗어 나가는 것을 시각화하며 물라다라에 몇 초간 멈춘다.
그다음 다시 한 번 웃자이로 숨을 마시면서 그 줄기를 따라 올라간다.
오르고 내리기를 11회 한 다음 끄리야를 마친다.

13. 암릿 빤(Amrit Pan 감로 마시기)

싯다아사나, 싯다 요니 아사나 혹은 빠드마아사나로 앉는다.

수련 내내 눈을 감으며 케차리 무드라를 수련한다.

알아차림을 따뜻하고 달콤한 액체가 저장돼 있는 마니뿌라 차끄라로 옮겨간다.

웃자이로 숨을 완전히 내쉰다.

웃자이로 숨을 들이쉬며 호흡의 흡인력으로 척수를 통해 비슛디 차끄라까지 이 액체를 끌어올린다.

몇 초간 비슛디에 머문다.

마니뿌라로부터 끌어 올린 감로는 비슛디 차끄라에서 얼음처럼 차갑게 될 것이다.

그다음 웃자이로 그 감로의 통로를 통해 랄라나 차끄라(lalana chakra 부드러운 입천장 뒤)까지 숨을 내쉰다. 그 호흡으로 차가워진 감로를 랄라나까지 불어낸다.

일단 랄라나에 다다르면 숨은 바로 저절로 흩어진다.

즉시 알아차림을 마니뿌라 차끄라로 되돌린다.

다시 웃자이로 숨을 들이쉬면서 액체의 상향 이동을 계속한다. 전부 9회 수련한다.

14. 차끄라 베단(Chakra Bhedan 차끄라 뚫기)

싯다아사나, 싯다 요니 아사나 혹은 빠드마아사나로 앉는다.

수련 내내 눈은 감는다.

케차리 무드라와 웃자이 호흡을 수련한다. 들숨과 날숨 사이에 쉬지 않고 호흡한다.

숨을 내쉬면서 알아차림을 척추의 맨 아래에 있는 스와디스타나 차끄라로 옮겨간다.

숨을 들이쉬며 의식을 먼저 물라다라로 보내고 그다음 전면 통로로 보낸다.
비숫디 끄쉐뜨람까지 올라올 즈음 숨이 차서 바로 숨을 내쉴 것이다. 숨을 내쉬면서 비숫디 끄쉐뜨람에서 빈두까지 그다음 척추를 타고 아갸에서 스와디스타나 차끄라까지 내려간다. 이것이 1회이다.
이 끄리야는 사실 59회를 수련해야 하지만 횟수를 완전히 마치기 전이라도 내향화가 시작되면 수련을 바로 중단하고 다음 끄리야로 간다.

15. 수슘나 다르샨(Sushumna Darshan 차끄라의 내면 시각화)

싯다아사나, 싯다 요니 아사나 혹은 빠드마아사나로 앉는다.
눈을 감고 자연스럽게 호흡한다.
이번 끄리야에서는 호흡과 알아차림 사이에 아무런 관계가 없다.
알아차림을 물라다라로 가져간다.
연필 한 자루를 상상하라. 그것으로 물라다라에서 사각형을 그린다. 그 사각형 안에 가장 큰 역정삼각형을 그린다.
그다음 사각형의 네 모서리가 닿게 원을 하나 그린다.
사각형의 각 변마다 한 개씩, 네 개의 잎을 준비한다.
알아차림을 스와디스타나로 가져간다.
물라다라에 있는 그 원처럼 그곳에 같은 지름의 원 하나를 그린다.
그 원의 가장자리를 돌아가며 6개의 잎을, 그 원 안쪽 바닥에는 초승달을 그린다.
이제 마니뿌라로 간다.
원 하나를 그린다. 그리고 그 원 안에 그릴 수 있는 최대한 큰 역삼각형을 그린다. 가운데 불덩이를 그린다.
10개의 잎을 원둘레에 그린다.
의식을 아나하따에 가져간다.
그곳에 2개의 삼각형을 그린다. 하나는 위로 향하고 다른 하나는 거꾸로 그린다. 두 삼각형은 서로 교차하며 섞여 짜여 있다.

그 주위에 12개의 잎이 달린 원을 그린다.

다음 비슛디로 간다.

원 하나를 그린다. 그리고 한 방울의 감로처럼 그 안에 더 작은 원을 그린다.

그 원에 16개의 잎을 그린다.

아갸로 올라간다.

원 하나를 그린다. 그 안에 산스끄리뜨로 크게 '옴(Om)' 이라고 쓴다.

두 개의 큰 잎을 그린다. 하나는 오른쪽에 다른 하나는 원의 왼쪽에 그린다.

빈두에는 초승달 하나와 바로 그 위에 아주 작은 원을 그린다.

사하스라라로 간다.

그곳에 원 하나를 그린다. 그 원 안에 뾰족한 부분이 위를 향하고 있는 최대 크기의 삼각형을 그린다.

그 원 주변에는 1000개의 꽃잎이 있다.

한 번에 제자리에 있는 모든 차끄라를 보려고 하라.

모든 차끄라를 동시에 보는 것이 너무 어렵다면 첫 날은 2개의 차끄라만 보고, 모든 차끄라가 함께 나타날 때까지 시각화에 매일 1개의 차끄라씩 더해간다.

16. 쁘라나 아후띠(Prana Ahuti 신성한 쁘라나 주입)

싯다아사나, 싯다 요니 아사나 혹은 빠드마아사나로 앉는다.

눈을 감고 자연스럽게 호흡한다.

머리 위에 놓인 하나의 성스러운 손의 부드러운 감촉을 느낀다. 그 손은 성스러운 쁘라나를 당신의 몸 안으로 불어 넣는다. 그리고 그 쁘라나는 척추를 타고 사하스라라로부터 이동해 내려간다.

당신은 찬 기운, 열, 에너지, 전류로 혹은 바람이나 액체의 흐름으로 그것을 경험할지도 모른다.

그것은 빠르게 당신을 관통하며 떨림, 충격, 뒤틀림, 혹은 찌릿찌릿한 느낌을 일으킬 것이다. 쁘라나가 물라다라에 이르렀을 때 그 쁘라나를 두 번 경험하기 위해 기다리지 말고 바로 다음 끄리야로 진행한다.

17. 웃탄(Utthan 꾼달리니 올리기)

싯다아사나, 싯다 요니 아사나 혹은 빠드마아사나로 앉는다.

수련 내내 눈을 감는다.

이 끄리야에서 호흡은 자연스럽다.

알아차림을 물라다라 차끄라로 가져간다.

그것을 분명하게 시각화하면서 모든 세부적인 것을 알아차린다.

검정색의 연기와 가스로 만들어진 쉬바링감을 보게 될 것이다.

남근의 상단과 하단부는 잘려 나갔고 한 마리의 빨간색 어린 뱀이 그것을 말아 감싸고 있다.

빨간색 어린 뱀은 말고 있는 몸을 스스로 풀어서 수슘나를 통해 위로 이동하려고 한다.

뱀은 스스로 풀고 위로 올라가려고 애를 쓰면서 화났을 때 내는 '쉬' 소리를 낸다.

뱀 꼬리는 쉬바링감의 하단부에 고정된 채로 있을 것이다. 그러나 머리와 몸체는 위로 이동했다가 다시 아래로 내려올 수도 있다.

가끔 뱀과 쉬바링감은 몸 안에서 위치가 바뀔 수도 있다. 심지어 그것들을 한동안 아갸 혹은 사하스라라에서 시각화할 수도 있다.

당신의 몸과 같은 넓이를 지닌 뱀의 머리는 아주 넓은데 코브라는 아니다.

얼마의 시간이 흐른 뒤 몸이 수축하고 있음을 느낄 수도 있다.

그다음 지복감이 따를 것이다. 이것이 일어났을 때 다음 끄리야를 한다.

18. 스와루빠 다르샨(Swaroopa Darshan 자아 비전)

싯다아사나, 싯다 요니 아사나 혹은 빠드마아사나로 앉는다.

눈은 뜨지 않는다.

육체적인 몸을 알아차린다.

몸은 전혀 움직이지 않는다. 이에 대해 완전한 알아차림을 유지한다.

확실하게 바위처럼 안정되게 한다.

몸이 완전히 흔들림이 없을 때 자연스런 호흡을 알아차린다.

호흡의 끊임없는 흐름을 지켜보되 몸은 움직이지 않게 한다.

몸은 점점 굳어지기 시작할 것이다.

점점 더 굳어질수록 알아차림은 완전히 호흡으로 이동할 것이다. 몸은 계속 굳어지고 저절로 더 굳어질 것이다.

몸이 돌처럼 견고해졌을 때, 움직이려 해도 움직일 수 없게 되었을 때 다음 끄리야로 넘어간다.

19. 링가 산찰라나(Linga Sanchalana 아스트랄 유도)

눈을 감은 채 부동의 자세로 고요하게 있는다.

몸이 굳어져 있으므로 호흡은 자동적으로 웃자이 호흡이 될 것이고 케차리 무드라를 하게 될 것이다.

완전하게 호흡을 알아차린다.

숨을 들이쉴 때마다 몸이 확장되는 듯한 느낌을 알아차릴 것이다.

숨을 내쉴 때마다 몸이 수축되는 듯한 느낌을 알아차릴 것이다.

이것은 좀 특이하다고 할 수 있다. 몸은 움직이지 않고 있기 때문이다.

몸은 석상처럼 움직이지 않고 안정감이 있다.

확장하고 수축하는 것을 경험하는 것은 유체이다.

이 수축과 확대 과정을 지켜봄에 따라서 그 과정이 점차적으로 더욱더 확연해질 것이다.

얼마간의 시간이 지난 후 육체적인 몸에 대한 알아차림을 잃기 시작할 것이다. 그리고 곧바로 유체만 바라보고 있을 것이다.

그러나 수축의 정도는 더욱 확실해질 것이다.

결국에는 수축할 때 유체가 한 점 빛으로 줄어드는 단계에 이르게 된다. 그 단계에 이르게 되면 끄리야를 즉시 중단하고 다음으로 넘어간다.

디야나 수련

20. 디야나(Dhyana 명상)

당신은 유체가 한 점 빛이라는 것을 깨달았다.

이제 좀 더 가까이서 그 빛점을 본다. 그것이 황금계란 형태를 띠고 있음을 알 수 있을 것이다.

이 황금계란을 지켜볼수록 그것은 팽창하기 시작할 것이다.

황금계란은 아주 선명하고 강하게 반짝이고 있다. 그러나 그것은 어떤 빛도 발산하지는 않는다.

그 황금계란이 점점 더 커질수록 당신의 유체와 육체의 형태를 띠기 시작할 것이다.

그러나 이 형태는 물질적인 것이 아니며 정묘한 형태조차도 아니다.

이 형태는 고요하게 빛나는 빛이다.

그것이 당신의 근원 자아다.

부록

부록 A

발음 안내

a	in	mica
ā	〃	far
i	〃	hill
ī	〃	police
u	〃	pull
ū	〃	nude
ṛ	〃	clarity
ṝ	〃	marine
lṛ	〃	rivalry
lṝ	〃	rivalry(길게)
e	〃	prey
ai	〃	aisle
o	〃	go
au	〃	cow
ṃ	〃	run
ḥ	〃	bah
k	〃	meek
kh	〃	inkhorn
g	〃	go
gh	〃	yoghurt
ṅ	〃	sing
ch	〃	cheek
chh	〃	churchhill
j	〃	jab
jh	〃	hedgehog

ñ	in	canyon
ṭ	〃	true
ṭh	〃	anthill
ḍ	〃	do
ḍh	〃	redhead
ṇ	〃	gong
t	〃	water(치음)
th	〃	nuthook
d	〃	bud
dh	〃	adhere(더욱 치음)
n	〃	not
p	〃	pay
ph	〃	uphill
b	〃	rub
bh	〃	abhor
m	〃	map
y	〃	yoga
r	〃	red
l	〃	bull
v	〃	vice
ś	〃	shield
ṣ	〃	assure
s	〃	sin
h	〃	hit

부록 B

다양한 종교의 만뜨라

모든 종교, 특히 그리스도교를 포함한 모든 종교가 알든지 모르든지 만뜨라를 사용한다. 최고의 만뜨라로 선택된 목록을 당신의 관심과 정보를 위해 아래에 올린다. 특별한 만뜨라를 사용하기 위해 힌두교도나 불교도가 될 필요는 없다. 그리스도교 신자도 커다란 이익을 위해 만뜨라들을 사용할 수 있다. 유일한 준비는 그에게 호소해야 한다는 것이다.

만뜨라의 첫번째 장은 베다 경전과 딴뜨라 경전에 있는 신들에 따라 분류된 그들의 경전에서 선별되었다. 그리고 그다음으로 다양한 종교의 만뜨라가 이어진다.

가야뜨리 만뜨라(Gayatri Mantras)

가야뜨리(Gayatri)

옴 부 부바 스와하 땃 사비뚜르바렌얌
Oṃ Bhūḥ Bhūvaḥ Svaḥ Tat Saviturvareṇyaṃ
바르고데바시야 디마히 디요 요 나 쁘라초다얏
Bhargodevasya Dhīmahi Dhiyo Yo Naḥ Prachodayāt

가네샤(Ganesha)

1. 옴 에까단따야 비드마헤 바끄라뚠다야 디마히 딴노 단띠 쁘라초다얏
   Oṃ Ekadantāya Vidmahe Vakratuṇḍāya Dhīmahi Tanno Dantiḥ Prachodayāt
2. 옴 땃까라따야 비드마헤 하스띠무카야 디마히 딴노 단띠 쁘라초다얏
   Oṃ Tatkarāṭāya Vidmahe Hastimukhāya Dhīmahi Tanno Dantiḥ Prachodayāt
3. 옴 땃 뿌루샤야 비드마헤 하스띠무카야 디마히 딴노 단띠 쁘라초다얏
   Oṃ Tat Puruṣāya Vidmahe Hastimukhāya Dhīmahi Tanno Dantiḥ Prachodayāt

브라흐마(Brahma)

1. 옴 베다뜨마네 차 비드마헤 히란야가르바야 디마히 딴노 브라흐마 쁘라초다얏
   Oṃ Vedātmane Cha Vidmahe Hiraṇyagarbhāya Dhīmahi Tanno Brahmā Prachodayāt
2. 옴 차뚜르무카야 비드마헤 까만달루다라야 디마히 딴노 브라흐마 쁘라초다얏
   Oṃ Chaturmukhāya Vidmahe Kamaṇḍaludharāya Dhīmahi Tanno Brahmā Prachodayāt

비슈누(Vishnu)

1. 옴 나라야나야 비드마헤 바수데바야 디마히 딴노 비슈누 쁘라초다얏
   Oṃ Nārāyaṇāya Vidmahe Vāsudevāya Dhīmahi Tanno Viṣṇuḥ Prachodayāt
2. 옴 나라야나야 비드마헤 마하데바야 디마히 딴노 비슈누 쁘라초다얏
   Oṃ Nārāyaṇāya Vidmahe Mahādevāya Dhīmahi Tanno Viṣṇuḥ Prachodayāt

나라싱하(Narasimha)

1. 옴 바즈라나카야 비드마헤 띡슈나단슈뜨라야 디마히 딴노

   Oṃ Vajranakhāya Vidmahe Tīkṣṇadanṣṭrāya Dhīmahi Tanno

   나라싱하 쁘라초다얏

   Nāṛasiṅhaḥ Prachodayāt

2. 옴 나라싱하야 비드마헤 바즈라나카야 디마히 딴노

   Oṃ Nāṛasiṅhāya Vidmahe Vajranakhāya Dhīmahi Tanno

   싱하 쁘라초다얏

   Simhaḥ Prachodayāt

가루다(Garuda)

옴 땃 뿌루샤아 비드마헤 수바르나 빡샤야 디마히

Oṃ Tat Puruṣāya Vidmahe Suvarṇa Pakṣāya Dhīmahi

딴노 가루다 쁘라초다얏

Tanno Garuḍaḥ Prachodayāt

루드라/쉬바(Rudra/Shiva)

1. 옴 땃 뿌루샤야 비드마헤 마하데바야 디마히 딴노

   Oṃ Tat Puruṣāya Vidmahe Mahādevāya Dhīmahi Tanno

   루드라 쁘라초다얏

   Rudraḥ Prachodayāt

2. 옴 땃 뿌루샤야 비드마헤 사하스라끄샤시야마하데바시야

   Oṃ Tat Puruṣāya Vidmahe Sahasrākṣasyamahādevasya

   디마히 딴노 루드라 쁘라초다얏

   Dhīmahi Tanno Rudraḥ Prachodayāt

난디께슈바라(Nandikeshvara)

옴 땃 뿌루샤야 비드마헤 난디께슈바라야 디마히 딴노

Oṃ Tat Puruṣāya Vidmahe Nandikeśvarāya Dhīmahi Tanno

브리샤바 쁘라초다얏

Vṛṣabhaḥ Prachodayāt

샨무카(Shanmukha)

1. 옴 샨무카야 비드마헤 마하세나야 디마히 딴노

   Oṃ Ṣaṇmukhāya Vidmahe Mahāsenāya Dhīmahi Tanno

   스깐다 쁘라초다얏

   Skandaḥ Prachodayāt

2. 옴 샨무카야 비드마헤 마하세나야 디마히 딴노

   Oṃ Ṣaṇmukhāya Vidmahe Mahāsenāya Dhīmahi Tanno

   샤나무카 샤슈타 쁘라초다얏

   Ṣaṇamukhāḥ Ṣaṣṭhaḥ Prachodayāt

수리야(Surya)

1. 옴 바스까라야 비드마헤 마하듀띠까라야 디마히

   Oṃ Bhāskarāya Vidmahe Mahādyutikarāya Dhīmahi

   딴나 아디띠야 쁘라초다얏

   Tannaḥ Ādityaḥ Prachodayāt

2. 옴 아디띠야야 비드마헤 사하스라끼라나야 디마히 딴나

   Oṃ Ādityāya Vidmahe Sahasra-kiraṇāya Dhīmahi Tannaḥ

   바누 쁘라초다얏

   Bhānuḥ Prachodayāt

3. 옴 쁘라바까라야 비드마헤 디바까라야 디마히 딴나

Oṃ Prabhākarāya Vidmahe Divākarāya Dhīmahi Tannaḥ

수리야 쁘라초다얏

Sūryaḥ Prachodayāt

두르가(Durga)

1. 옴 까띠얀예 비드마헤 깐야꾸마리예 디마히 딴노 두르가 쁘라초다얏

   Oṃ Kātyānyai Vidmahe Kanyākumāryai Dhīmahi Tanno Durgā Prachodayāt

2. 옴 마하슐린예 비드마헤 마하두르가예 디마히 딴노 바가바띠 쁘라초다얏

   Oṃ Mahāśūlinyai Vidmahe Mahādurgāyai Dhīmahi Tanno Bhagavati Prachodayāt

사라스와띠(Saraswati)

옴 아잉 바그데브예 차 비드마헤 까마라자야 디마히

Oṃ Aiṅ Vāgdevyai Cha Vidmahe Kāmarājāya Dhīmahi

딴노 데비 쁘라초다얏

Tanno Devī Prachodayāt

라마(Rama)

옴 다샤라타야 비드마헤 시따발라바야 디마히 딴노

Oṃ Dāśarathāya Vidmahe Sitā-vallabhāya Dhīmahi Tanno

라마 쁘라초다얏

Rāmaḥ Prachodayāt

하누만(Hanuman)

옴 안자네야야 비드마헤 바유 뿌뜨라야 디마히 딴노
Oṃ Āñjaneyāya Vidmahe Vāyu Putrāya Dhīmahi Tanno
하누만 쁘라초다얏
Hanumān Prachodayāt

끄리슈나(Krishna)

옴 데바끼난다나야 비드마헤 바수데바야 디마히
Oṃ Devakīnandanāya Vidmahe Vāsudevāya Dhīmahi
딴노 끄리슈나 쁘라초다얏
Tanno Kṛṣṇaḥ Prachodayāt

고빨(Gopal)

옴 고빨라야 비드마헤 고삐자나발라바야 디마히
Oṃ Gopālāya Vidmahe Gopijana-vallabhāya Dhīmahi
딴노 고빨라 쁘라초다얏
Tanno Gopālaḥ Prachodayāt

빠라슈람(Parashuram)

옴 자마다갸야 비드마헤 마하비라야 디마히 딴노
Oṃ Jāmadajñāya Vidmahe Mahāvīrāya Dhīmahi Tanno
빠라슈라마 쁘라초다얏
Paraśurāmaḥ Prachodayāt

딴뜨리까(Tantrika)-브라흐마(Brahma)

옴 빠라메슈바라야 비드마헤 빠라마 땃뜨바야 디마히
Oṃ Parameśvarāya Vidmahe Parama Tattvāya Dhīmahi

딴노 브라흐마 쁘라초다얏

Tanno Brahmā Prachodayāt

락슈미(Lakshmi)

옴 마하데비 차 비드마헤 비슈누빠뜨니 차 디마히

Oṃ Mahādevī Cha Vidmahe Viśṇu-patnī Cha Dhīmahi

딴노 락슈미 쁘라초다얏

Tanno Lakṣmīḥ Prachodayāt

샥띠(Shakti)

옴 사르바삼모힌예 비드마헤 비슈바자난예 디마히

Oṃ Sarva-sammohinyai Vidmahe Viśva-Jananyai Dhīmahi

딴나 샥띠 쁘라초다얏

Tannaḥ Śaktiḥ Prachodayāt

안나뿌르나(Annapurna)

옴 바가바띠예 차 비드마헤 마헤슈바리예 차 디마히

Oṃ Bhagavatyai Cha Vidmahe Māheśvaryai Cha Dhīmahi

딴노 안나뿌르나 쁘라초다얏

Tanno Annapūrṇā Prachodayāt

깔리(Kali)

1. 옴 깔리까예 비드마헤 슈마샤나바시니예 디마히 딴노

Oṃ Kālikāyai Vidmahe Śmaśānavāsinyai Dhīmahi Tanno

아고라 쁘라초다얏

Aghorā Prachodayāt

2. 옴 아디야예 비드마헤 빠라메슈바리예 디마히 딴노 깔리

Oṃ Ādyāyai Vidmahe Parameśvaryai Dhīmahi Tanno Kālīḥ

빠라초다얏

Prachodayāt

닥쉬나무르띠(Dakshinamurti)

옴 닥쉬나무르따예 비드마헤 디야나스타야 디마히

Oṃ Dākṣiṇamūrtaye Vidmahe Dhyānasthāya Dhīmahi

딴노 디샤 빠라초다얏

Tanno Dhīśaḥ Prachodayāt

구루(Guru)

옴 구루데바야 비드마헤 빠라브라흐마네 디마히 딴노

Oṃ Gurudevāya Vidmahe Parabrahmaṇe Dhīmahi Tanno

구루 빠라초다얏

Guruḥ Prachodayāt

함사(Hamsa)

1. 옴 함사야 비드마헤 빠라마함사야 디마히 딴노

   Oṃ Hamsāya Vidmahe Paramahamsāya Dhīmahi Tanno

   함사 빠라초다얏

   Hamsaḥ Prachodayāt

2. 옴 빠라마함사야 비드마헤 마핫땃뜨바야 디마히

   Oṃ Paramahamsāya Vidmahe Mahattattvāya Dhīmahi

   딴노 함사 빠라초다얏

   Tanno Hamsaḥ Prachodayāt

하야그리바(Hayagriva)

옴 바기슈바라야 비드마헤 하야그리바야 디마히 딴노
Oṃ Vāgīśvarāya Vidmahe Hayagrīvāya Dhīmahi Tanno

함사 쁘라초다얏
Hamsaḥ Prachodayāt

시바난다(Sivananda)

옴 땃 뿌루샤야 비드마헤 쉬바난다야 디마히 딴노
Oṃ Tat Puruṣāya Vidmahe Śivānandāya Dhīmahi Tanno

브라흐마 쁘라초다얏
Brahma Prachodayāt

아자빠(Ajapa)

옴 함사 함사야 비드마헤 소함 함사야 디마히
Oṃ Hamsa Hamsāya Vidmahe Sohaṃ Hamsāya Dhīmahi

딴노 함사 쁘라초다얏
Tanno Hamsaḥ Prachodayāt

우빠니샤드 만뜨라(Mantras from Upanishads)

1. 옴 Oṃ
2. 하리 옴 Hariḥ Oṃ
3. 하리 옴 땃 삿 Hariḥ Oṃ Tat Sat
4. 아함 브라흐마스미 Ahaṃ Brahmāsmi
5. 땃뜨바마스미 Tattvamasi
6. 아야마뜨마 브라흐마 Ayamātmā Brahmā
7. 쁘라갸남 브라흐마 Prajñānam Brahmā

8. 쉬보함 Śivoham

9. 사찌다깜 브라흐마 Sachchidakam Brahmā

씨앗 만뜨라

만뜨라	데바따(신)
1. 옴(Om̐)	우주 존재의 소리
2. 흐라움(Hrauṃ)	쉬바(Śiva)
3. 둠(Duṃ)	두르가(Durgā)
4. 끄림(Krīṃ)	깔리까(Kālikā)
5. 흐림(Hrīṃ)	마하마야(Mahāmāyā)
6. 아임(Aiṃ)	마하사라스와띠(Mahāsaraswati)
7. 슈림(Śrīṃ)	마하락슈미(Mahālakṣmī)
8. 끌림(Klīṃ)	끄리슈나(Kṛṣṇa) 또는 까마데바(Kāmadeva)
9. 훔(Huṃ)	바이라바(Bhairava)
10. 감(Gaṃ)	가네샤(Ganeśa)
11. 끄슈라움(Kṣrauṃ)	나라싱하(Nāṛasimha)

가네쉬 만뜨라(Ganesh Mantra)

가야뜨리는 가야뜨리 장 참조.

1. 옴 슈리 가네샤야 나마하
   Oṃ Śrī Gaṇeśāya namaḥ
2. 옴 슈리 마하가나빠따예 나마하
   Oṃ Śrī Mahāgaṇapataye namaḥ
3. 옴 슈림 흐림 끄림 글라움 감 가나빠따예 바라 바라다
   Oṃ Śrīṃ hrīṃ krīṃ glauṃ gaṃ gaṇapataye vara varada

사르바자남 메 바샤마나야 스와하

sarvajanaṃ me vaśamānaya svāhā

4. 흐림 감 흐림 가나빠따예 스와하

   Hrīṃ gaṃ hrīṃ gaṇapataye svāhā

5. 옴 감 옴

   Oṃ gaṃ Oṃ

6. 옴 감 가나빠따예 나마하

   Oṃ Gaṃ Gaṇapataye namaḥ

7. 옴 나모 바가바떼 가자나나야

   Oṃ Namo Bhagavate Gajānanāya

8. 바끄라뚠다야 훔

   Vakratuṇḍāya huṃ

쉬바 만뜨라(Shiva Mantras)

가야뜨리는 가야뜨리 장 참조.

1. 옴 나마 쉬바야

   Oṃ namaḥ Śivāya

2. 옴 하라예 나마하

   Oṃ Haraye namaḥ

3. 옴 뜨라얌바깜 야자마헤 수간딤 뿌슈띠바르다남

   Oṃ Trayambakaṃ yajāmahe sugandhiṃ puṣṭivardhanaṃ

   우르바루까미바 반다낫 므리뚀르묵쉬야 마므리땃

   Urvārukamiva bandhanāt mṛtyormukṣīya māmṛtāt

4. 옴 나마 닐깐타야

   Oṃ Namaḥ Nīlkanṭhāya

5. 흐라움

Hrauṃ

6. 흐라움 흐림 타

Hrauṃ hrīṃ ṭhaḥ

7. 람 끄샴 맘 얌 아움 움

Raṃ kṣaṃ maṃ yaṃ auṃ ūṃ

바이슈나바 만뜨라(Vaishnava Mantras)

가야뜨리는 가야뜨리 장 참조.

1. 옴 나라야나야 나마하

Oṃ Nārāyaṇāya namaḥ

2. 옴 비슈나베 나마하

Oṃ Viṣṇave namaḥ

3. 옴 비슈나베 빠라죠띠예 나마하

Oṃ Viṣṇave parājyotye namaḥ

4. 옴 빠라마뜨마네 나마하

Oṃ Paramātmane namaḥ

5. 옴 아난따야 나마하

Oṃ Anantāya namaḥ

6. 옴 아치유따야 나마하

Oṃ Achyutāya namaḥ

7. 옴 고빈다야 나마하

Oṃ Govindāya namaḥ

8. 옴 아치유따난따 고빈다야 나마하

Oṃ Achyutānanta Govindāya namaḥ

9. 옴 끌림 흐리쉬께샤야 나마하

Oṃ Klīṃ Hriṣikeśāya namaḥ

10. 옴 슈리 슈리다라야 나마하

Oṃ Śrī Śridharāya namaḥ

11. 옴 슈리 마두수다나야 나마하

Oṃ Śrī Madhusūdanāya namaḥ

12. 옴 다모다라야 나마하

Oṃ Dāmodarāya namaḥ

13. 옴 나모 나라야나야

Oṃ Namo Nārāyaṇāya

14. 옴 슈리만 나라야나차라나우샤라남 쁘라빠디예

Oṃ Śrīman Nārāyaṇa-charaṇau-śaraṇaṃ prapadye

스리 라마 만뜨라(Sri Rama Mantras)

가야뜨리는 가야뜨리 장 참조.

1. 옴 슈리 라마 자야 라마 자야 자야 라마

Oṃ Śrī Rāma jaya Rāma jaya jaya Rāma

2. 옴 슈리 라마야 나마하

Oṃ Śrī Rāmāya namaḥ

3. 옴 슈리 시따라마찬드라비얌 나마하

Oṃ Śrī Sitārāmachandrābhyāṃ namaḥ

4. 라마야 라마바드라야 라마찬드라야 베다세

Rāmāya Rāmabhadrāya Rāmachandrāya vedhase

라구나타야 나타야 시따야 빠따예 나마하

Raghunāthāya nāthāya Sitāyāḥ pataye namaḥ

5. 옴 슈리 라마 샤라남 마마
   Oṃ Śrī Rāmaḥ śaranaṃ mama
6. 옴 슈리 슈리 시따라마 샤라남
   Oṃ Śrī Śrī Sitārāmaḥ śaranaṃ
7. 옴 슈리 라마찬드라차라나우샤라남 쁘라빠디예
   Oṃ Śrī Rāmachandra-charaṇau-śaranaṃ prapadye
8. 람 라마야 나마하
   Raṃ Rāmāya namaḥ
9. 함 소 라마야 나마 소함
   Haṃ so Rāmāya namaḥ sohaṃ
10. 흐림 라마야 나마 흐림
    Hrīṃ Rāmāya namaḥ hrīṃ
11. 흐라움 라마야 나마하 흐라움
    Hrauṃ Rāmāya namaḥ hrauṃ
12. 아임 라마야 나마하
    Aiṃ Rāmāya namaḥ
13. 끌림 라마야 나마하
    Klīṃ Rāmāya namaḥ

끄리슈나 만뜨라(Krishna Mantras)

가야뜨리는 가야뜨리 장 참조.

1. 옴 나모 바가바떼 바수데바야
   Oṃ namo bhagavate Vāsudevāya
2. 옴 슈리 끄리슈나야 고빈다야 고삐자나발라바야 나마하
   Oṃ Śrī Kṛṣṇāya Govindāya Gopījana-vallabhāya namaḥ

3. 옴 슈리 끄리슈나야 나마하
Oṃ Śrī Kṛṣṇāya namaḥ

4. 옴 슈리 끄리슈나 샤라남 마마
Oṃ Śrī Kṛṣṇaḥ śaranaṃ mama

5. 끌림
Klīṃ

6. 끄리슈나
Kṛṣṇaḥ

7. 끌림 끄리슈나
Klīṃ Kṛṣṇāya

8. 끌림 끄리슈나 고빈다야 끌림
Klīṃ Kṛṣṇāya Govindāya klīṃ

샤띠 만뜨라(Shakti Mantras)

깔리(Kali)

1. 흐림 슈림 끄림 빠라메슈바라예 스와하
Hrīṃ śrīṃ krīṃ Parameśvaryai svāhā

2. 흐림 슈림 끄림 빠라메슈바라예 깔리께 흐림 슈림 끄림 스와하
Hrīṃ śrīṃ krīṃ Parameśvari Kālike hrīṃ śrīṃ krīṃ svāhā

3. 옴 슈리 깔리까예 나마하
Oṃ śrī Kālikāyai namaḥ

4. 옴 흐림 메 스와하 (깔리 흐리다야)
Oṃ hrīṃ me svāhā (Kāli Hridaya)

5. 끄림 끄림 끄림 훔 훔 흐림 흐림 닥쉬네 깔리께 끄림
Krīṃ krīṃ krīṃ huṃ huṃ hrīṃ hrīṃ dakṣiṇe Kālike krīṃ
끄림 끄림 훔 훔 흐림 흐림 스와하
krīṃ krīṃ huṃ huṃ hrīṃ hrīṃ svāhā

6. 끄림 흐림 슈림

Krīṃ hrīṃ śrīṃ

두르가(Durga)

1. 옴 슈리 두르가예 나마하

Oṃ śrī Durgāyai namaḥ

2. 옴 흐림 둠 두르가예 나마하

Oṃ hrīṃ duṃ Durgāyai namaḥ

사라스와띠(Saraswati)

1. 옴 슈리 사라스와띠예 나마하

Oṃ śrī Sarasvatyai namaḥ

2. 옴 흐림 아임 흐림 옴 사라스와띠예 나마하

Oṃ hrīṃ aiṃ hrīṃ Oṃ Sarasvatyai namaḥ

마하락슈미(Mahalakshmi)

1. 흐림 슈림 끄림 마하락슈미예 나마하

Hrīṃ śrīṃ krīṃ Mahālakṣmyai namaḥ

2. 옴 슈림 흐림 까말레 까말레 까말라라예 쁘라시다 쁘라시다

Oṃ śrīṃ hrīṃ kamale kamale kamalālaye prasīda prasīda

슈림 흐림 슈림 마하락슈미예 나마하

śrīṃ hrīṃ śrīṃ Mahālakṣmyai namaḥ

라다(Radha)

1. 슈리 라다예 스와하

Śrī Rādhāyai svāhā

2. 옴 흐림 라디까예 나마하
   Oṃ hrīṃ Rādhikāyai namaḥ

안나뿌르나(Annapurna)

흐림 나모 바가바띠 마헤슈바리 안나뿌르네 스와하
Hrīṃ namo bhagavatī māheśvarī Annapūrṇe svāhā

인드락쉬(Indrakshi)

옴 슈림 흐림 아임 인드락슈예 나마하
Oṃ śrīṃ hrīṃ aiṃ Indrākṣyai namaḥ

차문다(Chamunda)

옴 아임 흐림 끄림 차문다예 비쩨
Oṃ aiṃ hrīṃ krīṃ chāmundāyai vichche

하누만의 싯다 만뜨라(Siddha Mantras of Hanuman)

아래의 싯다 만뜨라는 힘과 싯디를 위해 사용된다.
가야뜨리는 가야뜨리 장 참조.

1. 옴 하누마떼 나마하
   Oṃ Hanumate namaḥ
2. 옴 나모 바가바떼 안자네야야 마하발라야 스와하
   Oṃ namo bhagavate āñjaneyāya mahābalāya svāhā
3. 옴 하누마떼 루드라뜨마까야 훔 팟
   Oṃ Hanumate rudrātmakāya huṃ phaṭ
4. 옴 빠바나 난다나야 스와하
   Oṃ pavana nandanāya svāhā

5. 옴 나모 바가바떼 안자네야야 아묵시야 슈린칼라
Oṃ namo bhagavate āñjaneyāya amuksya śrinkhalā
뜨로따야 뜨로따야 반다 목샴 꾸루 꾸루 스와하
troṭaya troṭaya bandha mokṣam kuru kuru svāhā

6. 뿌르바까삐무카야 빤차무카 하누마떼 땀 땀 땀
Pūrvakapimukhāya pañchamukha hanumate ṭaṃ ṭaṃ ṭaṃ
땀 땀 사깔라 샤뜨루 상하라나야 스와하
ṭaṃ ṭaṃ sakala śatru saṅharaṇāya svāhā

7. 옴 빠슈치마무카야 가루다나나야 빤차무카
Oṃ paśchimamukhāya garuḍānanaya pañchamukha
하누마떼 맘 맘 맘 맘 맘 사깔라 비샤하라 스와하
hanumate maṃ maṃ maṃ maṃ maṃ sakala viṣahara svāhā

마뜨리까(Matrika) 만뜨라 & 비자(Bija) 만뜨라

샤뜨(6) 차끄라에서

차끄라	마뜨리까 만뜨라	비자 만뜨라	땃뜨와
물라다라	Vaṃ śaṃ ṣaṃ saṃ	람(Laṃ)	땅
스와디스타나	Baṃ bhaṃ maṃ yaṃ raṃ laṃ	밤(Vaṃ)	물
마니뿌라	Ḍaṃ ḍhaṃ ṇaṃ taṃ thaṃ daṃ dhaṃ naṃ paṃ phaṃ	람(Raṃ)	불
아나하따	Kaṃ khaṃ gaṃ ghaṃ ṅaṃ chaṃ chhaṃ jaṃ jhaṃ ñaṃ ṭaṃ ṭhaṃ	얌(Yaṃ)	공기
비슛디	Aṃ āṃ iṃ īṃ uṃ ūṃ ṛṃ ṝṃ lṛṃ lṝṃ eṃ aiṃ oṃ auṃ aṃ aḥ	함(Haṃ)	에테르
아갸	Haṃ kṣaṃ	옴(Oṃ)	마음

여러 종류의 만뜨라

이러한 만뜨라들은 일상생활에서 욕망의 만족, 질병치유, 정상적인 건강 달성, 난관의 제거 등을 위해 사용된다.

뱀으로부터 안전을 지키기 위해

1. 옴 나르마다예 비차라나
   Oṃ Narmadāyai vichāraṇā
2. 아난땀 바수낌 쉐샴 빠드마나밤 차 깜발람
   Anantaṃ vāsukiṃ śeṣaṃ padmanābhaṃ cha kāmbalaṃ
   샨카빨람 드리따라슈뜨람 딱샤깜 깔리얌 따타
   Śankhapālaṃ dhṛtarāṣtraṃ takṣakaṃ kālīyaṃ tathā
   무니라잠 아스띠깜 나마하
   munirājaṃ āstikaṃ namaḥ
3. 옴 쁠라 사르빠꿀라야 스와하 아쉐하꿀라 사르바 꿀라야 스와하
   Oṃ plaḥ sarpakulāya svāhā aśehakula sarva kulāya svāhā

뱀의 독을 제거하기 위해

1. 나마 쁘라바우 자나 쉬바 니꼬 깔라꾸따 팔루 딘하 아미꼬
   Nāma prabhāu jāna Śiva niko Kālakuṭa phalu dīnha amiko
2. 가루다드바자누스마라낫 비샤비리얌 비야뽀하띠
   Garuḍadhvajānusmaraṇāt viṣavīryam vyapohati

전갈의 독을 제거하기 위해

차빠 스와하
Chhapa svāhā

어떤 질병이라도 제거하기 위해

1. 옴 흐림 함사하

   Oṃ hrīm hamsaḥ

2. 옴 슈림 흐림 끌림 아임 인드락쉬예 나마하

   Oṃ śrīm hrīm klīm aīm Indrākṣyai namaḥ

3. 옴 삼 사암 숨 심 숨 수 셈 사임 삼 사하 밤

   Oṃ sam sām sum sim sum sū sem saim sam saha vam

   바암 빔 비임 붐 부움 벰 바임 봄 바움 밤 바암 사하

   vām vim vīm vum vūm vem vaim vom vaum vam vām saha

   암리따 바레츠 스와하

   amṛta varech svāhā

열병 치료

1. 옴 나모 바가바떼 루드라야 나마 끄로데슈바라야 나마하

   Oṃ namo bhagavate rudrāya namaḥ krodheśvarāya namaḥ

   죠띠 빠딴가야 나모 나마 싯디 루드라 아자빠야띠 스와하

   jyoti pataṇgāya namo namaḥ sīddhi rudra ajāpayati svāhā

2. 옴 빈디야 바나나 훔 팟 스와하

   Oṃ vindhya vānana hum phaṭ svāhā

3. 옴 나모 바가바떼 찬디 찬디 아무까시야 즈바라시야

   Oṃ namo bhagavate chhandi chhandi amukasya jvarasya

   샤라 쁘라즈발리따 빠라슈빠나예 빠라샤야 팟

   śara prajjvalita paraśupāṇaye paraśāya phaṭ

4. 옴 나모 마하 우찌히슈따 요기니 쁘라끼르나 단슈뜨라 카다띠

   Oṃ namo mahā uchchhiṣṭa yogini prakirṇa danṣṭrā khādati

   타르바띠 나쉬야띠 박쉬야띠 옴 타하 타하 타하 타하

   tharvati naśyati bhakṣyati Oṃ ṭhaḥ ṭhaḥ ṭhaḥ ṭhaḥ

정상적인 건강을 위해

1. 맘 바얏 사르바또 락샤 슈리얌 바르다야 사르바다
   Mām bhayāt sarvato rakṣa śrīyam vardhaya sarvadā
   샤리라로걈 메 데히 데바 데바 나모스뚜떼
   Sharīrārogyam me dehi deva deva namostute
2. 옴 아임 흐림 슈림 나마 사르바다라야 바가바떼 아시야
   Oṃ aim hrīm śrīm namaḥ sarvadharāya bhagavate asya
   마마 사르바 로가 비나샤야 즈발라 즈발라 에남 디르가유샴
   mama sarva roga vināśāya jvala jvala enam dīrghāyuṣam
   꾸루 꾸루 스와하
   kuru kuru svāhā
3. 아츠유땀 차므리땀 차이바 자뻬다우샤디까르마니
   Achyutam chāmṛtam chaiva japedauṣadhikarmāṇi
4. 옴 나모 빠라마뜨마네 빠라 브라흐마 마마 샤리레 빠히
   Oṃ namo paramatmane para brahma mama śarīre pāhi
   빠히 꾸루 꾸루 스와하
   pāhi kuru kuru svāhā

부유함을 위해

1. 옴 락슈미 밤 슈리 까말라다람 스와하
   Oṃ Lakṣmī vam śrī kamalādhāram svāhā
2. 지미 사리따 사가르 마후 자히
   Jimi saritā sāgar mahu jāhī
   자디야삐 따히 까마나 나히
   Jadyapi tāhi kāmanā nāhī
3. 비슈바 바라나 뽀샤나 까라 조이
   Viśva bharana poṣana kara joī

따까라 나마 바라따 아사 호이

Tākara nāma bharata asa hoi

4. 옴 슈림 흐림 슈림 까말레 까말랄라예 마히얌 쁘라시다

Oṃ śrīm hrīm śrīm kamale kamalālaye mahyam prasida

쁘라시다 쁘라시다 스와하

prasida prasida svāhā

5. 옴 슈림 흐림 마하락슈미예 나마하

Oṃ śrīm hrīm mahālakṣmyai namaḥ

장애와 난관의 제거를 위해

1. 사깔 비그나 비야빠힌 나힌 떼히

Sakal vighna vyāpahin nahin tehī

라마 수끄리빠 빌로까힌 제힌

Rāma sukripā bilokahin jehīn

2. 사르바바다쁘라샤마남 뜨라일로끼야시야킬레슈바리

Sarvābādhāpraśamanaṃ trailokyasyākhileśvarī

에바메바 뜨바야까리야마스마드 바이리 비나샤남

Evameva tvayākāryamasmad vairi vināśanam

3. 옴 람 람 람 람 람 로 로 람 까슈땀 스와하

Oṃ rām rām rām rām rām ro ro rām kaṣṭam svāhā

4. 옴 나마 샨떼 쁘라샨떼 굼 흐림 흐림 사르바 끄로다 쁘라샤마니 스와하

Oṃ namaḥ śānte praśānte gum hrīm hrīm sarva krodha praśamani svāhā

5. 라마 락샤 스또뜨라

Rāma Rākṣā stotra (전체 장)

저주서린 눈초리의 제거

쉬야마 가우라 순다라 도우 조리
Śyāma Gaura sundara dou jorī

니라카힌 차비 자나니 뜨리나 또리
Nirakhahin chhabi jananī trina torī

정상적인 수면을 위해

옴 아가스띠...샤이나하
Oṃ agasti...śāyinaḥ

평화와 초연함을 위해

1. 다이히까 다이비까 바우띠까 따빠
   Daihika daivika bhautika tāpā

   라마 라자 나힌 까후 비야빠
   Rāma rāja nahin kāhū byāpā

2. 바라따 차리따 까리 쁘라부 뚤라시 네 사다르 수나힌
   Bharata charita kari prabhu tulasī ne sādar sunahin

   시야 라마 빠다 쁘레마 바시 호이 바바 라사 비라띠
   Siyā Rāma pada prema vasi hoi bhava rasa birati

의심의 제거를 위해

라마 까타 순다르 까라따리
Rāma kathā sundar karatārī

산샤야 비하가 우다바나 하리
Sanśaya bihaga uḍāvana hārī

생각의 정화를 위해

따께 주가 빠다 까말라 마나바운

Tāke juga pada kamala manāvauṇ

자수 끄리빠 니라말라 마띠 빠바운

Jāsu kripā niramala mati pāvauṇ

아이들의 질병 치유를 위해

아비야다조앙그드리 마니만스따바 잔바토루

Avyādajoaṅgdhri maṇimānstava jānvathoru,

야즈노아츠유따 까띠 따땀 자타람 까 하야시야

yajṇoachyutaḥ kaṭi taṭam jaṭharam kā hayāsya

결핵 치유를 위해

옴 차이 추이 찰라까 찰라이 아훔

Oṃ chhaī chhuī chhalaka chhalāī āhum

아훔 끌람 끌람 끌림 훔

Ahum klam klām klīm hūm

매독 치유를 위해

옴 슈림 슈림 슈룸 슈람 슈라움 슈라 옴 카라스타

Oṃ śrīm śrīm śrūm śrām śraum śraḥ Oṃ kharasthā

디감바라 비까따 나야남 도야스티땀 바자미 스와하

digambarā vikaṭa nayanām toyāsthitām bhajāmi svāhā

스방가스탐 쁘라찬다루빰 나맘야뜨마비부 따예

Svāṅgasthāṃ prachandarupāṃ namāmyātmabhibū taye

소화열의 자극을 위해

아가스띠얌 꿈바까라남 차 샤민차 바다바날람
Agastyaṃ kumbhakaraṇam cha śamincha vāḍavānalaṃ

보자남 빠차나르타야 스마레다비얌 차 빤차깜
Bhojanam pachanārthāya smaredabhyāṃ cha pañchakaṃ

아들을 얻기 위해

1. 사르바바다비니르묵또 다나단야수딴비따하
Sarvābādhāvinirmukto dhanadhānyasutānvitaḥ

마누쉬요 마뜨쁘라사덴 바비쉬야띠 나 삼샤야하
Manuṣyo matprasāden bhaviṣyati na samśayaḥ

2. 옴 흐림 라자 잘리얌 타 타 라 옴 흐림 스와하
Oṃ hrīm lajjā jalyam ṭhaḥ ṭhaḥ laḥ Oṃ hrīm svāhā

결혼을 위해

1. 따바 자나까 빠이 바쉬슈타 아야수 비야하 사자 사바리 까이
Taba Janaka pāi Vaśiṣtha āyasu byāha sāja savāri kai

만다비 슈루따 끼라띠 우르밀라 꾸와리 라이 한까리 까이
Mandavī śruta kirati Urmilā kuwari lāi hankāri kai

2. 까띠야야니 마하마예 마하요긴야디슈바리
Kātyāyani mahāmāye mahāyoginyadhīśvarī

난다고빠수땀 데비 빠띰 메 꾸루떼 나마하
Nandagopasutam devi patim me kurute namaḥ

자궁 속 아이의 안전을 위해

옴 탐 타암 팀 티임 툼 투움 템 타임 톰
Oṃ ṭham ṭhām ṭhim ṭhīm ṭhum ṭhūm ṭhem ṭhaim ṭhom

타움 타 타 옴

ṭhaum ṭhaḥ ṭhaḥ Oṃ

장수를 위해

1. 흐라움 옴 좀 사 옴 부르부바 스와하 옴

   Hraum Oṃ jom sā Oṃ bhūrbhuvah svāhā Oṃ

2. 뜨리얌바깜 야자마헤 수간딤 뿌슈띠바르다남

   Tryambakam yajāmahe sugandhim puṣṭivardhanam

   우르바루까미바 반다낫 므리뚀르묵쉬야마므리땃

   Urvarukamiva bandhanāt mṛtyormukṣīyamāmṛtāt

도둑으로부터 안전을 지키기 위해

1. 옴 까팔까팔까팔

   Oṃ kaphall-kaphall-kaphall

2. 옴 까랄리니 스와하 옴 까랄리니 스와하 흐라움 흐림 흐림

   Oṃ karālinī svāhā Oṃ karālinī svāhā hraum hrīm hrīm

   흐림 초람 반다야 타 타 타

   hrīm choram bandhaya ṭhaḥ ṭhaḥ ṭhaḥ

법정 소송에서 승리하기 위해

빠바나 따나야 발라 빠바나 사마나

Pavana tanaya bala pavana samānā

붓디 비베까 비그야나 니다나

Buddhi viveka bigyāna nidhānā

시따지(Sitaji)의 비전을 위해

자나까수따 자가자나니 자나끼

Janakasutā jagajanani jānakī

아띠사야 쁘리야 까루나니다나 끼

Atisaya priya karunānidhāna kī

하누만(Hanuman)을 기쁘게 하기 위해

수미리 빠바나 수따 빠바나 나무

Sumiri pavana suta pāvana nāmū

아빠네 바샤 까리 라케 라무

Apane vaśa kari rākhe Rāmū

신에게 헌신하기 위해

바가따 깔빠따루 쁘라나따히따 끄리빠신두 수카다마

Bhagata kalpataru pranatahita kripāsindhu sukhadhāma

소이 니자 바가띠 모히 쁘라부 데후 다야 까리 라마

Soi nija bhagati mohi prabhu dehu dayā kari Rāma

지식을 얻기 위해

치띠 잘라 빠바까 가가나 사미라

Chhiti jala pāvaka gagana samirā

빤차 라치따 야하 아다마 샤리라

Pañcha rachita yaha adhama śarīrā

신의 용서를 위해

아누치따 바후따 까헤운 아기야따

Anuchita bahuta kaheun agyatā

끄샤마훈 끄샤마 만디라 도우 브라따
Kṣamahun kṣamā mandira dou bhrātā

참고: 평화와 영광, 권능을 위해서는 《싯다 쁘라르타나*Siddha Prarthana*》 경전에서 중요한 숙따(sukta)와 만뜨라를 보라.

경전

아래의 딴뜨라 경전들은 만뜨라, 찬가, 기도 등을 포함하고 있으며 싯디(siddhi)를 부여하는 대단히 강력한 것들이다. 아디 샹까라차리야(Adi Shankaracharya)조차도 흑마술에 침해당했을 때 샥띠(Shakti)에 대한 기도로 치료되었다. 이러한 기도는 65 딴뜨라가 되었으며 사운다리야 라하리(Saundarya Lahari)로 알려져 있다. 아래의 경전들은 또한 우빠차라(upachara, 치유) 만뜨라로 활용된다.

- 《두르가 삽따샤띠*Durga Saptashati*》
- 《아난다 라하리*Ananda Lahari*》
- 《데비 숙따*Devi Sukta*》
- 《아타르바 쉬르샤*Atharva Shirsha*》
- 《끄샤마 야차나*Kshama Yachana*》
- 《두르가의 32가지 이름》
- 《10 마하비드야의 만뜨라》

이것은 베다 만뜨라와 딴뜨라 만뜨라의 완전한 장이다. 다음은 다양한 종교가 주어진다.

불교 만뜨라

1. 붓담 샤라남 가차미
   Buddhaṃ Śaraṇaṃ Gachchhāmi
2. 담맘 샤라남 가차미
   Dhammaṃ Śaraṇaṃ Gachchhāmi
3. 상감 샤라남 가차미
   Sanghaṃ Śaraṇaṃ Gachchhāmi
4. 옴 스바바바슛다 사르바다르마
   Oṃ Svabhāvaśuddhāḥ Sarvadharmāḥ

   스바바바슛도함
   Svabhāvaśuddhohaṃ
5. 옴 사르바따타가따뜨마꼬함
   Oṃ Sarvatathāgatātmakohaṃ
6. 옴 마니빠드메 훔
   Oṃ Maṇipadme Huṃ
7. 옴 아 훔 바즈라 구루 빠드마싯디 훔
   Oṃ Ah Huṃ Vajra Guru Padmasiddhi Huṃ
8. 아 다르마다뚜 아
   Ah Dharmadhātu Ah
9. 흐리 마 마 다끼니주아 만다라 사르바싯디 훔
   Hri Ma Ma Ḍakinijua Mandarā Sarva-Siddhi Huṃ
10. 옴 빠드모 요기니 자야 바라하이 훔
    Oṃ Padmo Yogini Jayā Varāhai Huṃ
11. 옴 무니무니 마하무니 예 사하
    Oṃ Muni-Muni Mahāmuni ye Saha

12. 옴 아 라 빠 차 나 데 사하

Oṃ Ah Ṛa Pa Cha Na Dhe Saha

13. 옴 암리따 쁘라베 암리따 훔

Oṃ Amrita Prabhe Amrita Huṃ

14. 옴 암리따 바즈라 빠니 훔 팟

Oṃ Amrita Vajra Pani Huṃ Phaṭ

15. 옴 암리따 바즈라 마하 깔라 크린 따삐 가 나 비나약 훔

Oṃ Amrita Vajra Mahā Kala Khrin Tapi Gha Ṇa Bināyak Huṃ

16. 남 미요호 렌가이 끼요

Nāṃ Myoho Reṇgai Kyo (Nicharin Shoshu)

자이나교 만뜨라

1. 옴 Om
2. 싯다 Siddha
3. 아르힌뜨 Arhint
4. 아-시-아-우-사 A-si-ā-u-sā
5. 아르힌뜨 싯다 Arhint siddha
6. 나모 아리한따남 남 나모 싯다남 나모

   Ṇamo arihantāṇam ṇam ṇamo siddhāṇam ṇamo

   아이리야남

   āiriyāṇam
7. 나모 우바지하야남 나모 로에 사브바사후남

   Ṇamo uvajjhāyāṇam ṇamo loe sabvasāhūṇam

이슬람 만뜨라

1. 비스밀라히라하만니르라힘
   Bismillā-Hirrahaman-Nir-Rahim
2. 라 을라하 을랄라 무함마두르 라술룰라
   Lā Ilāha Illallāh Muhammadur Rasulullāh
3. 알라 후 알라 후
   Allāh hū Allāh hū (들을 수 있는 자빠)
4. 알라호 하지리, 알라호 나지리
   Allāho Hāziri, Allāho Nāziri

   알라호 샤히디, 알라호 마이
   Allāho Shahidi, Allāho Māi (속삭이는 자빠)
5. 꿀리아다우아알라 아비아다우아아르흐만
   Kuliadauaallāh Aviadauaarrhmān

   아이야마마 따다우팔 후알 아스마우알라후스나아
   Ayyamamā Tadaufhal hual Asmāualahusnāa
6. …알라 후발 학꾸
   …Allāh Huval Hakku

시크교 만뜨라

1. 삿 나마 Sat nāma
2. 바헤 구루 Vāhe guru
3. 삿 슈리 아깔라 Sat śri akāla
4. 에끄 삿 나마 옴까라 까라따 뿌라쿠 니라바우 니라바이루
   Ek sat nāma omkāra karatā purakhu nirabhau niravairu

아깔라무라띠 아주니 사이밤 구루 쁘라사디
akālamūrati ajūni saibham guru prasādi

아디 사추 자가디사추
Adi sāchu jagādisāchu

하이 바이 사추 나나까 호시 바이 사추
hāī bhaī sāchu nanaka hosi bhāi sāchu

조로아스터교 만뜨라

1. 아삼 보후(아베스타Avesta, 즉 조로아스터교 경전의 비밀 근본 만뜨라)
   Aṣaṃ Vohu
2. 야타 아후 바이리요
   Yathā Ahū Vairyo
3. 야타 아후 바이리요 아타 라뚜슈 아샷 칫 하차
   Yathā Ahū Vairyo Athā Ratuṣ Aṣāt Chit Hachā

   방가하우쉬 다즈다 망고 쉬요타나남 앙가우쉬
   Vaṅgahaush Dajdā Maṅgho Śyothananāṃm Aṅghaush

   마즈다이 끄샤트레마차 아후라이 아 임 드리구비요 다닷 바스따름
   Mazdāi Kshathremachā Ahurāi A Yiṃ Driguvyo Dadat Vāstārṃ
4. 프라바라네 마즈다 야스노 자르투쉬뜨리쉬
   Fravārāne Mazda Yasno Jarthushtrish

   비다에보 아후라따까에쇼 바바나에
   Vidaevo Ahura-Takaeṣo Hāvanae

   아샤오네 아샤헤 라타베 야스나이츠 바흐마이츠
   Aṣaone Aṣahe Rathave Yasnāich Vahmāich

끄샤나오트라이츠 파라사스따야에츠
Kshanaothrāich Phrasastayaech

히브리 만뜨라

1. ShemaYisroel
Adonoi Elohenu
Adonoi Echod
오 이스라엘 들어 보세요
우리의 신인 주님
주님은 하나이네.

2. Boruchu es Adonoi Hamvorah
Boruch es Ataw Adonoi Liyolam Voed
Boruch Ataw Adonoi
Elohenu Melech Haolam
Boruch Ataw Adonoi
Vinatan Lanues Toraso
Boruch Ataw Adonoi
Hametz U'Tairah
복 받은 그대 오 주님 우리의 신이시여
복 받은 그대, 우주를 창조한 분이시여
복 받은 그대, 우리의 주님이시여
당신은 우주의 왕이십니다.
복 받은 그대 우리의 주님
법을 창조하신 분.
복 받은 그대 우리의 주님
법을 우리에게 주신 분.

그리스도교 만뜨라

키리에 엘레이손(Kyrie Eleison, 주여 불쌍히 여기소서)

키리에 엘레이손(Kyrie Eleison) (3번)

크리스테 엘레이손(Christe Eleison) (3번)

키리에 엘레이손(Kyrie Eleison) (3번)

헤일 메리(Hail Mary, 성모송聖母頌)

은총이 가득한 성모마리아님 기뻐하소서.

주님이 당신과 함께합니다.

여인 중에 복 받은 당신

당신의 아이 예수님도 복되시나이다.

신의 어머니 성모마리아님

이제 저희가 죽을 때에

저희 죄인을 위해 빌어주소서.

아멘.

십자성호(The Sign of the Cross)

In nomine Patris, et Filli et Spiritus Sancti

Amen.

성부와 성자와 성령의 이름으로

아멘.

하느님의 어린 양(Agnus Dei, 그리스도 호칭의 하나)

Agnus Dei

Qui tollis peccata mundi

Miserere nobis

Agnus Dei

Qui tollis peccata mundi
Miserere nobis
Agnus Dei
Qui tollis peccata mundi
Dona nobis pacem
하느님의 어린양
세상의 죄를 없애시는 주님
자비를 베푸소서.
하느님의 어린양
세상의 죄를 없애시는 주님
자비를 베푸소서.
하느님의 어린양
세상의 죄를 없애시는 주님
평화를 주소서

주님의 기도(Paster Noster)

하늘에 계신 우리 아버지
당신의 이름이 거룩히 여김을 받으소서.
당신의 왕국이 오시며
당신의 뜻이 하늘에서와 같이
땅에서도 이루어지소서.
오늘 저희에게 일용할 양식을 주시고
저희에게 잘못한 이를 저희가 용서하오니
저희 죄를 용서하소서.
저희를 유혹으로 이끌지 마시고
악에서 구하소서.
당신의 왕국과 권능과 영광이 영원하소서
아멘.

신은 내 가슴에 있네

신은 내 머리에 있네
그리고 나의 이해 속에도.
신은 내 가슴에 있네
그리고 나의 사유 속에도.

상투스(Sanctus, 거룩하시다)

Sanctus Sanctus Sanctus
Hosanna in excelsis.
Gloria in excelsis Deo.

거룩하시다 거룩하시다 거룩하시다
숭고한 호산나.
숭고한 모든 영광은 하느님에게로.

용어해설

감로 길(Nectar passage): 비슛디 차끄라와 랄라나 차끄라 사이의 심령적인 통로

갑상선(Thyroid gland): 목에 위치하는 마스터 샘

갸나 요가(Jnana yoga): 더 높은 직관적 지식의 요가

격막(Septum): 심신의 긴장을 풀어주고 이완을 창출하는 뇌 부위

경동맥동(Carotid sinuses): 혈압을 감지하는 목 뒤쪽의 구조

공동(空洞 Sinuses): 두개골의 빈 부분

공포증(Phobia): 깊이 뿌리박힌 비논리적인 두려움

괄약근(Sphincter muscle): 항문을 여는 근육

교감신경계(Sympathetic nervous system): 불수의 신경계 부분. 육체 활동 유지. 몸에서 긴장 강화와 관련

구루(Guru): 안내자. 어둠을 내쫓는 사람. 무한한 진리로 제자의 눈을 열어주는 영적으로 일깨워진 사람

까끼니(Kakini): 힌두 여신. 몸에서 지방원소의 지배자. 아나하따 차끄라에 주재

까르마 요가(Karma yoga): 사심 없는 행위를 하는 요가의 길

까빨바띠(Kapalbhati): 쁘라나야마의 형태. 뇌의 앞부분을 정화하는 방법

꾼달리니 샥띠(Kundalini shakti): 개인에게 의식의 힘이 나타난 것

꿈바까(kumbhaka): 숨 멈춤(止息)

끄리야(Kriyas): 꾼달리니 요가 수련. 문자 그대로는 행위

끌레샤(Kleshas): 인간 고통의 원인이라고 하는 산스끄리뜨 명칭

나다 요가(Nada yoga): 미묘한 소리의 요가
나디(Nadi): 심령적인 몸에서 에너지가 흐르는 통로
나마 산끼르딴(Nama sankirtan): 노래의 형태로 된 신 이름의 지속적인 반복
나울리(Nauli): 복부근육을 통제하는 수련
네띠(Neti): 콧구멍 정화 방법
뇌파도(EEG: Electroencephalograph): 뇌에서 전기적 활동을 탐지하는 증폭 시스템
니르바나(Nirvana): 깨달음. 사마디. 개인의식과 우주의식 사이의 조화
니야마(Niyamas): 명상을 위한 준비로 마음을 고요하게 하는 데 도움이 되도록 빠딴잘리에 의해 규정된 개인 수행을 위한 다섯 가지 준수사항 또는 규칙

다끼니(Dakini): 몸에서 피부원소를 조절하는 힌두 여신. 물라다라 차끄라에 주재
다라나(Dharana): 집중상태
다르마(Dharma): 한 사람의 의무
다우띠(Dhauti): 소화관을 정화하는 방법
다하라까샤(Daharakasha): 물라다라 차끄라에 있는 공간
대사 작용(Metabolism): 몸에서의 분해와 합성 과정
델타파(Delta waves): 깊은 숙면과 가깝게 연결된 뇌파 패턴
드라슈따 바바(Drashta Bhava): 목격자의 태도
디야나(Dhyana): 명상상태
디엔에이(DNA): 세대에서 세대로 유전정보를 전달하는 것과 관련. 몸의 각 세포에서 발견
따빠스(Tapas): 고행. 의지력을 강화하기 위한 작은 내핍생활의 수련
뚤시 말라(Tulsi mala): 자빠에 사용되는 말라의 형태
뜨라따까(Trataka): 집중력을 발달시키는 방법
뜨리꾸띠(Trikuti): 두 콧구멍 통로와 이다, 그리고 삥갈라 나디가 만나는 점

라가(Raga): 악보. 인도의 전통 음악
라끼니(Lakini): 힌두 여신. 몸의 살 원소를 통제. 마니뿌라 차끄라에 주재
라끼니(Rakini): 힌두 여신. 신체의 혈액원소 통제자. 스와디스타나 차끄라에 주재
라자 요가(Raja yoga): 고대 요기 빠딴잘리에 의해 성문화된 것으로 명상상태를 획득하기 위한 체계적인 방법

랄라나(lalana): 하위 차끄라 또는 심령센터. 암릿(감로)의 분비와 관련
레이저(Laser): 집중된 빛의 파장을 위한 장치
레차까(Rechaka): 쁘라나야마에서 내쉼(呼息)
루드라(Rudra): 힌두 신. 우주의 파괴자. 마니뿌라 차끄라에 주재
루드락샤 말라(Rudraksha mala): 자빠에 사용되는 루드락샤 구슬 염주
리킷 자빠(Likhit japa): 쓰면서 하는 만뜨라의 반복

마니뿌라(Manipura): 생명력, 에너지와 관련되는 차끄라 또는 심령센터
마디야마(Madhyama): '~사이' 소리. 거의 들을 수 없는 정도의 속삭이는 소리
만뜨라 샤스뜨라(Mantra shastra): 만뜨라의 과학
만뜨라(Mantras): 가장 깊은 명상 단계 동안에 현자(rishi)에 의해 깨달은 신비스런 소리의 결합
말라(Mala): 헤아리기 위한 염주
망상체 활성화계(Reticular activating system): 의식 인식에 도달한 정보를 조절하는 뇌의 부분. 에고의 생리적인 자리
모우나(Mouna): 침묵
목 정맥(Jugular vein): 심장과 뇌를 연결하는 혈관
무드라(Mudras): 요가에서 중요한 역할을 하는 육체적 · 정신적 태도로 통제된 심령 상태를 초래하고 발생하게 함
물라다라(Mooladhara): 인간의 성적 · 영적인 에너지 자리인 차끄라 또는 심령센터
미지의 점(Unknown point): 심령센터 중 하나인 육체적 반응점. 귀 사이 머리 중앙에 위치

바사나(Vasanas): 인생에서 모든 생각과 행동의 뒤에서 원동력이 되는 욕망
바스뜨리까(Bhastrika): 풀무. 쁘라나야마(호흡)의 형태
바스띠(Basti): 내장을 정화하는 방법
바이라갸(Vairagya): 무집착. 외부세계의 혼란스런 사건 한가운데에서 고요하고 평온한 상태
바이카리 자빠(Baikhari japa): 들을 수 있는 만뜨라의 반복
바이카리(Baikhari): 두 사물이 부딪쳐서 생기는 소리
바히랑가 꿈바까(Bahiranga kumbhaka): 몸 밖으로 숨을 내쉬고 멈춤(呼止息)

박따(Bhakta): 박띠 요가를 수련하는 사람

박띠 요가(Bhakti yoga): 헌신의 요가

반다(Bandha): 쁘라나, 즉 심령에너지를 몸의 특정 부위에 붙잡아 두기 위해 의도적으로 잠가서 압력이 가해진 힘을 통제하고 활용할 수 있도록 하는 것

반다나(Vandana): 신에 대한 기도

베다(Vedas): 가장 오래됐다고 알려진 종교 경전. BC 5000년에 기록

베타파(Beta waves): 일상의 깨어 있는 삶 동안에 두드러지게 나타나는 뇌파 패턴

병리학(Pathology): 질병의 과학

부갑상선(Parathyroid glands): 목에 있는 작은 선(腺)

부교감 신경계(Parasympathetic nervous system): 긴장의 감소와 관련되는 불수의 신경계 부분. 내장 지배

부신(Adrenal glands): 신장 위에 위치. 스트레스에 반응하여 아드레날린을 분비

브라마리(Bhramari): 벌. 쁘라나야마의 형태

브라흐마 그란티(Brahma granthi): 말라에서 구슬을 분리하는 매듭의 형태. 창조의 매듭

브라흐마(Brahma): 힌두 신. 우주의 창조자. 물라다라 차끄라에 주재

브라흐마무후르따(Brahmamuhurta): 새벽 4~6시 사이로 명상하기에 가장 적절한 시간

브라흐마차리야(Brahmacharya): 성 에너지의 통제. 성 에너지를 영적인 수련 또는 명상적인 수련으로 방향전환 시키는 것. 고도의 의식 속에 사는 사람

브루마디야(Bhrumadhya): 미간 센터. 아갸 차끄라의 유발점

비슈누(Vishnu): 힌두 신. 우주의 유지자. 스와디스타나 차끄라에 주재

비슛디(Vishuddhi): 목 차끄라. 정화의 심령센터

비자(Bija): 문자 그대로 '씨앗'

빈두(Bindu): 달과 심령소리와 관련되는 차끄라 또는 심령 센터. 꾼달리니 요가 수련에서 매우 중요함

빠딴잘리(Patanjali): 명상상태를 획득하기 위한 행법을 성문화한 고대 요기(yogi). 그의 체계는 '라자 요가'로 알려져 있다

빠라 나다(Para nada): 초월적인 소리

빠람쉬바(Paramshiva): 무형의 의식으로 상징되는 힌두 신. 아갸 차끄라에 주재

빠쉬얀띠(Pashyanti): 마음의 소리

뿌라까(Puraka): 쁘라나야마를 하는 동안 들이마심(吸息)

쁘라나 바유(Prana vayu): 후두와 심장 사이의 몸 부위에 있는 생명에너지
쁘라나 비드야(Prana vidya): 에너지를 통제하고 치유하는 테크닉
쁘라나(Prana): 몸에서의 생명에너지. 바이오에너지
쁘라나야마(Pranayama): 몸에서의 생명에너지와 심령에너지 통제
쁘라닉 바디(Pranic body): 육체보다 더 미묘한 에너지체
쁘라띠야하라(Pratyahara): 감각 철회. 뇌로 전달되는 감각인상의 제거
삥갈라 나디(Pingala nadi): 물라다라 차끄라에서 아갸 차끄라로 이동하는 심령적인 통로

사끼니(Sakini): 몸의 뼈를 조절하는 힌두 여신. 비슛디 차끄라에 주재
사다까(Sadhaka): 영적인 탐구자
사다나(Sadhana): 신성한 지식에 관한 자아실현의 경험을 궁극적 목적으로 하는 영적인 수련
사띠야(Satya): 진실. 완전한 정직함의 이상
사마디(Samadhi): 명상의 절정. 명상대상과 우주의식이 합일한 상태
사토리(Satori): 직관, 계시의 번쩍임. 아마 더 정확히는 사마디
사하스라라(Sahasrara): 초자연적인 영역과 영적인 영역 사이의 한계점으로 상징화되는 최고의 차끄라 또는 심령센터
산또샤(Santosha): 만족. 내적 만족으로 이끄는 사건들을 수용하는 태도
산스끄리뜨(Sanskrit): 대부분의 요가 경전에 기록된 고대의 인도 언어
삼스까라(Samskara): 과거의 정신적 인상
상깔빠(Sankalpa): 결심. 도덕적으로 중요한 짧은 문장
상키야(Samkhya): 요가와 관련된 철학. 존재를 뿌루샤(purusha)와 쁘라끄리띠(prakriti)로 나누는 것에 근거를 둠
생체 자기제어 장치(Biofeedback instruments): 뇌에서 내뿜는 전기파를 관찰하고 측량하는 것과 관련됨
샤우차(Shaucha): 심신의 정화
샥띠(Shakti): 원초적 에너지. 현현한 의식
성문(聲門 Glottis): 인두와 기관 사이의 구멍
세타파(Theta waves): 잠자는 동안에 나타나는 뇌파 패턴
수메루(Sumeru): 말라의 마지막 염주

수미라니 자빠(Sumirani japa): 하루 24시간 동안의 만뜨라 반복
수슘나 나디(Sushumna nadi): 미묘한 몸에서 가장 중요한 심령 통로
쉬라반(Shravan): 힌두의 7~8월
쉬바링감(Shivalingam): 의식의 상징
슌야(Shoonya): 공(空)
스라바나(Sravana): 다양한 경전들을 읽거나 듣는 박띠 요가의 방법 중 하나
스마라나(Smarana): 자빠 실행에 의한 지속적인 신(God)의 기억. 신 이름의 정신적 반복
스와디스타나(Swadhisthana): 무의식과 관련되는 두번째 차끄라 또는 심령센터
스와디야야(Swadhyaya): 자아탐구

아갸(Ajna): 직관의 자리인 차끄라 또는 심령센터. 또한 '제3의 눈' 으로 알려져 있다.
아갸의 튜브(Ajna's tube): 미간 중앙에서 아갸 차끄라를 통해 머리 뒤쪽으로 흐르는 심령적 통로
아까샤(Akasha): 에테르. 치다까샤로 알려진 내면의 공간 에테르, 마하까샤로 알려진 외부 공간 에테르
아나하다(Anahada): 한계가 없는 소리. 음조가 아님
아나하따 차끄라(Anahata chakra): 심장 차끄라. 모든 감정들의 근원. 명상에서 경험되는 심령적 소리와 관련됨
아나하따(Anahata): 두드리지 않은 소리
아난다마야 꼬샤(Anandamaya kosha): 의식의 세번째 차원. '더없는 행복체'
아누슈타나(Anushthana): 행위의 성과, 준수, 성취. 완벽한 규율로 행동하기 위한 결심
아드레날린(Adrenaline): 스트레스, 위험, 두려움이 있을 때 분비되는 호르몬. '투쟁 도주' 반응과 관련
아로한(Arohan): 미묘한 몸에서 심령통로(앞쪽)
아르다나리쉬와라(Ardhanarishwara): 힌두 신. 주 쉬바와 빠르바띠가 하나의 몸으로 결합된 형태, 비슛디 차끄라에 주재
아르차나(Archana): 제의적인 형태로의 숭배
아바따라(Avatara): 신성한 화신. 즉 끄리슈나, 붓다, 그리스도, 람(Ram), 마호메트
아빠나 바유(Apana vayu): 몸 아래 부분, 배꼽 아래의 생명에너지
아빠리그라하(Aparigraha): 무소유. 물질적 소유에 대한 비애착의 태도

아사나(Asana): 편안하고 안정된 몸자세
아스떼야(Asteya): 완벽하게 정직하고 부절도의 이상(理想)
아스트랄체(Astral body): 미묘한 심령체. 육체보다 더 미세함
아와로한(Awarohan): 미묘한 몸에서 심령통로(뒤쪽)
아자빠 자빠(Ajapa japa): 자생적 만뜨라 반복
아힘사(Ahimsa): 생각과 행위에서 불살생(비폭력)
안따르 꿈바까(Antar kumbhaka): 몸 내부에 숨 참기(吸止息)
알파파(Alpha waves): 더 온화한 명상상태 동안 발산하는 뇌파 패턴
암릿(Amrit): 랄라나 차끄라에서 비숫디 차끄라로 떨어지는 심령적 넥타. 더없는 행복감에 도취하게 하는 원인
앞 통로(Frontal passage): 배꼽에서 목으로 몸의 앞쪽에서 상승하는 것으로 시각화되는 심령통로
야마(Yamas): 고도의 요가수련을 위한 준비로 감정적 부조화를 제거하기 위해 계획된 다섯 가지 자기억제 또는 행동의 규칙
에고(Ego): 개인의 육체적 · 감정적 · 정신적 작용의 중심
요가 니드라(Yoga nidra): 심령적 잠. 명상 수련의 형태
요가 수뜨라(Yoga Sutras): 라자요가의 체계가 적혀있는 경전으로 빠딴잘리에 의해 기록
우빠니샤드(Upanishads): 요가 경전. 가장 오래된 종교 경전이라고 알려진 베다에 대한 주석
우빤슈 자빠(Upanshu japa): 속삭이는 만뜨라의 반복
원뿔 모양의 통로(Conical passages): 미간센터 뒤쪽에서 시작하여 각 콧구멍 바로 바깥쪽으로 뻗어나가는 심령적인 통로
이다 나디(Ida nadi): 미묘한 신체에서 중요한 심령통로
이샤(Isha): 힌두 신. 모두에 스며 있는 형태의 신. 아나하따 차끄라에 주재
이쉬따(Ishta): 개인적인 형태의 신
이슈와라 쁘라니다나(Ishwara pranidhana): 자아포기. 신에게 자신의 모든 행위를 넘겨주는 것
자궁경부(Cervix): 질과 연결된 자궁 입구
자빠(Japa): 회전하다. 만뜨라의 반복. 명상수련의 형태
자아실현(Self-actualization): 개인의 잠재력이 완전히 꽃피는 정신심리적인 용어

자율신경계(Autonomic nervous system): 불수의 신경계. 호흡기계, 순환계, 내장을 지배. 교감신경계와 부교감신경계로 구성된다.

전형(Archetypes): 집단 무의식의 정보가 포함된 상징

정신 신체증(Psychosomatic diseases): 몸에 나타나는 마음의 질병

정신 종합요법(Psychosynthesis): 로베르토 아사지올리(Roberto Assagioli)에 의해 시작된 심리학 체계로 자아실현을 목적으로 하며 많은 요가 테크닉을 사용

젖산(Lactate): 격렬한 활동을 하는 동안에 근육에서 주로 분비되는 물질

제3의 눈(Third eye): 직관의 심령센터. 아갸 차끄라의 또 다른 이름

차끄라(Chakra): 심령적인 몸 또는 미묘한 몸에서 주된 센터

치다까샤(Chidakasha): 모든 초자연적인 사건들이 보이는 이마 뒤쪽의 심령적 공간

칫따 슛디(Chitta shuddhi): 마음 정화

하끼니(Hakini): 미묘한 마음을 통제하는 힌두 여신. 아갸 차끄라에 주재

하타 요가(Hatha yoga): 마음을 고요하게 하고 몸을 수행하여 주로 신체의 정화와 관련되는 요가의 길

회음(Perineum): 성기와 항문 사이의 부위

후두(Larynx): 목의 가운데 부위

흐리다야까샤(Hridayakasha): 가슴 중앙에서 시각화되는 초자연적인 심장 공간

참고도서

Aurobindo, Sri, *On the Tantras*, Sri Aurobindo Ashram, Pondicherry, 1970.

Bose, D.N. & Halder, H., *Tantras: Their philosophy and Occult Secrets*, 3rd edn, Oriental Pub Co, Calcutta, 1981.

Gupta, S.B., *An Introduction to Tantric Buddhism, Calcutta University*, Calcutta, 1974.

Leadbeater, C.W., The Chakras, Theosophical Pub. House, Madras, 1971.

Madhusudan, Kaul, *Sri Malini Vijayottara Tantram*, Butala & Co., Delhi, 1984.

Mookherjee, Ajit, *Tantric* Art, 1st edn, Ravi Kumar, Delhi, 1971.

Ostrander, S. & Schroeder, L. *PSI-Psychic Discoveries Behind the Iron Curtain*, Abacus, UK, 1973.

Pandit, M.P., *Studies in the Tantras and the Vedas*, 1st edn, Sterling publ, New Delhi, 1977.

Pandit, M.P., *Lights on the Tantras*, 5th edn, Sterling publ, New Delhi, 1977.

Pandit, M.P., *Gems for the Tantras*, 1st edn, Ganesh & Co., Madras, 1975.

Saraswati, Swami Niranjanananda, *Dharana Darshan*, 2nd edn, Bihar Yoga Bharati, Munger, Bihar, 1999.

Saraswati, Swami Niranjanananda, *Prana Pranayama Prana Vidya*, Bihar School of Yoga, Munger, Bihar, 1998.

Saraswati, Swami Satyananda, *Amaroli*, Bihar School of Yoga, Munger,

Bihar, 1978.
Saraswati, Swami Satyananda, *Asana Pranayama Mudra Bandha*, Bihar Yoga Bharati, Munger, Bihar, 1996.
Saraswati, Swami Satyananda, *Four Chapters on Freedom*, Bihar School of Yoga, Munger, Bihar, 1983.
Saraswati, Swami Satyananda, *Hatha Yoga Pradipika*, Bihar School of Yoga, Munger, Bihar, 1985.
Saraswati, Swami Satyananda, *Kundalini Tantra*, Bihar School of Yoga, Munger, Bihar, 1984.
Saraswati, Swami Satyananda, *Moola Bandha*, Bihar School of Yoga, Munger, Bihar, 1978.
Saraswati, Swami Satyananda, *Sure Ways to Self-Realization*, Bihar School of Yoga, Munger, Bihar, 1983.
Saraswati, Swami Satyananda, *Taming the Kundalini*, Bihar School of Yoga, Munger, Bihar, 1982.
Saraswati, Swami Satyananda, *Yoga Nidra*, 6th edn, Bihar School of Yoga, Munger, Bihar, 1998.
Saraswati, Swami Satyananda, *Yoga from Shore to Shore*, Bihar School of Yoga, Munger, Bihar, 1980.
Snellgrove, D., *The Hevajra Tantra*, Oxford University Press, London, 1980.
Woodroffe, John, *Garland of Letters*, Ganesh & Co., Madras, 1963.
Woodroffe, John, *Principles of Tantra*, Ganesh & Co., Madras, 1986.
Woodroffe, John, (tran. and comm.), *The Great Liberation(Mahanirvana Tantra)*, Ganesh & Co., Madras, 1963.
Woodroffe, John, *The Serpent Power*, Ganesh & Co., Madras, 1958.
Woodroffe, John, *Tantra Raja Tantra*, Ganesh & Co., Madras, 1954.
Woodroffe, John, *Shakti and Shakta*, Ganesh & Co., Madras, 1959.
Woodroffe, John, *Kama Kala Vilas*, Ganesh & Co., Madras, 1961.
Woodroffe, John, *The World as Power*, Ganesh & Co., Madras, 1966.

수련법 색인

ㄱ

갸나 무드라(Jnana Mudra) ······ 133
까빨바띠 쁘라나야마(Kapalbhati Pranayama) ······ 159

ㄴ

나다 산찰라나(Nada Sanchalana) ······ 331
나다 아누산다나 아사나(Nada Anusandhana Asana) ······ 131
나다 요가(Nada Yoga) ······ 290
나디 쇼다나 쁘라나야마(Nadi Shodhana Pranayama) ······ 151
나사그라 무드라(Nasagra Mudra) ······ 134
나시까그라 드리슈띠(Nasikagra Drishti) ······ 139
나우무키 무드라(Naumukhi Mudra) ······ 339
내면 시각화 행법(Inner visualization techniques)
  관점의 축소와 확대 ······ 249
  시각화에 의한 회상 ······ 248
  아이디어 연상 ······ 247
  의지대로 시각화하기 ······ 249
  장면의 축소와 확장 ······ 248

ㄷ

디야나(Dhyana) 348
따단 끄리야(Tadan Kriya) 338
뜨리꾸띠 산다남(Trikuti Sandhanam) 176

ㄹ

리킷 자빠(Likhit Japa) 167
링가 산찰라나(Linga Sanchalana) 349

ㅁ

마나식 자빠(Manasic Japa) 167
마니뿌라 숫디(Manipura Shuddhi) 172
마하 무드라(Maha Mudra) 334
마하 반다(Maha Bandha) 148
마하 베다 무드라(Maha Bheda Mudra) 335
만두끼 끄리야(Manduki Kriya) 337
물라 반다(Moola Bandha) 143

ㅂ

바드라아사나(Bhadrasana) 128
바스뜨리까 쁘라나야마(Bhastrika Pranayama) 156
바이카리(Baikhari) 166
바즈라아사나(Vajrasana) 128
바즈롤리/사하졸리 무드라(Vajroli/Sahajoli Mudra) 140
박 숫디(Vak Shuddhi) 175
브라마리 쁘라나야마(Bhramari Pranayama) 161
비빠리따 까라니 무드라(Vipareeta Karani Mudra) 329
비빠리따 까라니 아사나(Vipareeta Karani Asana) 129
비숫디 숫디(Vishuddhi Shuddhi) 173
빠드마아사나(Padmasana) 124
빠완 산찰라나(Pawan Sanchalana) 332

쁘라나 비드야(Prana Vidya) 317
쁘라나 슛디(Prana Shuddhi) 175
쁘라나 아후띠(Prana Ahuti) 345
삥갈라 슛디와 이다 슛디(Pingala Shuddhi and Ida Shuddhi) 174

ㅅ
샤바아사나(Shavasana) 130
샥띠 찰리니(Shakti Chalini) 340
샨무키 무드라(Shanmukhi Mudra) 135
샴바비 무드라(Shambhavi Mudra) 138
샴바비(Shambhavi) 341
샵다 산찰라나(Shabda Sanchalana) 333
수미라니 자빠(Sumirani Japa) 169
수슘나 다르샨(Sushumna Darshan) 344
수카아사나(Sukhasana) 122
스와루빠 다르샨(Swaroopa Darshan) 346
스와스띠까아사나(Swastikasana) 127
시각화 테스트(Visualization test) 250
심령적인 스크린(Psychic screen) 312
싯다 요니 아사나(Siddha Yoni Asana) 127
싯다아사나(Siddhasana) 125

ㅇ
아고차리 무드라(Agochari Mudra) 139
아까쉬 무드라(Akashi Mudra) 139
아눌로마 빌로마(Anuloma Viloma) 174
아르다 빠드마아사나(Ardha Padmasana) 123
아쉬위니 무드라(Ashwini Mudra) 142
아쉬위니-바즈롤리(Ashwini-Vajroli)/사하졸리-물라(Sahajoli-Moola) 교대 144
아자빠 자빠(Ajapa Japa) 178
안따르 뜨라따까(Antar Trataka) 270

안따르 모우나(Antar Mouna) 225
암릿 빤(Amrit Pan) 343
요가 니드라(Yoga Nidra) 195
긴 수련(Long practice) 199
완전한 수련(Complete practice) 208
짧은 수련(Short practice) 197
우빤슈 자빠(Upanshu Japa) 166
운마니 끄리야(Unmani Kriya) 305
웃디야나 반다(Uddiyana Bandha) 147
웃자이 쁘라나야마(Ujjayi Pranayama) 155
웃탄 끄리야(Utthan Kriya) 346

ㅈ

잘란다라 반다(Jalandhara Bandha) 145

ㅊ

차끄라 베단(Chakra Bhedan) 343
차끄라 숫디(Chakra Shuddhi) 176
차끄라누산다나(Chakranusandhana) 330
촛불 뜨라따까(Trataka on a candle flame) 272
추상 명상(Abstract Meditation) 295
고동치는 생명의 맥박 297
나는 누구인가? 299
범주 298
생명의 강 295
신성 교향곡 300
온전한 하나 297
은총의 바다 298
자연과 어울림 296
존재의 정수 296
충만 301

ㅋ

전체 색인

ㄱ

감각 회수 88
고통의 원인 73
고행 84
과학과 요가 26
교감신경계 자극 44
기도 통로 55
까르마 요가 99
꾼달리니 끄리야 328
끌레샤 73

ㄴ

나다 요가 287
나디 54
내면 시각화 240
넥타 통로 56
니야마 83
다라나 90

ㄷ

다양한 명상 302
대상 시각화 249
디야나 92
DNA 분자 37
따빠스 84
딴뜨라 요가 107
딴뜨라에 의한 꾼달리니 요가 101
뜨라따까 270

ㄹ

라자 요가 78
랄라나 차끄라 53
레차까 15
리킷 자빠 167

ㅁ

마나식 자빠 167
마니뿌라 차끄라 51

마디야마 288
만뜨라 165
만뜨라 싯디 요가 172
만족 83
말라의 사용 165
망상 활성화 시스템 38
명상 19
명상에 대한 장애 73
명상을 위한 준비 113
명상의 생리학적 효과 42
무소유 82
무의식 19
무의식 명상 307
물라다라 차끄라 50
미지의 점 53

ㅂ

바이라갸 63
바이카리 288
바이카리 자빠 166
바히랑가 꿈바까 151
박띠 요가 84
분위기 조절 31
불살생 81
브라흐마차리야 82
브루마디야 53
비슛디 차끄라 52
빈두 차끄라 53
빠딴잘리의 요가 78
빠라 나다 287
빠쉬얀띠 287
뿌라까 151
쁘라나 비드야 317
쁘라나야마 87, 150
쁘라띠야하라 88
삥갈라 나디 54

ㅅ

사띠야 81
사마디 92
사하스라라 차끄라 53
산또샤 83
생체 자기제어 32
샤우차 83
성생활 조절 82
세포 의식 37
수미라니 자빠 168
수슘나 나디 54
스와디스타나 차끄라 50
스와디야야 84
시각화 242
시각화에 의한 회상 248
심령 센터 50
심령적인 스크린 292
심령적인 통로 54
심령적인 몸 50
심리학과 요가 27
심인성 질병 45
싸우거나 도망가는 기제 44

ㅇ

아갸 관 55

아갸 차끄라 52
아나하따 차끄라 51
아로한 통로 55
아빠리그라하 82
아사나 86
아스떼야 42
아와로한 통로 55
아이디어 연상 247
아자빠 자빠 178
아힘사 81
안따르 꿈바까 151
안따르 뜨라따까 270
안따르 모우나 225
야마 80
에고 38
요가 니드라 195
운마니 끄리야 305
원뿔 통로들 55
이다 나디 54
이슈와라 쁘라니다나 85

ㅈ
자기암시 61
자기 억제 80
자빠 수련을 위한 규칙 169
자빠 아누스타나 168
자빠 요가 165
자세 86
　명상을 위한 120
　치료 상의 86
자아 20
자아실현 21
자아탐구 84
자아포기 85
잠재의식 19
전면 통로 55
정적인 명상 22
정직 82
제3의 눈 52
준수사항 83
지적 지식 25
직관적인 지식 25
진실 81
집중 90
집중 대상 118

ㅊ
차끄라 150
청결 83
초연함 63
추상적 명상 295
치다까샤 53
치다까샤 다라나 257
치료 상의 자세 86

ㅎ
하타 요가 103
호흡 멈추기 151
호흡 조절 150
활동적인 명상 22
흐리다야까샤 54

국제요가동호운동
INTERNATIONAL YOGA FELLOWSHIP MOVEMENT (IYFM)

국제요가동호운동(IYFM)은 전 세계에 요가 전통을 전파하기 위해 1956년에 스와미 싸띠아난다에 의해 인도 마디아 쁘라데쉬 주 라즈난드가온에 창립된 자선 · 철학 운동이다. 그것은 전 세계 가맹 센터를 통해 싸띠아난다의 가르침을 전하는 매체를 형성한다. 스와미 니란자나난다가 국제요가동호운동의 초대 빠라마차리야(최고 스승)이다.

IYFM은 지도와 체계화된 요가훈련 프로그램을 제공하며, 가맹된 모든 요가 교사 · 센터 · 아쉬람들을 위한 교습 기준을 정한다. 모든 산야신(출가) 제자들, 요가 교사들, 영적인 구도자들, 독지가들의 인도주의적인 노력을 강화 · 통합하기 위한 요가 헌장(Yoga Charter)이 1993년 세계요가컨벤션(World Yoga Convention)에서 도입되었다. 이 요가헌장에 가입하는 사람은 요가에 관련된 광범위한 갖가지 프로젝트에 적극적으로 참여함으로써 세상에 헌신하는 선의와 평화의 사자가 된다.

비하르 요가학교
BIHAR SCHOOL OF YOGA (BSY)

비하르 요가학교(BSY)는, 국적에 관계없이 모든 사람들에게 요가를 전하고 고대 요가과학으로의 대중적인 회귀를 위한 초점을 제공하기 위해 스와미 싸띠아난다에 의해 1963년에 인도 비하르 주 뭉게르에 창립된 자선 · 교육 기관이다. 비하르 요가학교의 주 후견인은 스와미 니란자나난다이다. 전신인 시바난다 아쉬람이 뭉게르 지역 센터이며, 1981년에 설립된 새 학교인 강가 다르샨은, 갠지스 강의 전경을 갖춘, 역사적으로 유명한 구릉지역에 자리하고 있다.

요가 건강관리, 교사 훈련, 사다나, 끄리야 요가 그리고 그 밖의 전문화된 코스들이 연중 내내 개설되어 있다. BSY는 산야사 훈련과 여성 · 외국인 산야신 입문으로 유명하다.

BSY는 전 세계에서 요가 컨벤션, 세미나, 강의를 이끌기 위한 훈련된 산야신들과 교사들을 제공해주며 포괄적인 학술도서관과 과학적인 연구센터도 갖추고 있다.

시바난다 마트
SIVANANDA MATH (SM)

시바난다 마트는 스와미 싸띠아난다가 자신의 구루인 리쉬께쉬의 스와미 시바난다 사라스와띠를 기려 1984년에 뭉게르에 창립한 사회 · 자선 기관이다. 본부는 현재 인도 비하르 주 자르칸드에 있는 데오가르 지구의 리키아에 있으며 스와미 니란자나난다가 주 후견인이다.

시바난다 마트는 사회의 낙후된 지역, 특히 시골 지역사회의 성장을 촉진시키는 것을 목표로 장학금, 의복, 농업용 가축과 식량 지급, 관정(관 우물)과 주택 건설, 논밭의 경작과 급수 시 농민지원 등의 활동을 한다. 리키아 단지는 또한 부락민들에게 지구촌 정보를 제공하기 위해 파라볼라 안테나 시스템도 갖추고 있다.

의학적인 치료와 조언, 교육을 제공하기 위해 진료소가 설립되어 있으며 가축병 치료 봉사도 제공된다. 모든 봉사는 카스트와 신조에 관계없이 모든 사람에게 무료로, 그리고 보편적으로 제공된다.

요가연구재단
YOGA RESEARCH FOUNDATION (YRF)

요가연구재단(YRF)은 스와미 싸띠아난다에 의해 1984년에 뭉게르에 설립된 과학적인 연구지향기관이며 스와미 니란자나난다가 재단의 주 후견인이다.

YRF는 과학적인 토대 안에서 서로 다른 요가분파들의 수행법들에 대한 정확한 평가를 제공하고 요가를 인류 발전을 위한 필수적인 과학으로 확립하는 것을 목표로 삼고 있다. 현재 재단은 기초연구와 임상연구 분야의 프로젝트에 종사하고 있으며, 예컨대 군대, 죄수들, 어린이들을 대상으로 하는 다양한 사회적 프로젝트에서 숙련 향상에 대한 요가의 효과도 연구하고 있다. 이런 프로젝트들은 전 세계 가맹 센터들에서 행해지고 있다.

YRF의 미래 계획에는 육체적 건강, 정신적 복지, 영적 상승을 위해, 잘 알려지지 않은 요가의 다른 면들을 문헌 · 경전 · 의학 · 과학적으로 연구하는 것이 포함되어 있다.

스리 빤츠다쉬남 빠라마함사 알라크 바라

SRI PANCHDASHNAM PARAMAHAMSA ALAKH BARA (PPAB)

스리 빤츠다쉬남 빠라마함사 알라크 바라는 1990년 스와미 싸디아난다에 의해 비하르 주 자르칸드에 있는 데오가르의 리키아에 설립되었으며, 산야사의 최고 전통, 즉 바이라갸(무집착), 띠야가(체념), 따빠시야(금욕)를 유지 · 전파하는 것을 목표로 하는 비영리 자선 · 교육 기관이다. 그것은 베다 시대의 리쉬들과 무니들에 의해 채택된 따뽀완(tapovan: 사다나 장소) 생활 스타일을 보급하며 산야신, 은자, 고행자, 따빠스비(tapasvi: 사다나와 명상을 강렬하게 수련하는 사람), 빠라마함사들만을 위한 것이다. 알라크 바라는 요가 지도나 종교 또는 종교적 개념에 대한 설교와 같은 그 어떤 활동도 하지 않는다. 알라크 바라를 위해 규정된 지침은 사다나, 따빠시야(금욕), 스와디야야(自學), 아뜨마 친딴(atma chintan: 보다 높은 자아에 대해 생각하는 것) 같은 고전적인 베다 전통에 근거를 두고 있다.

현재 알라크 바라에서 영구적으로 거주하는 스와미 싸띠아난다는, 빤차그니 비드야와 그 밖의 베다 수행법들을 행하여 미래의 빠라마함사들이 전통을 유지할 수 있는 길을 닦았다.

비하르 요가 바라띠

BIHAR YOGA BHARATI (BYB)

비하르 요가 바라띠(BYB)는 고급 요가학을 위한 교육 · 자선 기관으로, 1994년에 스와미 니란자나난다에 의해 창립되었으며 스와미 시바난다와 스와미 싸띠아난다의 선견의 절정이다. BYB는 전적으로 요가지도에만 전념하는 세계 최초의 공인기관이다. 요가학의 수료증과 학위를 줄 수 있는 준비를 갖추고 포괄적인 요가 교육을 제공하고 있으며, 요가 철학, 요가 생리학, 요가 심리학, 응용 요가학, 요가 생태학 분야들을 통해, 오늘날의 요구에 따라 철저하게 과학적인 요가 교육을 제공하고 있다.

4개월에서 2년까지의 상주 코스가 구루꿀(gurukul: guru는 '스승', kul은 '영역' 을 뜻하며, gurukul은 학생들과 선생이 자연 속에서 함께 거주할 수 있는 설비를 갖춘 고대 힌두교 학교의 한 유형)한 환경 속에 진행되므로, 요가교육과 더불어 인류를 위한 봉사 · 헌신 · 자비의 정신도 학생들이 흡수할 수 있다.

요가출판위원회

YOGA PUBLICATION TRUST (YPT)

요가출판위원회(YPT)는 2000년에 스와미 니란자나난다에 의해 설립되었으며, 책, 잡지, 오디오 · 비디오카세트, 다중매체를 통해 국내외적으로 요가와 그 관련 지식, 즉 (고대와 현대) 심리학, 생태학, 의학, 베다 · 우빠니샤드 · 딴뜨라 철학, (동서양) 철학, 신비주의와 영성의 전파 · 증진에 전념하는 기관이다.

YPT는 요가 철학, 요가 심리학, 응용 요가학 분야의 교재, 연구자료, 수련교재, 그리고 영원한 요가의 지식 · 생활스타일 · 수행으로 인류의 상승을 목표로 삼는 저명한 영적 인물들과 저자들의 영감적인 이야기를 출판하는 것을 우선적인 관심사로 삼고 있다.

한국요가출판사에서 출간된 책들

아사나 쁘라나야마 무드라 반다Asana Pranayama Mudra Bandha

스와미 싸띠아난다 사라스와띠 지음 | 552쪽 | 값 31,000원

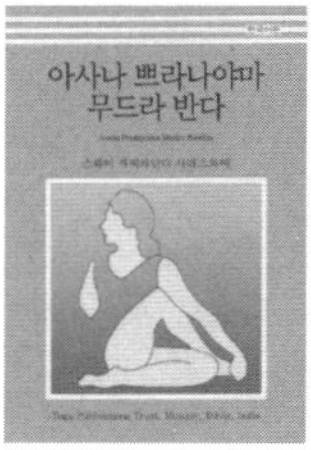

이 책은 오늘날 전 세계적으로 통용되는 가장 체계적인 요가 입문서 중 하나로, 1969년 비하르 요가학교에서 첫 출판된 이후 수많은 언어로 번역되어 요가를 공부하는 전 세계의 사람들에게 가장 중요한 교과서로 인정받고 있다. 명료한 삽화, 단계적인 지도, 그리고 차끄라 각성을 자세하게 제공하면서 수련자나 교사에게 하타 요가 시스템의 가장 단순한 것부터 고급 수련까지를 총망라하여 안내하고 있다. 또한 의사와 요가 테라피스트들이 활용할 수 있도록 치료 목록에 최근 정보를 수록했으며, 교재의 모범이 되도록 요가수련을 합리적으로 제시하고 있다.

꾼달리니 딴뜨라Kundalini Tantra

스와미 싸띠아난다 사라스와띠 지음 | 446쪽 | 값 28,000원

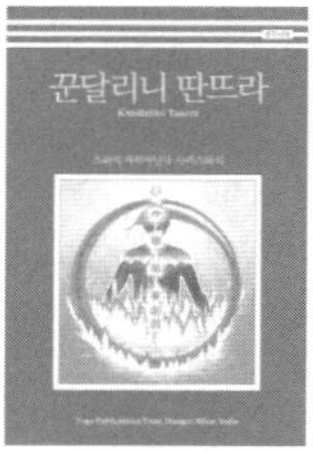

이 책은 꾼달리니, 차끄라, 끄리야 요가에 관한 스와미 싸띠아난다 사라스와띠의 독창적인 저서로, 꾼달리니를 정의하고 설명하면서 꾼달리니 각성의 징후와 효과, 그리고 그것들을 이끌어내 처리하는 방식을 포함하여 꾼달리니 각성에 대한 상세한 설명을 제공해 준다. 또한 각 차끄라, 그리고 딴뜨라와 요가 수행에서 차끄라들의 의미에 대해 포괄적으로 서술하고 있다. 이 책에 있는 기법들은 몸과 마음, 영혼의 더 커다란 조화를 위해서 각 중추를 균형 잡기 위해, 그리고 꾼달리니 샥띠의 상승에 대비하기 위해 주어진 것이다. 스무 가지 끄리야들과 그 예비 행법들도 충분히 설명되어 있으며, 꾼달리니에 관한 과학자들의 가장 최근의 실험내용과 더불어, 초판에 누락된 컬러 삽화, 그림, 도표들도 수록되어 있다.

요가 니드라Yoga Nidra

스와미 싸띠아난다 사라스와띠 지음 | 311쪽 | 값 23,000원

싸띠아난다 요가 니드라는 스와미 싸띠아난다 사라스와띠에 의해 전통적인 딴뜨라의

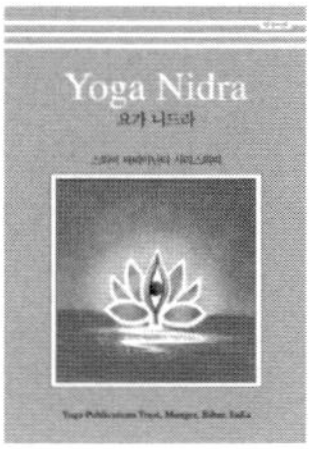

니아사 행법으로부터 응용된 단순하지만 심오한 행법이다. 이 책은 요가 니드라 이론을 요가와 과학의 측면에서 설명하고 있으며, 행법의 수업내용 사본들을 수록하고 있다. 또한 스트레스 처리와 치료에서, 교육에서의 학습과정을 보강하기 위해, 보다 깊은 무의식을 조화시키고 내면의 잠재력을 각성시키기 위해, 그리고 명상 행법으로서 깊은 이완을 위해 사용되어온, 용도가 넓은 이 행법의 다양한 적용방식도 제시하고 있다. 이 책에는 연구 섹션도 수록되어 있다. 완전한 정신적 · 감정적 · 육체적인 이완을 유도하기 위한 이 체계적인 방법은 모든 수행자들에게 적합하다.

요가니드라 워크북

곽미자 지음 | 286쪽 | 정가 15,000원

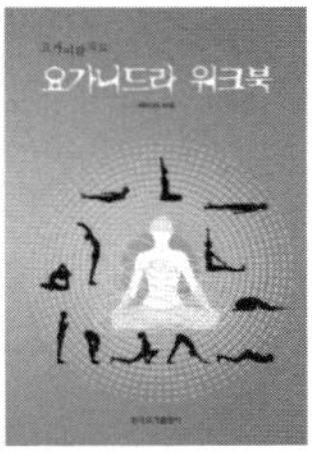

요가의 대표적인 이완치료법인 요가니드라의 실시경험과 다양한 체험을 토대로 누구나 쉽게 요가니드라를 안내할 수 있도록 체계적으로 정리했다. 어느 분야이든 제대로 효과를 얻기 위해서는 이완이 절대적으로 필요하다. 학생의 경우 최대한의 학습효과를 가져오기 위해 이완학습법이 필요하며, 직장인은 생산적이고 효율적인 업무를 위해 이완훈련이 필요하다. 또한 무의식의 긴장을 치료하기 위한 상담에서도, 다양한 질병을 치료하기 위한 자가치료 방법으로도 이완이 필요하다. 이 책은 이러한 이완을 훈련하기 위한 방법으로 요가니드라를 어떻게 실시하고 안내해야 하는지를 세심하게 알려준다.

땃뜨와 숫디Tattwa Shuddhi

스와미 싸띠아상가난다 지음 | 192쪽 | 값 15,000원

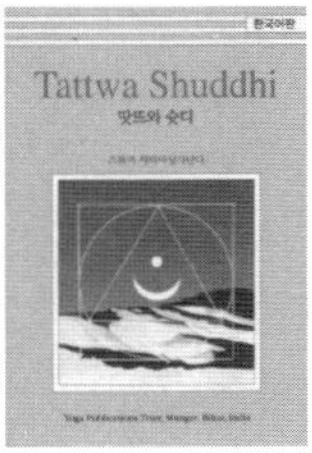

땃뜨와 숫디는 고대 딴뜨라의 내면정화 행법이다. 모든 개인은 땃뜨와 숫디 과정을 통해 정화 · 변형될 수 있는 다섯 가지 기본적인 원소(땃뜨와)로 이루어져 있다. 이 책은 땃뜨와들에 대한 이론, 그리고 얀뜨라 · 만뜨라 · 만달라라는 딴뜨라 도구들을 포함하여 수련을 위한 상세한 지침들을 수록하고 있다. 땃뜨와 숫디는 자체로 하나의 수행으로서, 또는 꾼달리니 끄리야들과 그 밖의 보다 높은 요가들의 보조행법으로 수련할 수 있는 고급행법이다.